思索と想い

精神医学の小径で

神庭重信

慶應義塾大学出版会

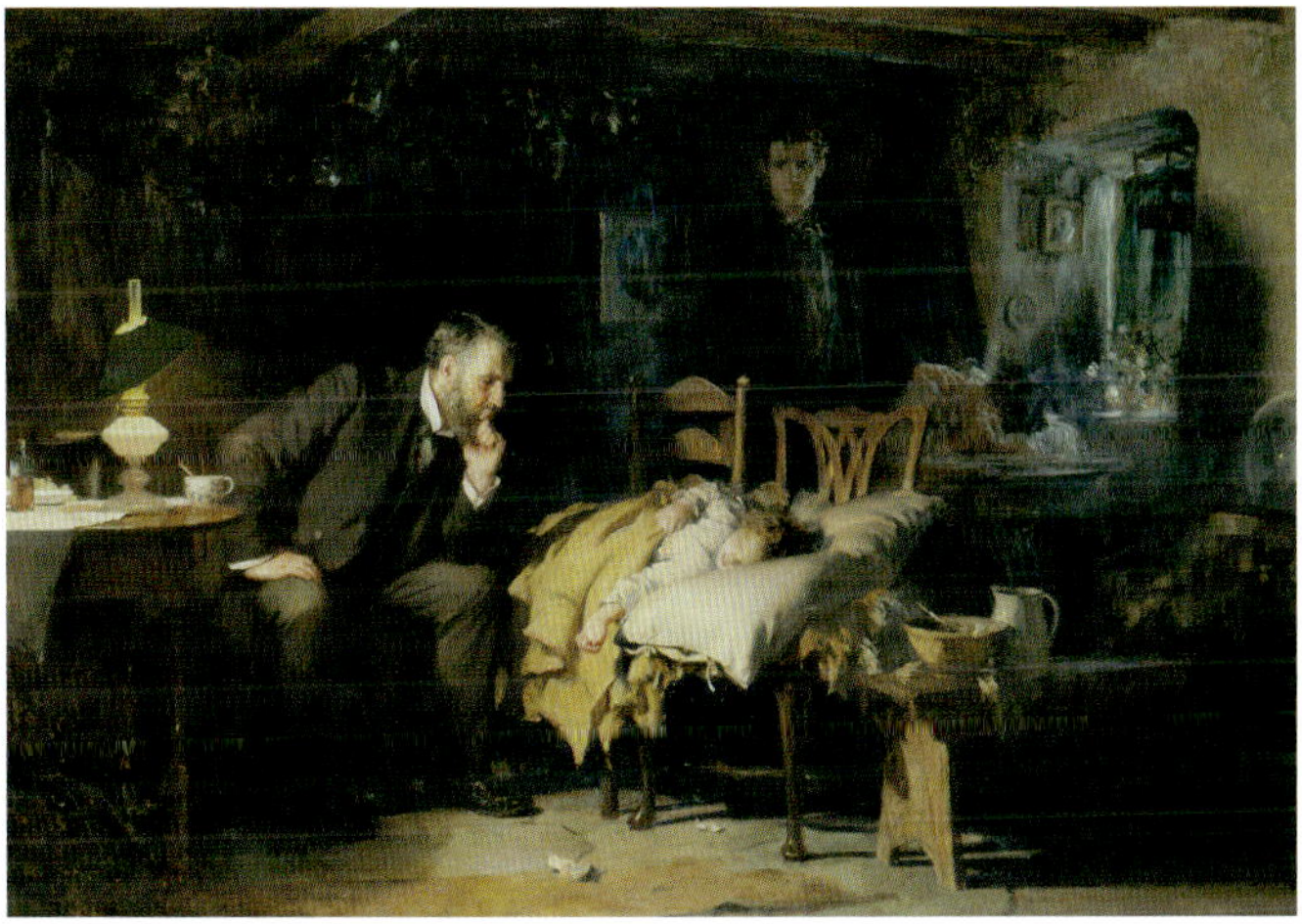

The Doctor
Sir Luke Fildes (1843-1927). Exhibited 1891.
Oil paint on canvas.

「病に倒れた少女にはなすすべもなく、その呼吸は徐々に浅くなっていく。
なぜ、この医師はこの場に居続けているのか」(本文 401 頁参照)

はじめに

精神医学を学び始めてから、折々に、巻頭言、編集後記、小論、エッセイ、書評、挨拶の言葉などを書き綴ってきた。本書は、浅学寡聞な私の雑文を纏めた一冊である。本書を手にしてくださった方のために、冒頭、恥を忍んで、私の個人史の一端を紹介する。

生まれて初めて手に入れた全集はエーリッヒ・ケストナーだった。冬の夕暮れ、学校から帰るなりストーブのそばの椅子に腰掛け、遠く離れたドイツの同年代の子どもたちの様子を想像するのが好きだった。レムケの挿絵に空想をふくらませながら、高橋健二の訳に熱中したことを覚えている。彼は、子どもの涙はとてつもなく大きいことを教えてくれた。

夏目漱石の文章の美しさに感動したのはアメリカ留学時代である。英語に疲れては、漱石の小説を読み込んだ。時間はたっぷりとあった。なかでも『吾輩は猫である』の文体とリズムが好きで、少しでも真似できないものかと苦心した。文章が苦手で困っていたので、以来多少ともまともな日本語が使えるようになったとすれば、留学も無駄ではなかったことになる。

山梨時代に教会に通い出してからは、フョードル・ドストエフスキーを身近に感じるようになった。彼の長大な物語の中に織り込まれた聖書を探して繰り返して読んだ。長編に疲れると、今度はアントン・チェーホフの軽妙な短編集を手にして、舌を巻く巧みな人間描写を楽しんでいた。好きな作家は誰かと聞かれたら、今でも、漱石、ケストナー、ドストエフスキー、チェーホフと答えるだろう。さらに末の娘の百人一首好きに影響されたのか、初学者ながら万葉集を加えるかもしれない。

学問を離れて最も強く影響を受けたのは、福澤諭吉と内村鑑三である。彼らの生き方は偉容を誇っていると思う。福澤は思想の師である。福澤が説く「独立自尊」は、慶應義塾を離れて初めて、その言葉の重さがわかり、以来私を支え続けた。彼の「喜怒色に顕さず」、「蟻の門人となるなかれ」、「世に益をなさざるべからず」を手帳に書き留めて大切にした。叶わぬ夢であるが、彼の謦咳に接し、不滅の人格に触れてみたかったとこころから思う。一方、福澤とは親子ほど年が離れているが同じ明治の人である内村は、私にとっての魂の師である。彼の「勇ましい高尚なる人生」に限りなく魅了され、「神を畏れ、人を恐れない」迫力ある生き方に圧倒された。内村のような志をもっていたいと憧れ続けた。これも叶わぬ夢であるが、一度でよいから柏木の講堂で彼の熱弁を聞いてみたかった。

さて、本業の研究である。私は、メイヨ・クリニックへの留学（一九八二年）をもって、精神疾患の精神薬理・生化学的研究を開始した。その頃はリチウムの作用機序の発見に没頭していて、リチウムが通常より強く発火するニューロン内へより多く流入し、ニューロンの発火に応じて情報伝達系に強い効果を現すことを見いだした。そしてこの機序は双極性障害の予防効果に結びついているのではないかと考えた。今もって実証はされていないが、確かに起きる現象ではないかと思っている。

慶應義塾大学に戻ってからは、精神神経免疫学の研究を始めた。うつ病や統合失調症で、末梢血サイトカインに変化がみられること、サイトカインが脳内で生理的・病理的な作用をもつことなどを見いだした。当時は、脳と免疫系は独立して機能しているシステムであると一般に考えられていたので、少しく時代に先駆けた研究ではなかったかと思う。それ以後も、若手研究者らとともに一貫して精神神経免疫学の研究を続けてきた。山梨大学では、サイトカインがニューロン新生を抑制し、その結果として動物にうつ病様行動が生まれることなどを見いだし、九州大学では、脳内免疫細胞のミクログリアが統合失調症やうつ病の病態に関与している傍証を得ることができた。これらの研究を進めた副産物として、足かけ二年を要したが、一般読者向けの新書（『こころと体の対話――精神免疫学の世界』文春新書、一九九九年）を世に出すことができた。新書の通俗化の流れに敢えて逆らって、かなりハイブロウな著作に仕上げたつもりである。

このような経歴をもつ私の精神医学観と著述は、自然と脳を意識したものになっているはずである。しかし少しへそ曲がりの私は、同じ生物学的精神医学を専門とする仲間たちとは、どこかで思考や姿勢が違っていたと思う。例えば、アンリ・ベルグソンに惹かれて魂の存在を認めてみたかったりする。フランシス・コリンズ（ゲノム・プロジェクト責任者）のように、科学と信仰は共存できると思っている。さらに精神病理学への憧憬をもっていることも私を異色にしているかもしれない。精神病理学なき精神疾患の研究は成立しないと考えている。私はまた、精神科に興味をもった頃から、人はなぜ精神疾患になるのか、という疑問に取り憑かれていて、山梨の頃にダーウィン進化論に傾倒しだした。もっともそれ以前から動物行動学は好きだったので、これは自然な流れだったのかもしれない。

医学部を卒業して三十五年が過ぎた。翻ってこの間の臨床はどうだったかといえば、一度として満足がいく診療ができたためしがない。小手先の技術は多少うまくなったかもしれないが、如何ともならないことが多すぎる。しかし、そのような時でさえひどく失望したり腹を立てたりしないでいられるようになったと思う。私の乏しいながらも自然と長くなった臨床経験が、精神疾患は意外となんとかなる、という予後を教えてくれるからである。医者の姿勢とは、患者が希望を失わないように支えることではないかと、今さらながら思えるようになった。

神庭重信

思索と想い——精神医学の小径で

目次

第二章　学会つれづれ

第五章　書評：本との出合い

第六章　贈る言葉：先生方へ……277

第七章　私と大学と学生と……327

第一章　医学の小径

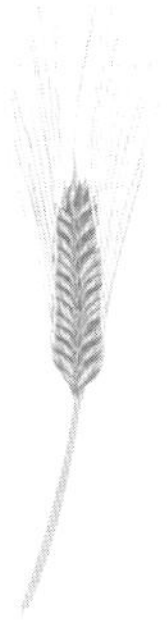

躁うつ病の生物学的病理性

躁うつ病の発症機序の概念的モデルとして、著者はかねてより、躁うつ病がstaticな成分とdynamicな成分から形成されるとするモデルを提唱してきた（表1）。

staticな成分とは、これまで発症（再発）準備状態あるいは脆弱性と言われてきたものに相当し、遺伝子が環境の影響を受けながら構築する〝脳構造〟に内在すると考えられるものである。この比較的永続的な成分は、神経回路網、脳細胞、脳細胞の構成部品の階層に局在するに違いない。一方、dynamicな成分とは、発症の引き金となる因子により起こされる〝脳機能〟の一時的な変化を指す。その因子は、心理社会的状況因、内分泌障害、薬物（抗うつ薬やある種の抗高血圧薬を含む）やアルコールなどの物質、季節変動など多彩である。したがってその作用点は脳のあらゆる階層にわたり得る。

躁うつ病がある特徴的な性格傾向の持主に多くみられるとする点で、多くの精神科医は一致している。その性格傾向は治療が効を奏して症状学的に寛解に至っても、依然として持続する。

表１　感情障害の概念的モデル

感情障害＝ *Static* 成分＋ *Dynamic* 成分

Static 成分
階　層：神経回路網、脳細胞、脳細胞の構成部品
構成因：遺伝＋環境
　　＊　病前行動（性格）、トレイトマーカー
　　　　high risk group

Dynamic 成分
階　層：脳のあらゆる階層（個体、組織、細胞、分子）
構成因：心理社会的状況因、内分泌障害、物質、季節変動など無数

表２　病前性格

感情障害の準備状態の一面として

▲	単極性うつ病	メランコリー親和型（テレンバッハ）
│		循環気質（クレッチマー）
│	双極性障害	執着気質（下田）
│		マニー親和型（藤縄）
▼	単極性躁病	マニー親和型（フォン・ツェルセン）

躁的成分の精神病理学的抽出
　精力性、気負い＞おびえ（森山）

この問題に関しては、下田学説の再評価をきっかけに、躁うつ病の状況論（性格－状況論）として、我が国でも古くから優れた研究が幅広く行われたことは言を俟たない。この研究の流れの中で再三にわたって議論されてきたのが、Jaspers-Schneider 流の了解心理学的な心因反応ではとらえられないもの、すなわち性格に内在する生物学的機構の病理性であったと著者は理解している。精神病理学者の手により単極性障害と双極性障害の性格特徴、並びに両者の差、躁的成分が抽出されている（表2）。すなわちこれらの性格成分を主として決定しているのは生物学的機構であり、しかも脳の static な成分に他ならないと考える。

しかしながら、性格は躁うつ病の static な病的構成成分の一面ではあるものの、広義の行動として現れ出ない発症準備性が脳に刻まれている可能性を消去するわけにはいかない。そうでなければ、なぜ内分泌系の機能異常や日照時間あるいは時に薬物の影響が特定の個人に選択的に及ぶのかは説明のしようがない。

躁うつ病の再発様式には、その発症機序を考える上で極めて示唆に富む特徴が幾つかある。病相は散発的に起こるのではなく、群発する性質を持っていること、再発を繰り返す度に、誘因の関与する率が減り、再発が一見して自律的に起こるようになることである。

Ihda & Muller（一九六八）らは、発症による体験構造の変化が自動化現象を生み、再発しやすくしていることを指摘している。体験構造の変化とは、うつ病相が回復した後にも患者の体験構造になんらかの変化が刻まれ、そのために状況的変化の影響に対して過敏に反応しやすくなっているのではないか、とする考えである。これはOkumaらのチャンネル機構（一九七二）、そしてさらに近年Postが提唱したキンドリング現象（一九九〇）という生物学的な概念に共通する。

すなわち、これらの研究の意味するところは、個別的、偶発的な出来事に対する了解可能な感情反応の誇張されたものという単純な枠組みの中で躁うつ病を理解することは不可能である、ということである。心理社会的状況因は、その楽屋裏を覗いてみると、脳に内在する生物学的機構の病理性が外界からの知覚を受けて生み出す主観的世界であり、持続的で強迫的に押し寄せてくる危機的な世界である、としてとらえることができよう。

我々がここで最も知りたいのは楽屋裏の生物学である。そしてそれは躁うつ病のstatic成分とdynamic成分に他ならない。static成分はうつ病相、躁病相そして寛解期を通じて存在する。したがって寛解期の研究が重要であり、片親あるいは両親が躁うつ病者であるhigh risk groupを対象とした縦断的な研究が不可欠であろう。一方、dynamic成分はうつ病相や躁病相にのみ検知できるもので、比較的多くの研究の対象となっている。dynamic成分の引金となる因子が負荷されたとき、static な成分を持つ群とそうでない群との間で、行動学的な表現型と並行して現れる脳の反応性の違いがあるはずである。すなわちある種の dynamic 成分はある種の static 成分を持つ群にのみ現れるはずである。これが躁うつ病の異種性と結びつく。また dynamic 成分のメカニズムには自動化現象（ないしチャンネル機構）を説明する鍵が潜んでいるはずである。それは長期増強に類似した物質レベルの変化を伴っているのかもしれない。

今日、躁うつ病の本態はもとより、本態にいかなる論理的病態構造を想定すればよいのかすら十分には議論されていない。つまり、いつどこで何を探せば、それが躁うつ病の本態と決定できるのかがほとんど検討されていない。脳科学は躁うつ病の脳の様々な異常を探し出していくであろうが、闇雲にデータを積み上げてみても、それを組み立てる設計図がなければ意味を持たない。そのためには臨床的事実に基づいてある程度の蓋然性をもった概念的病態構造の仮説が提示される必要があり、しかもその仮説は実験的に検証可能なものでなければならない。この意味で、著者は生物学的概念モデルを敢えて提示し、ご批判を賜りたいと思うのである。

最後に、脳の科学的研究がいつの日にか躁うつ病の本態を明らかにする日の来ることを願って筆を擱くことにする。

（神庭重信編著『躁うつ病の脳科学――方法論から臨床研究まで』星和書店、一九九五年。今回加筆）

医学における科学性と臨床性

医学の自然科学化

欧州でルネッサンスの効果が医学に及んだのは十六世紀であった。コペルニクスの地動説に代表されるように、自然科学の勃興の波を受けて、観察と実験に基づく医学の在り方が模索され始めたのがこの頃である。例を挙げれば、ヴェサリウスを頂点とする解剖学の隆盛がそれである。人体の精密な構造が暴かれた時に、古代西洋医学の権威は失墜したといわれる。

十七世紀は、ガリレオ・ガリレイによる自然の数学化が行われ、天文学や物理学の大発見が相次いだ時代である。学問の目的は自然を支配することにあった。厳密な帰納法が医学の研究にも必要であると説いたフランシス・ベーコンの科学的世界観や、ルネ・デカルトに代表されるように、精神と体とを分離したものとみなす心身二元論の立場に立つことで、体は固体および液体の集合体であり、必ず物理的なあるいは化学的な自然法則で解明できるシステムであるとする考えが一般化した。その最たる成功例が、英国の医師ウィリアム・ハーベイによる血液循環の発見であるといわれる。彼は、血液が心臓の生理学的な運動により体内を循環していることを実験と計測で説明した。

フランスの生理学者クロード・ベルナールは、パスツール、コッホ、ウィルヒョウなどと並んで、十九世紀に近代医学の基礎を築いた一人である。なかでもベルナールこそ、医学を今日ある姿へと導いた研究者であったといわれる。

パスツールは、彼の書き残した『実験医学序説』を褒め称えて、「ガリレオおよびニュートン以来、物理学・化学を形成した方法を強調するもので、ベルナールはこの方法を生理学と病理学にも導入しようと努力している」と述べている。アンリ・ベルグソンが、『実験医学序説』を実験室科学の「方法序説」と称えたように、ベルナールはデカルトに並ぶとされるほど思想史の上でも重要な思想家であった。

そのベルナールが強調した機械論や決定論を生命現象の基本想定とした医学は、十九世紀後半には細菌学の隆盛をみ、二十世紀になると抗生物質の開発、予防医学の発展を導き、天然痘の撲滅に代表される大成功を収めた。自然科学をもって医学を追求することにより、やがて人類は病苦から解放されるだろうと考えられたのも無理からぬことであったかもしれない。

周知のように二十世紀後半になると、臓器移植や人工臓器を難なく受け入れ、細胞操作技術の飛躍的進歩により、かつては神聖にして犯すべからざるものとされていた人の生命誕生の神秘にすら、理論的には人工的操作を加えることが可能となっている。また、遺伝子の基本的な構造と機能をつまびらかにし、数多くの疾患の原因遺伝子を突き止めた。そして遺伝子診断や遺伝子治療の道を切り開いた。

医学における臨床性

高度に自然科学化した医学が、このように輝かしい成功を収めた二十世紀は、皮肉にも、自然科学では人の病苦のすべてを解決できないことが見えてきた世紀でもある。科学をもって自然を支配するのが不可能であることが誰の目にも明らかになったように、我々はまた自然界の現象である病も例外ではないことを悟った。

それと共に、医学の主たる対象が急性疾患から慢性疾患や終末期医療へと移行するなかで、生命をその物理・化学的性質に帰することでは、人は病の苦悩から解放されないことを改めて知らしめられた。

言うまでもないことかもしれないが、自然科学が要求する条件は、純粋に物質的な世界観、普遍性、対象の一義性、客観性、そして非個人だからである。しかるに患者はこころを持つ個人として社会的に存在している、尊厳をもって生命を全うすべき存在である。病には多様性があり、患者には感情や価値観の主観性がある。二人として同じ患者はいない。ここに生命科学がいかに進歩しようとも、医学における崩しようのない科学の限界があり、医学と生命科学を隔てる臨床性がある。多様性を持ち、社会的な存在である患者に臨んで、普遍性を求める科学は必ずしも明確な答えを与えてはくれない。科学的に不確定な問いが多くを占める臨床では、その時々の判断の多くが「医師の経験」に基づかざるをえない。ここでいう「医師の経験」とは、単に臨床経験ばかりではなく、医師個人の全経験を指している。また、こころを持つ個人として、尊厳をもって生命を全うすべき存在としての患者に臨んで必要なものは、言うまでもなく「こころを癒す」ことである。

こころを癒す、ということ

こころの在り方が、病の発症と経過に影響を及ぼし、逆に身体症状がこころの在り方に影響する、いわゆる心身相関は、こころを癒すことの深い意味を教えてくれる。歴史の偶然とは言え、心身相関の発見の発端は、生命機械論を主張したベルナールが晩年になって到達した概念、すなわち「生体の恒常性」であった。この概念は、ウォルター・キャノン、そしてハンス・セリエらによりさらに掘り下げられ、やがて今日我々が知る、精神―神経―内分泌―免疫系からなる生体防御機構の発見へとつながった。

余談ではあるが、古今の医学の大家は「こころを癒す」ことの治療学的な意味、心身相関の存在を見抜いていたようである。ヒポクラテスは、我々の体には健康に復そうとする自然の力Physisがあり、医術をもってそれを助けるのが医師の任務であると説いた。そして医術を何よりも病める人、悩みを負った人に対する「癒しの技術」としてとらえた。キャノンは、「医師の大きな務めは、患者に希望と激励を与えることである。このことだけでも、医師の存在は正当化される。（中略）苦痛に悩み、体力の弱まったと思われるときには、体を良い状態に保っておくためにいつでも働きはじめるこれらの防衛と治療の力のことに思いを巡らすべきである」と述べて、こころを癒すことの重要性を主張している。かつてウィリアム・オスラーは、結核の予防がなによりも心理的状態により左右されることを指摘した。彼が、臨床医に求められる条件として「明晰な頭脳と親切なこころ」を掲げたときに、それは単にヒューマニストとしての発言だけだったのではないような気がする。

Clinical Wisdom

私には自然科学やヒューマニズムを語る資格はない。しかも個人としての経験にも誇れるものは少ない。にもかかわらず、なぜあえてこのような文を書いたかといえば、医学部に籍を置いて後進を育てる責務を担って以来、「医師」について改めて考えさせられる機会が多くなったからである。

私は、医師を「自然科学が教えてくれる普遍的・客観的な事実」と、「個人を前にして求められる経験知」と、そして「親切なこころ」とをもって、病に臨む技を持つ者であると理解している。しかし自然科学はこころを扱うことを拒み、経験は時に独断に姿を変え、親切なこころはややもすれば水先を見失いやすい。その上これら三者は、必ずしも互いが親和性の高い性質のものではない。

米国でのレジデント時代に Clinical Wisdom という言葉をよく聞いた。結局この言葉の意味を尋ねはしなかったが、私は、自然科学と経験知と親切なこころを臨床に生かす知恵が Clinical Wisdom ではないかと思う。優れた臨床医とは、したがって Clinical Wisdom を持つ者のことである。


（「巻頭言」、『精神医学』四〇巻七号、一九九八年。今回加筆）

Limbus の探求：人間らしさの根元は……

私たちのこころは、大雑把に言えば、知、情、意からなり、知は主に大脳新皮質で、情と意は辺縁系（limbic system）と基底核の活動で生まれると考えられている。

新皮質は、神経細胞がコラム構造をつくり整然と並んでおり、あたかもコンピュータのチップが一面に敷き詰められているようだが、むしろ単純な構造であると言えるかもしれない。それに比べて辺縁系は、実に複雑で奇妙な形をしている。その辺縁系の下部には、私たちの基本的な生命活動を維持するための視床下部、基底核や脳幹が位置している。

初めて limbic という言葉を用いたのは、十七世紀の解剖学者ウィリス・Tだったと言われている。彼は大脳皮質と脳幹の境にある部分を指し cerebri limbus と名付けた。limbic とはラテン語の Limbus に由来し、「境界」を意味する言葉である。

その後、"le grand lobe limbique" として、この領域のもつ新たな意味を発見したのが、失語症の研究で有名なブローカ・Pである。彼は、爬虫類とほ乳類の脳の違いが limbic system であることに気づいた。つまり、進化の過程でほ乳類が獲得した構造が limbic system なのだ。ブローカ・Pは、「爬虫類とほ乳類の脳の境界」という意味をもたせたのである。

limbic system を手に入れたということは、とりもなおさず、より高度な情動を獲得したことでもあり、情動が個の生存に適していた、と（結果論として）言うことができる。情動は、目前に迫った身の危険を避けるのに好都合であり、一度経験した危険を忘れないでいることで、将来の危険をもよりよく避けることができる。

その後、脳は新皮質を中心にさらに進化した。現在のヒトの脳の重さ一四〇〇グラムに達するのが、今から一五～二〇万年前、ホモサピエンスが登場したころであった。ヒトは火を制御し、道具をつくれるようになり、過酷な自然に適応し、生存するために脳や体をつくり変える必要がなくなった、と言える。新皮質を進化させたことで、ヒトはよりうまく生きられるようになった。石器時代の道具づくりから今日の輝かしい科学技術に至る歴史は、確かに新皮質がつくった歴史であると言える。

しかし、私は最も人間らしい脳は limbic system であると考えている。新皮質をつき動かしたモチベーションは limbic system が生むものである。しかも人類の歴史は、科学技術の歴史以上に、憎悪と残虐と殺戮の歴史であり、いついかなる時にも共感と愛と自己犠牲のドラマであったと思う。これは limbic system の歴史に他ならないではないか。

情動は、自然が与えてくれた外敵からの防衛手段であるが、それが過度であったり、必要以上に長く続くならば、自らを傷つける。人はこころ傷つくことで病になり、病になったということでこころ傷つく。

このメッセージを込めた本が、『こころと体の対話――精神免疫学の世界』である。精神免疫学は、このような脳と免疫の（双方向の）連関を背景として、情動と免疫機能との相互関係に焦点を当てて研究する学問分野である。

精神免疫学はまた、細菌やウイルスなどの病因、遺伝、情動、性格・行動、そして心理・社会的環境などの多因子が、神経系―内分泌系―免疫系のネットワークの上に、相互に関連しあう結果として、多くの病態が決定されることを詳らかにした。

＊

私は精神科医として、人の、悲しみ、怒り、恐れ、そして笑いと日々向き合っている。私はこれからも、情念のもつ意味を求めて、こころと体の関係をより深く知るために、limbic system への探索を続けていきたいと思っている。

（「自著紹介『こころと体の対話』」、『ＬｉＳＡ』七巻一〇号、二〇〇〇年。今回加筆）

高齢、それはメランコリーの原因でもある

高齢者のうつ病について最近考えていることをいくつか述べてみたいと思う。それは、家族との絆の問題であり、高齢者が抱える生物学的な衰えであり、そして社会的な衰えである。

高齢者がうつ病で入院する状況を思い返してみると、自殺未遂で救急外来を経由して、あるいは食欲不振のために衰弱して入院してくることが少なくない。自殺未遂をきっかけにうつ病の診断がくだされてはじめて治療が行われることは、なにも高齢者に限らない。しかし、彼らの自殺では遺書がないことが多い。〝思いを伝えたい家族がいない〟としか思えないのである。彼らには伴侶がいない場合が多く、いても痴呆症など何らかの障害を抱えていることが多い。衰弱による入院はどうであろうか。これをただちに高齢者の生理機能の衰え（状態が急変しやすい）が原因であると決めつけられるであろうか。そうだとしても、何らかの体調の変化に周囲が気づいてもよさそうなものである。

大都会にひっそりと孤独に暮らしている高齢者での話ならば納得がいく。地方では、二世代、

三世代で同居（あるいは同じ敷地内で生活）しているところが多い。それなのになぜ、その命の瀬戸際に立たされるまで、彼らには治療の機会が与えられなかったのであろうか。

まず思いつくことは、「うつ病」であるという理解が周囲に乏しかったのではないかということである。本やマスコミで「うつ病」のことがかなりとりあげられるようにはなったものの、「がん」予防キャンペーンによって、日本全国の幅広い地域や層にわたって「がん」の知識が行きわたったほどには、「うつ病」は十分理解されてはいない。無論、偏見を切り放して考えることもできない。都会では精神疾患への偏見は少なくなっているといわれるが（これもどこまで真実なのであろうか）、地方ではまだまだ露骨であり、根深いものがある。

彼らは、大勢の家族のなかに生活しながらも、十分に見守られていないのではないか、という危惧を抱かされることもまれではない。その理由は家族によりさまざまである。面倒をみている夫婦たちは、子育てや家計のやりくりのため身を粉にして働いている。そうしたくても十分に眼が行き届かないこともあろう。近くで生活しているだけによけい気づかないという側面もあるのかもしれない。しかしながら昨今、東京に隣接する山梨県のように、都市と地方の文化・習俗・習慣が混在する地域では、形式的には家族は何世代も同居しながら、若い夫婦の意識では核家族化しているというような独特な社会現象が起きているような気がしてならない。年老いた両親と若い家族との間に精神的に距離ができているのである。以前から物理的な距離と精神的な距離とは一致しないものではあったが、今後はいっそうその傾向が強まるかもしれない。

次に、高齢のうつ病患者の診断・治療と転帰について述べてみたい。いうまでもなく、うつ病の診断と治療は高齢者ではとくにむずかしい。高齢者のうつ病は、心気的で、幻覚や妄想を伴いやすく（それも気分に一致しないこともある）、症状が定型的に現れず、その診断は困難である。痴呆症を合併していればなおさらである。

数々の身体合併症（もちろん神経疾患を含む）を抱えている人が多いので、診断はもとより治療においても困難を極めることが少なくない。薬物療法にも自ずと限界がある。副作用のために十分な量まで増量できずに終わることが多く、病像が副作用のためにさらに混沌としてしまうのが落ちである。皮肉なことに、薬物で中途半端に改善すると、電気けいれん療法(electroconvulsive therapy; ＥＣＴ）施行の決断が鈍ってしまい、かえって病気を遷延させてしまうことになる。ＥＣＴとて、身体合併症や併用薬があると、どこまでが適応で、どこからが禁忌なのか、過去の文献に当たっても明確な答えは見つからない。それこそ、外科医がむずかしい手術を行うときのように、神に祈るような気持ちでＥＣＴを施行することもある。それだけに患者がよくなったときの安堵感と喜びは大きい。

高齢者のＥＣＴでは施行後にせん妄を起こしやすい。筆者の病院でも、麻酔科の協力を得て、劣位半球の片側刺激で開始するが、それでもせん妄を避けられないことが多い。矩形波刺激装置の導入が待ち望まれる。

高齢者のうつ病では、治療がうまくいっても、その回復は比較的緩徐なものである。ただでさえ退院後の再発の危険性は高い。そのうえ、現在のように在院日数の制限が厳しくなっている状況では、理想的な回復レベルまで一回の入院で望めないことも多い。医療経済状況を考えると、今後ますますこの傾向には拍車がかかりそうである。

加えて、高齢者の場合、うつ病の治療ガイドラインにしても、薬物療法アルゴリズムにしても、経験的にはさまざまな意見があっても、確かなエビデンスに乏しく、十分なものが作成できない状況にある。

今年（二〇〇〇年）の夏、ロンドンの古本屋で、長年探し求めていたロバート・ブルトンの*The Anatomy of Melancholy*のコピーを手に入れた。本書は三百年以上前に書かれたものである（ただし断っておくが、melancholyは、体液病理学説で定義されるものであり、けっして現在の診断と同義ではない）。このなかに、〝七十歳を過ぎると、すべてのことが障害となり、悲しみである〟という有名な文章が出てくる。さらに読み進むと、〝とくに、若いときに、活発に働き、よい職にあり、数多くの仕事や命令をくだし、多くの従者を従えていた者ほど……。そして、シャルル五世がフィリップ王のためにそうしたように、すべてを急に放棄した者は、ただちに

melancholy に襲われる〃などのことが記載されている。

三百年前も、現在も、そして将来も、この事実に変わりはないであろう。高齢という存在自体が、心理的・社会的・生物学的にうつ病の危険因子なのである。それゆえ、高齢者のうつ病の予防や有効な治療法の研究が重要である。いずれは皆、「高齢者」になるのであろうから。

（「特集・日本の老年精神医学：２０００年を迎えて」、『老年精神医学雑誌』一一巻一号、二〇〇〇年。今回加筆）

生物進化からみたこころとその病理

ヒトのゲノムを扱っているとき、ふとしたときに、目の前の塩基配列が三八億年かけて並び替えられながら作られたものであることを思い出すことがある。人の脳を研究していると、やはりその複雑な構造と機能が五億年かけて創造されたものであることに感嘆することがある。

すべての生物は三八億年の進化の産物である。そのすべての特性はこの歴史と無縁ではあり得ない[1)]。現世人類の遺伝的プログラムにしても、自然選択が、単純な原生生物から精巧に作り上げてきたものである。そうであるならば、進化生物学の研究は、脳だけではなく、こころの起源、ひいてはこころの病をどのように説明するのだろうか……。遺伝子と脳の研究を並行して進めながら、近頃私は、この遥かな時間の中を逍遥する楽しみを見つけた。

この疑問は科学の新発見とは無縁かもしれない。試み自体が決して新しいわけでもない。しかも筆者は、この疑問に取り組みだしたばかりであり、準備不足のそしりを免れないばかりか、かかわる領域の広さからして、そもそも筆者の手には余る問題かもしれない。せめてディレッタントにならないように注意しながら、ごく限られた範囲で調べたこと、思いついたこと、自分自身への問いなどをメモ書き程度に書き記すことにする。

三八億年の出会い：脳とこころの進化

コズミック・カレンダー（セーガン・K）とは、宇宙の誕生から今日までを一年のカレンダーになぞらえたものである。銀河系ができたのがおよそ三月。最初の生命が誕生するのが九月の下旬。三葉虫の時代が十二月十八日。最初のヒトが登場するのが十二月三十一日の午後十時三十分である。全宇宙のカレンダーにおいては、ヒトが登場して、まだ一時間半にもなっていないことになる。逆に言えば、ヒトの誕生の背後には、これだけの長い年月が必要であったのである。その歴史を駆け足で振り返ってみよう。

生命の誕生は三八億年前。ホヤに脳の原型ができたのが五億年前であったと言われる。ほ乳類が爬虫類から進化したときに獲得した脳構造が、ブローカ・Pが命名した le grand lobe limbique である。彼はこの構造に、爬虫類とほ乳類の〝境界（Limbus）〟という意味を持たせた。limbic system を手に入れたということは、とりもなおさずより高度な情動を獲得したということでもある。情動が種の生存に適っていたのであろう。細やかな情動の発信とそれを受容する能力の発達はまた、より人間的な社会行動を導いたに違いない。

その後、脳は新皮質を中心にさらに進化する。この進化につれ、動物は、遺伝的にプログラムされていない行動を学習や意志によってとることができるようになった[2]。ちなみにヒトが、DNA配列において三%しか差がないとされるチンパンジーとの共通祖先から分岐したのが六〇〇〜八〇〇万年前とされる。しかしその後の進化を経て、ヒトの脳重量は体重比でサルの三倍に達する。

二足歩行能力を獲得し、両手を自由に使えるようになり、やがてヒトは採取・狩猟生活に入る。四〇〇万年前のことである。二五〇万年前に出現したホモ・ハビリスの頭蓋骨のエンドキャストにはブローカ領域が認められている。ホモ・ハビリスが原始的な言語能力を持っていた可能性がうかがえるが、その脳は全体でいまだに六〇〇ccにすぎない。だが言語を獲得した脳と文化は共進化した。「言語の発達とそれによって可能となった文化の獲得と世代間の伝承が脳のさらなる大型化に寄与した[3]」のだろうか。更新世にあたる二〇万年前にホモ・サピエンスが登場した。この時に、脳は現世人類の脳容量（一四〇〇cc）に達する。以来私たちの脳は大きくなってはいない。脳が作り出す文化が発展し、人類は環境に適応するために体（gene）を作り替える必要がなくなったのだと言われる。

一万年前に農業が始まり、ここに本格的な文化が誕生する。食糧の安定供給は人口の増加をもたらし、共同作業による社会が構築される。そこには労働の分業、階級、貧富の差が生まれる。やがて都市ができ、産業革命が起こり、一足飛びに今日の科学技術の繁栄へとつながる。

社会的ニッチは多様化し、その多様性こそが、順応性・柔軟性に富んだ社会を保証する条件ともなった。もっとも、現実の社会システムは、人が最も適しているニッチを見つけることができるような、健全で公平なシステムにまで成熟しているとは思えないが……。

また次のような疑問も当然生まれるだろう。脳は二〇万年前の環境に適応するために進化したのだろうが、その当時にはどのような問題解決が重要であったのか。その当時の環境に適応するように作られた脳が、今日の急速な文化や環境の変化に適応できるだろうか。さらに問うならば、脳は、自らが作り出した科学・技術の持つ予想すら困難な影響力を、共生的繁栄のために使いこなす能力をそもそも備えているのだろうか。

話が逸脱した。軌道を修正して、次に「こころの進化」のいくつかの側面を一瞥してみよう。まず知能の発達である。チンパンジーなどの霊長類にも「あざむき」行動が観察されている。これは、いわゆる「心の理論」[4)]の原型ができあがっていることを示唆する。「知能は社会環境のなかで進化する。個体は他の個体を利用し搾取する能力を持つものが利益を得る」と言われる（バーン・R）。このようなマキャベリ的知能の進化は比較的理解しやすい。それが過剰でなければ個のレベルだけでなく、群や種にとって適応的であっただろうからである。利他的行動にしても、協力行動や互恵的利他行動は、結局は見返りを期待することから、利己的、マキャベリ的行動の延長として理解できる。近親者に限られる利他行動も、類似の遺伝子の増殖にとって有利であり、やはり拡大された自己のとる利己的行動と言える。

では、一見して個レベルでの生殖率を高めるようには思われない、意図的で高次元の利他主義はなぜ生まれてきたのだろう。いくらでもうがった見方ができようが、筆者が最も納得する答えは、ラッセル・Bのもので、彼は「個人の利益を少なくともある程度は共同体の福祉に従属させている集団がもっとも成功した」と考えた。付け加えるならば、筆者の意見は、利他主義は、そのための遺伝子をわざわざ用意しなくとも、文化の伝承で説明できる、とするグルード・J[2]の意見にも近い。目的因が何であれ、これらのこころは、limbic system の高度化に伴い生まれたであろう共感能力と neocortex の進化がもたらした高度な精神文化を兼ね備えた人の社会的集団（群）に、選択淘汰圧が働いたときに、進化し得たのであろうと考える。しかも、これらのこころは、規範受容能力と愛着能力（ボウルビィ・J[5]）を素地として、信念や信仰心を伴って初めて実践可能となるに違いない。さらに、親（養育者）による子育ての期間がヒトにおいて大幅に延長されたことが何よりも重要である。このことにより、こころの多様性が保証され、なかでもこころの世代間伝達（それがどのような方向へ向けられることがあっても）が可能となった。すなわち、養育環境の影響を最も強く受ける愛着能力と規範受容能力とが、ともに十分に開発される条件が整ったのである。

次に、古代人のこころを今日に伝えてくれる、二つの考古学上の発見を紹介したい。

クロマニヨン人は埋葬という儀式を持っていた。約六万年前のことである。ネアンデルタール人も死者を埋葬していたと言われ、墓からは花粉の化石が発見されている。つまり死んだ者に対して花を弔ったのである。死者への悲哀の情という、実に人間的な感情を持っていたのだ。

一万五〜六〇〇〇年前の旧石器時代に描かれたアルタミラの洞窟画は、その当時の人について数多くのことを伝えてくれる。例えば先史美術研究の長老ベルトラン・A[6]は、「(洞窟画は)人間集団の観念の表出であり、宗教、神話、感情、そして社会統制の在り方もあらわにされている」と述べている。しかも、現代人をも魅了するこの絵画は、私たちの美意識が流行を超えて基本的には変わっていないことを教えてくれる。そればかりか、祖先にすでに備わっていた潜在能力は、ミケランジェロやレンブラントがいつ生まれても不思議ではなかったことを物語っている。

〝なぜ〟と問う進化生物学：うつの究極因に触れて

エルンスト・マイヤは、生物学の問いは、「何が」「いかに」「なぜ」からなる、と述べている。以下にマイヤの言葉を引用する。

「何が」を問うのが純粋に記載的な構造生物学であり、「いかに」を明らかにするのが機能生物学である。そして「なぜ」を問う方法として進化生物学がある。生命現象やその過程は、近因(機能的)と究極因(進化的)との二つの異なる因果関係の結果生じる。特定の行動の近因を説明するには、神経生理学的研究を必要とする。進化生物学が対象とする究極因は、遺伝子型と行動の意味を説明する。

考えてみると、〝うつ〟という情は不思議な情である。先に、「ほ乳類が limbic system を獲得したということは、高度な情動を獲得したことでもあり、情動が種の生存に適っていたからであろう」と述べた。例えば不安は、確かに危険から身を守る適応性と結びついている。ところが、うつでは食事も睡眠もとれなくなるし、頭も体も思うように動かなくなる。生殖力さえ低下する。どうしてこのような一見不適応な行動が進化の過程で淘汰されてこなかったのか。むろん自然選択は進化的進歩を、ましてや完全をもたらすことはない（もっともこの錯覚が優生思想の亡霊を呼び起こすことになるのだが……）。であるから、うつが本来的に不適応な行動だとしても、それがたまたまこれまで淘汰されなかっただけだと考えることもできる。

しかし筆者は、うつには何らかの生存価があるとみなす立場に賛同する。そして、うつの究極因を探ることで、うつという情やその障害を新たに見直せる可能性を求めてみたいと思っている。

霊長類は、大きく二つの局面でうつになる。つまり、権力闘争に敗れたときと愛着対象を失ったときである。前者では、集団への新たな帰属行動を探索すべく、もはや無益となった闘争行動を終了させるシグナルとしての意味合いがあるのかもしれない。後者は、安全調節システム[5]としての愛着が剥奪されたときに惹起される anacritic depression（スピッツ・R）にみられる生得的情動を原型として説明されるかもしれない。

人では、自尊心や自己愛の喪失がうつの動因となる。自己愛や愛着対象を喪失したときに押し寄せる哀しみは言うに及ばず、それらを喪失してしまうのではないか、という強迫的なおびえが、抜き差しならない無力感の中へと人を招き込み、やがてはうつへと導く。つまりうつは、それ以上のおびえや哀しみを許容できないと認知される状況に至ったときに解発される行動であり、新たな認知と行動を生み出すための準備期間を用意するのではなかろうか。この瀬戸際の行動は、共感と利他的行動に富む人間的な環境では、周囲の支援を受けるという有効な防衛行動であり、時期がくれば、人はうつから回復する。このことは、治療が必要とされる病的なうつにも共通している。最も効果的な治療は、（薬物を用いるにしろ）うつになった人を休ませ、支持的にその人の認知や行動を変えようと試みることではないか。逆に言うならば、共感と利他的行動のないところには、うつの生存価もまたない。

うつをこのようにとらえるならば、不用意にあるいは程度と持続において過剰に起こるうつは、適応的な行動として解発されるうつという情が、特定の生物学的および心理学的条件を備えた個人に病理として生じるトレイド・オフ現象としてとらえることも可能である。この特定の条件をめぐる考察は別に詳しく紹介したので、ここでは触れないことにする。[7]

私は私が出会ってきたものの一部である（テニスン・A）

ヒトはヒトからしか生まれない、という生物史の必然からは誰も逃れることはできない。しかしまた「人は人として生まれるのではなく、人になる」（森有正）存在でもある。上記テニスン・Aの言葉にもあるように、人は、その人が生きる社会の歴史とその人が生きてきた個人の歴史の流れの中を生きる。喪失や敗北にしても、それがどういう意味を持つのかは、生物史に加え、その人の個人史や社会史の中で決まることである。さらに忘れてならないのは、遺伝子に起きる突然変異、減数分裂の際の染色体間の乗り換え、受精卵の着床の成否、妊娠中の胎内環境、出産時の条件、そしてその後の長い年月をかけた発達と、すべては偶然と必然とが交差する世界である。

人のこころやその病理を理解することは途方もなく困難なことのように思える。しかし、次の百年に、脳科学と分子生物学とは相乗的に輝かしい前進をもたらし合い、脳についての私たちの知識は爆発的に増え、進化学にも飛躍的な発展がみられるであろう。私たちは、人の行動の近因と究極因とを、それはチョムスキー・N[8)]の言語理論をこころの働き一般に援用して言えば、生得的で普遍的な深層構造と、それを修飾し変形し行動あるいはその病理として実現する仕方とを、かなりよく理解できているであろう。そしてその時にこそ、〝狂気の歴史〟は終焉に向かっているはずである。このことを二十一世紀への願いとして、恥もなく書き連ねた荒削りなドラフトに終止符を打ちたいと思う。

〈文献〉

1）マイア・E（八杉貞雄他訳）『マイア 進化論と生物哲学』東京化学同人社、一九九四年
2）グールド・SJ（浦本昌紀他訳）『ダーウィン以来』早川書房、一九九五年
3）マイア・E（八杉貞雄他訳）『これが生物学だ』シュプリンガー・フェアラーク東京、一九九九年
4）Premack D, Woodruff G: Does the chimpanzee have a theory of mind? *Behav Brain Sci 4*: 515-526, 1978.
5）ボウルビィ・J（黒田実郎他訳）『母子関係の理論Ⅰ』岩崎学術出版社、一九七六年
6）ベルトラン・A（大高保二郎他訳）『アルタミラ洞窟壁画』岩波書店、二〇〇〇年
7）神庭重信、平野雅己、大野裕「病前性格は気分障害の発症規定因子か」、『精神医学』四二、四八一－四八九、二〇〇〇年
8）チョムスキー・N（川本茂雄訳）『言語と精神』河出書房新社、一九八〇年

（「特集・『こころの世紀』と精神医学——新ミレニアムの初夢を語る」、『臨床精神医学』三〇巻一号、二〇〇一年。今回加筆）

社会脳

ヒトを含めた霊長類は、大きく進化した脳（特に大脳皮質）をもち、大きな集団を形成して生きる動物である。集団の構成個体数と大脳皮質面積とのあいだには相関が認められており、我々の大脳皮質を進化させせた淘汰圧は、社会的問題の解決能力ではなかったかと考えられることがある。このアイデアは「社会脳仮説（Social Brain Hypothesis）」と呼ばれ、「社会脳」は人の高次脳機能の新しい概念フレームとして、近年注目されている。

複雑な意図や感情が錯綜する大集団のなかで適応していくためには、他者の意図や感情をうまく理解し、社会的に適切な行動を決定する社会脳を働かせる必要がある。この社会脳の機能的要素として、相手の言動からその意図を読む能力、いわゆる「心の理論」と、表情から相手の感情を読む「表情認知」はとくに重要であると考えられている。

社会的な問題解決には、それに特化した脳の領域特異的なメカニズムが存在するらしい。それは生得的なニューロンネットワークを基盤として、母子関係や交友関係、さらには社会活動・生活のなかで効率的に学習されていくのだろう。近年の脳機能イメージング研究は、これらの能力に関わるニューロンネットワークの実態を明らかにしつつある。

一方で、自閉症、統合失調症あるいはうつ病で心の理論や表情認知に障害が報告されるなど、精神疾患で社会脳機能の障害が調べられている。自閉症や統合失調症にみられる、他者の行動の意図を適切に読めない、状況にそぐわない奇異な言動をとる、あるいは他者と目が合わない、他者の顔に注意を向けない、などの特徴は、その原因を社会脳の障害に求めることができるのかもしれない。そうであれば、これらの知見がもつ臨床的意義は極めて大きい。

今回の特集は、精神病理の理解や認知リハビリテーションとも深いかかわりをもつ社会脳を取り上げ、心の理論、表情認知、そして精神疾患とこれらの社会的能力との関係について、第一線の研究者の方々から論文を寄せていただいた。とくに、統合失調症の心の理論の研究を古くから進めてきている、ドイツBochum大学のBrüne博士には、無理をお願いして、特別に寄稿していただいた。社会脳という、進化学を出自として新しく提唱された概念ノレームの理解を深めるうえで、貴重な資料となるであろう。

（「特集にあたって」、『分子精神医学』四巻一号、二〇〇四年。今回加筆）

患者との混沌とした出会いから、治療の終結まで

傷ついた病者は混沌の中にいる。診療は「混沌とした病者の語り」を読み解きつつ、語りかけることから始まる。医者が知りたいことと病者が語りたいことは、一致していないことが多い。病者が語りかけてほしいことと医者が伝えたいと思うことは、違っていることがある。聞き漏らしてはならないことが数多くある。語り返さなければならないこともまたしかりである。

例えばうつ病者は、「気分が重い」「眠れない」「死んだほうが楽」という体験をしている。抑うつ気分と否定的思考、希死念慮に巻き込まれ、自己中心性の強い認知と感情の渦の中にいる。医者の側では、共感しつつも、うつ病者の訴えを自らの医学的な理解の平面に「抑うつ気分」「不眠」「希死念慮」という形で投影し、さらに「うつ病」という診断を下す。つまり病者の切実で混沌とした訴えは、特定の経過と治療反応性をもった病い、すなわち客観的可逆的な出来事として捉えなおされる。この新たな認識をその病者に合った優しい仕方で返すことは、病者による自己理解の客観化（脱中心化）への道筋をつけることができる、という意味で極め

て大切な作業である。この新しい自己の状態の理解様式の出現は、うつ病であれば、「耐え忍びやすくする」「巻き込まれにくくなる」というような治療的な効果も得られ、また抗うつ薬の内服の動機付けにもなるだろう。自らの状態に対する操作性・可逆性の可能性（対処可能性／治療可能性）が開かれるということになる。比喩的にいうと、道に迷って嵐にあっている患者に、地図とコンパスを与えるような作用とでもいえるだろうか（それが読めないほど混乱していたらまた話が別であるが）。この場合、最終的に歩くのは病者であるという医者の思いが、「語り合い」の中で伝わらなければならない。

途切れることのない新薬の登場により、気分障害の治療は一変したかのごとく語られることが多い。この流れは、勢いを増し、今にも究極の治療薬が手に入り、「薬を飲みさえすれば問題は解決する」かのような暗示を含んでいる。それは気分障害の本来あるべき治療の姿（それはまたすべての精神疾患の治療に共通する基本をも含んでいるのだが）をゆがめてはいないだろうか。

本書『気分障害の診療学——初診から治療終了まで』は、気分障害を心理的、文化・社会的、生物学的存在としての「人の病い」として理解する視座を取り戻すこと、そして医師と患者との間で行われる、あらゆる援助を動員した治療プロセスの正しい位置に薬物を置き直すことを主眼とした。不安と誤解を廃して臨床医学の不確実性と向き合いつつ、目前の一人の患者を治療するために必要な知と技を集約したものである。ここに通底する医療哲学を一言で要約するならば、「生物－心理－社会的」と呼び慣わされてきた陳腐な要求に置き換えられてしまう。しかし優れた実践がこれほど難しい要求もまた少ないのではないか。個々の専門分野に属する知と技を一度は自分のものとする必要がある。それらの各要素を再構成しようとするときに、要素間が出会うインターフェイスに新たなものが創生される。その構成には無限の組み合わせがあり、しかも各要素の種類と重みとが、診療の状況に応じて変化し続けるのである。

本書は、「では実際に多様な知と技をどのように組み合わせたらよいのか」という読者の疑問に対して、臨床がそうであるように、「初診から治療終了まで」という医師が患者と関わり合う時間軸の上で、共時的・通事的にものを見ることができるように、具体的で実践的な診療学の提案をめざした。これも他に類をみない本書の特徴である。無論、単一で普遍的な結論が導き出せない問いである。だからといって、この問い自体のもつ意味が否定されるものではない。

個の存在が「生物－心理－社会的」であることの意味を理解しながら、個への治療的関わりもまた「生物－心理－社会的」であるためにはどのようにしたらよいのか、最高の執筆陣を得て、今再び、臨床医学の究極の問いと要求に臨んでみたい。

（「刊行にあたって」、神庭重信担当編集『気分障害の診療学〈新世紀の精神科治療 2〉』中山書店、二〇〇四年。今回加筆）

抗うつ薬の新たな事実

かつて精神医学には、パレイドリアのごとく見る者によって診断が異なり、中途半端な薬物療法や強引な精神療法が行われるなど、「自前で通る医療」（笠原嘉）が後を絶たない時代があった。医学モデルの導入、すなわち精神疾患も医学的疾患であるという前提に立ち、疾患を診断基準で分類し、そのカテゴリーに有効と証明された治療法を適用するのがあるべき医療である、とする精神医学の医学化（medicalization）は、時代が求めていた潮流であり、この改革は一定の評価が与えられてしかるべきであろう。

この流れは、Decade of Brain と呼ばれた神経科学の進歩と時を同じくして起こり、膨大な量の臨床試験論文を世に送り出した。その結果、情報量の極端な偏りが起こり、医学モデルの治療ですべて事が足りるかのような錯覚を生み出したことは否めない。そして偏りは、新規抗うつ薬が次々に登場してきたうつ病においてもっとも顕著に起きた。

精神科医は、試行錯誤の臨床経験を積むにつれ、精神疾患が単純な医学モデルでは解決できない対象であることを身をもって知っていくものである。この経験は、遺伝性神経疾患の遺伝子を次々に解明した分子遺伝学が至った結論、すなわち精神疾患の多くが、多因子疾患であるらしい、という理解と合致している。多因子疾患モデルは、人の発生・発達のすべてのステージを通して、いつ如何なる時にも遺伝子（素因）と環境が相互に作用しあう複雑系の産物として、表現型が生まれるとする考え方である。多因子疾患モデルとは、従来、生物－心理－社会的と呼ばれてきた視点をさらに具体的かつ精緻に解析しようとする試みなのである。

本書の編集に際して配慮したことは、うつ病であれ双極性障害であれ、患者の問題を生物軸－心理軸－社会軸のそれぞれにおいて理解しかつ治療する、という言い古された思想を、どれだけ具体的に展開し実践的な技法として伝えることができるか、ということであった。また治療者の作業として、より多様で変化に富み、手間のかかる、精神病理学的理解と精神療法に多くの紙面を割くことにした。薬物療法を初めとする生物学的治療はこれらの平面上で展開されるものである、という理解を読者にもっていただきたかったからである。

四年を経て改めて初版を読み返してみて、気になったことを挙げておきたい。本書には、二〇〇三年に改訂された薬物療法アルゴリズムを紹介した。これは、抗うつ薬は適切な量を適切な期間もちいること、うつ病の症状と副作用を評価しながら、合理的な順序をふんで薬物療法を進めていくことの重要性を強調するためであった。しかしながら、昨今さかんに行われているうつ病の啓発活動のなかで、このフローチャートだけが一人歩きしてはいないか、という懸念を抱くことがしばしばある。ここで、本文（五一七頁、六七一六八頁）に強調したことを抜粋して再掲し、抗うつ薬療法のあるべき姿に触れておきたい。

・患者が抗うつ薬を自動販売機で買って飲む、という時代は来てほしくない（同じく、医者が考えずに機械的に抗うつ薬を処方するようになっても困る）。

・（特殊な条件下で行われる）臨床治験の結果だけで、現実の臨床における薬物間の真の優劣を判定するのは困難である。

・抗うつ薬の効果とプラセボの効果とは僅差である。重症でないうつ病（non-Melanchia）にはプラセボがよく効くのだ。このことは、精神科医がうつ病であると診断し、患者に伝えることで、患者の認知のゆがみを修正し（認知の脱中心化）、休養を促し、そして薬を手渡す。こうした一連の作業が治療促進的に働くことを意味しており、丁寧な作業の重要性を強調するものである。

次に、初版の刊行時から新たに加わった情報を補遺として列挙しておきたい。

1．新たな抗うつ薬として、SSRIsに分類されるsertralineが加わった。さらに今も上市を待っている抗うつ薬が複数ある。年々加わる新規薬物に関する詳細な情報は、臨床精神薬理学の専門書を参照されたい。

（例えば、『カプラン精神科薬物ハンドブック』メディカル・サイエンス・インターナショナル、『臨床精神薬理ハンドブック』医学書院など）。

2. 新規抗うつ薬の副作用が報告されている。本書でも、緊急安全性情報には常に注意することを強調していたが、あらたに喚起された注意事項を以下にまとめておく。古くから用いられている抗うつ薬は、厳密な比較試験が行われないままに承認され現在に至っているので、正確なことは言えないが、これらの副作用は程度の差こそあれ、抗うつ薬一般に起こり得ると考えるほうがよいと思う。

a. 服用初期に現れやすい精神神経症状がある

特に投与初期と薬剤増量時に起こりやすく、症状としては、不安、不眠、イライラなどの比較的軽度のものから、易刺激性、衝動性、敵意、パニック発作、アカシジア、躁転などの重篤な症状も報告されている。薬剤の減量あるいは中止が必要な場合もある。

b. 自殺念慮・行為が増加する

十八歳未満の患者では、抗うつ薬の服用初期に自殺念慮や自殺企図などの自殺関連行動の出現頻度が高まる（抗うつ薬で四％、プラセボで二％）。この結果を受けて、以下のように使用上の注意が改訂された。二十五歳以下の若年者に抗うつ薬を投与する場合には、これらの副作用に注意し、本人や家族に十分な説明を与え、緊密に連絡をとる必要がある。この原因は明確ではないが、上記ａの精神症状が関係している可能性が指摘されている。また、自殺傾向がある患者には、多量服薬の場合を考えて、一回の処方日数を最小にする。

c．断薬症候群（discontinuation syndrome）が現れることがある

抗うつ薬を急激に中止したことに起因し、不安、イライラ、焦燥感などの精神症状に加えて、さまざまな身体愁訴が出現することがある。うつ病の再発と誤診しないこと、抗うつ薬を中止する際には、数週間の時間をかけて行うことが重要である。

3．新規抗うつ薬の有効性の評価に関しては、いわゆるpublication biasやsponsership biasが大きな問題となっている。すなわち臨床治験では（基礎研究でも同じ傾向がある）、有意差がつく結果が論文に採用されやすく、読者の目にとまりやすい。しかし有効性が示せなかった研究を含めてメタ解析をすると、当初期待されたほどの有効性がないのではないか、という問題提起である。その他にも、A社の製品aとB社の製品bの有効性を比較すると、A社の研究資金で行われた研究ではa>bとなり、B社の研究ではb>aとなる。データを操作しているわけではないのに、方法や解析の微妙な違いが結果に表れていると考えられる。

このような問題が提起されるなかで、再び三環系（非三環系）抗うつ薬を含めて、抗うつ薬の有用性を再度評価し、アルゴリズムやガイドラインにも相応の改訂を加える作業が必要となるだろう。

4．職場では休職理由としてうつ病が大きな問題になっている。疫学調査によれば、若年者ほど大うつ病の生涯有病率が高い、と報告されている。ディスチミア親和型を含めて若年者の

抑うつは、執着気質を病前性格とする中高年のうつ病と異なる特徴をもち、適切な抗うつ薬療法への反応に乏しく、新たに治療の工夫が模索されている。

蛇足ながら、若年者のうつ＝ディスチミア親和型、抗うつ薬が効かないうつ病＝ディスチミア親和型、あるいはディスチミア親和型＝本人の性格の問題、などの短絡的な判断に流れることがあってはならない。

5．うつ病患者の復職が困難になってきており、復職リハビリの取り組みが各地で行われ始めている。本人の病前性格などの問題もあるだろうが、職場環境の変化にもその原因があるように思う。つまり、経済的にまた人的に余裕がなくなった企業は、これまで自らの職場で行ってきた復職支援を外部の医療機関に委ねるようになってきたということもできる。

6．「自殺対策基本法」の施行（二〇〇六年）を受けて、国を挙げての自殺対策が進められた。その一環として、一般市民に向けてうつ病の啓発活動が行われ、プライマリケアではうつ病の発見と介入が重要課題として位置づけられた。この流れのなかで、〝うつ病〟が、厳密な定義を欠くままに、使いやすい用語としてさまざまな場面で用いられているという問題が起きている。〝うつ病〟がかつての自律神経失調症や神経衰弱に取って代わった観がある。

最後になるが、『気分障害の診療学』の類書にはない特徴は、得難い最高の執筆陣により、生物―心理―社会的治療の統合を意識して、実践的な診療学が深く考え抜かれ、体系的に記述されていることであろう。このたび新装版が刊行されることになり、本書が広く読者の手にゆきわたる機会を与えられたことを嬉しく思う。

（「新装版の刊行にあたって」、神庭重信担当編集『気分障害の診療学［新装版］〈新世紀の精神科治療 2〉』中山書店、二〇〇八年。今回加筆）

巨人の肩に乗って

ＤＳＭ‐Ⅲの制作者たちが目指したいくつかのことは、実現したのではなかろうか。精神疾患の生物学的な研究は、鮮明な輪郭をもつ研究対象を与えられたことで、過去二十年に多領域で同期して起こった生命科学・技術の跳躍を取り入れることに成功し、一定の進歩を見せ、精神医学を医学の枠内にとどまらせることに貢献した。また、文化や人種の壁を超えて行われる研究に互換性と補完性を与えたことで、人類共有の精神医学ライブラリーの構築を可能とした。類型論の不完全性を含みながらも、〝ＤＳＭの誕生は近代精神医学における革命の一つである〟という主張[1)]には同感である。

近年になって、ＤＳＭが対置したカテゴリー間の共通性が明らかにされつつある。分子遺伝学の先端領域では、統合失調症と双極性障害とに共通する遺伝子があるのではないかと推測されている。蛇足ながら、その一方で脳画像研究は、両者の間に横たわる極微ながら明確な相違を浮かび上がらせている。決して素朴な一元論への復古が起きているわけではない。

うつと不安との関係も、長年の未解決問題であった。[2] ＤＳＭは大うつ病の診断基準から不安を排除し両者の境界を敷設した。しかしここにも修正が迫られている。抗うつ薬imipramineがパニック発作に有効であることが発見され、ＳＳＲＩにいたっては、強迫性障害、社会不安障害、全般性不安障害にわたる有効性が証明されている。並行して、うつ病にも不安障害にも共通する物質として、セロトニン神経伝達に関わる遺伝子（5-HTTLPR）が注目されている。カテゴリーから始まった研究が随処で共通性と連続性に直面している。はたしてこれも制作者たちが当初に予想したことであろうか。

「私がより遠くまで見通すことができたのだとしたら、それは巨人の肩に乗っていたからだ」

アイザック・ニュートンの言葉である。古代エジプトに始まる巨人たちの業績なくしてPrincipia Mathematica が生まれなかったように、豊穣な精神医学の歴史がなかったならばＤＳＭもなかったはずだ。精神医学は、数学や物理学と同じように、無数の学理から成る大系の上に乗っている。数学者が「数学とはなにか」を語るときにユークリッドやピタゴラスに言及するように、「精神医学とはなにか」と問われるならば、同じように、風雪に耐えた諸学説を固《こ》陋《ろう》なまでに語るのがよい。

早ければ二〇一一年にはＤＳＭ‐５が出版されると聞く。精神医学の大系の上に立つならば、Ⅳから５への振動にいたずらに振り回されることなく、その必然性や是非が理解できる。欧米にはクレペリン、ファルレ、フロイトらが、日本には森田、下田、西丸らがいた。フロイトの仮説のあるものは神経科学で立証されつつある。[3] 下田の理論はいまだにその輝きを失ってはいない。[4] あまたの巨人たちによって精神医学は築かれてきた。この巨人の肩に乗って、私たちは精神医学研究を進め、臨床に向き合っていこう。このことを忘れて、精神医学はその魅力を、精神科医はその矜恃をもち続けることはできないと思う。

〈文献〉

1)松下正明「分類することの意味」、『九州大学精神科――百年の航跡』二〇〇六年
2)広瀬徹也「不安と抑うつ」、『躁うつ病の精神病理３』弘文堂、一九七九年
3) Kandel, E. R. : *In Search of Memory*, Norton, 2006.
4)神庭重信「下田執着気質の現代的解釈」、『九州神経精神医学』五二、七九－八八、二〇〇六年

（「巻頭言」、『精神神経学雑誌』一〇九巻五号、二〇〇七年）

小脳と高次精神機能

機能は構造に依存する。小脳のもつ構造の美しさは、それが極めてすぐれた機能をもつことを予見させる。小脳はあたかも、脳というコンピュータに組み込まれた極めて精緻な集積回路のようだ。

しかしながら、小脳がテント下に位置し、そのサイズも握りこぶし大とコンパクトなこと（さらには我が国では〝小〟脳という名称が与えられてきたこと）が何世紀にもわたって小脳にある種のイメージを与えてきたことは否めないと思う。その紛れもない特性が平衡、筋緊張、随意筋運動の調節であることから、知覚運動機能の微調節を司る部位であるとの固定観念が支配してきたようにも思われる。

一九七〇年頃、計算論的視覚論を展開したMarr, D.らによって、小脳は視覚パーセプトロンであるという仮説が提唱され、伊藤正男らの研究によって裏づけられたことは記憶に新しい。最近では、さらに小脳のもつ非運動性の制御機能が探究されており、言語、注意、情動を含む高次機能の流暢性に深くかかわっていることが少しずつ明らかにされてきている。

かつて精神疾患に小脳が関与している可能性を主張していたのは、Nasrallah, H.A. や Andreasen, N.C. などによる少数の研究者に限られていた。そこへ機能的脳画像研究の進歩が加わり、近年みられるように小脳の重要性が改めて浮かび上がってきた。脳が精神活動をも小脳の神経回路の上でシミュレートしていると仮定する（伊藤氏による）ならばうなずける話である。

本特集で読者は、小脳の構造、運動調節の機序、高次精神機能への関与、そして精神疾患で言われている諸説へと読み進み、小脳研究の最前線を一望することになる。Bon voyage!

（「特集に寄せて」、『分子精神医学』七巻一号、二〇〇七年。今回加筆）

精神医学の世界を越えて

精神現象を理解することは容易ではない。相手は複雑を極める対象である。統合失調症を包み込んでいる謎が、ある遺伝子でうまく解決できそうになるときがある。しかしその曙光は、一瞬の後に再び闇の中へと消えてしまう。当然ニューロンの疾患だろうと思っていたら、グリアが主役であるかのようなデータが出てくる。うつ病を特定の神経回路で説明して満足していると、脳の局在論と全体論を置きざりにしていることに気づき、再び悩み始めることになる。うつ病のプロトタイプを几帳面な働き者がなる病気としてとらえるのは、特定の国や時代に限られているらしい。心理的な仮説を生物学に導入しようとすると、その背後にある社会や文化の影響が無視できなくなる。

ウィルソン・Eの言うように、「人は知ろうとするよりも信じようとする動物」なのだろうか。自らの研究室に閉じ籠っていると、とかく精神疾患を単純化・モデル化して考えて、わかった気になりがちである。私たちを錯覚から目覚めさせてくれるのは対話をおいて他にない。

研究者は臨床家の問いに、いや臨床家どころか学生の質問にすら、答えに窮するのではなかろうか。しかしそのときに、新たな疑問が生まれ、新しい知が作られていく。対話は、ソクラテスの昔から知を深化させるための有効な手段とされてきたのである。

周知のようにフロイトは神経学者であった。幾度となく、脳をながめまわし、手に取り、切り刻み、顕微鏡下に観察したことだろう。その経験は彼の脳裏に深く刻み込まれたはずだ。脳の設計図を無視して、彼は精神分析理論を構築しえなかったに違いない。だからだろう、彼の理論は現在の脳科学の事実で説明できることが少なくない。彼は自らの中で対話を行っていたのだと思う。

今日、脳の発生、進化、発達、回路形成、可塑性、演算理論などについてかなりのことが明らかにされている。フロイトがいま精神分析学を考え出すならば、それはまた相当違った姿になるであろう。脳科学者の想像を超えた脳理論を生み出すかもしれない。この可能性において、今始まりつつある現象学と神経科学との対話からも目が離せない。学問の進歩は、顕在的あるいは潜在的に、このような対話によって生まれることが多いからだ。

本書の〝精神医学対話〟は幕を閉じた。読者はいま、どのような感想を持たれているだろうか。実りの多い対話であったろうか、あるいは議論が嚙み合わない不満足なものであっただろうか。ともあれ、対話はいま始まったばかりである。われわれの狙いは対話が本書を越えて広がっていくことである。欲を言えば、精神医学の世界を越えて、異分野の世界とも対話が行われることを期待したい。繰り返される対話の中で精神疾患の諸相が浮かび上がり、そして何年かの後に、新たな〝精神医学対話〟が作られていることを願っている。

（「おわりに」、松下正明、加藤敏、神庭重信編著『精神医学対話』弘文堂、二〇〇八年。今回加筆）

精神科医が自殺で患者を失うとき

米国精神医学会の年次総会（二〇〇八年）のプログラムに目を通していて、「患者の自殺がレジデントに与える影響」というシンポジウムを見つけた。精神科医の二〇〜八〇％が患者を自殺で失い、精神科医の約三分の一は研修医のときに患者の自殺を経験しているという。自殺を経験した医師は激しい精神的苦痛を経験し、およそ一五％は転職または早期退職を考えるという。シンポジウムでは、六名の精神科医がこれまでの沈黙を破って自らの経験を語り、自殺の体験への対処について議論したらしい。この記事を読んで、自殺について少々考えた。

患者の自殺は主治医にとり、悲嘆、無念、罪責、自信喪失などの手ひどい体験であるばかりか、周囲には能力や資質の問題として受け取られやすく、それは同時に訴訟の危機ともなる。だから、自殺のことは、事例の検証もそこそこに、曖昧な形で済まされやすい。

しかし患者に自殺されない医者のほうが、される医者よりも優れている、と一概には決められない。危ない橋を渡らない者もいる。重い気分障害、統合失調症、アルコール依存症、パーソナリティ障害などハイリスクな疾患に真っ向から取り込んでいれば、いかに医療者が優れていても、患者の自殺は不可避なことだと私は思っている。

ここ十年、我が国では米国の倍近くの高い自殺率が続いている。この状況を受けて自殺対策基本法および自殺総合対策大綱が作られ、精神科医が各地で自殺対策に乗り出している。すべての自殺が精神医学の問題ではないだろうが、ハイリスクな精神疾患の予防と介入は我々の問題である。自殺念慮のある患者がプライマリケア医から精神科医へ紹介される仕組みもできた。はたしてこれらの取り組みが自殺予防にどれほど有効なのかは、全国規模で行われている検証を待たねばならない。

先日医療訴訟を専門とする弁護士と損保会社の担当者の訪問を受けた。その時点で会社は七件の精神医療関連の訴訟を抱えており、うち四件が施設内での自殺をめぐる損害賠償請求だという。「これまでは示談でまとめることが多かったが、このままでは会社の経営が破綻する。勝てそうなものは裁判で争いたい」と言って意見を求めてきたのだ。九州沖縄地区の一つの会社で、一人の弁護士が自殺関連の訴訟を四件も抱えていることには驚かされた。蛇足ながら、医療者を守れるかどうかの決め手になるのは、しっかりと精神症状を評価した上で相応の対応をとった事実がカルテに残されているかどうかである。

二〇〇八年の九月に米国の精神科教授らと昼食を共にした。彼らの州では精神科医の医賠償保険が時には年収に近い額に達するので、他の州に移住する医者もいると聞かされた。また驚くことに、初診で診たあと他施設に適切に紹介したはずの患者が二年後に自殺したということで、家族から訴えられた仲間の医者の話もあった。その医者は、大学当局から、裁判に持ち込みたいのなら自費で行えと示談を半ば強制され、割り切れない気持ちで受け入れたという。いずれも信じられない話である。一方でスウェーデンに留学中の知人からの便りによれば、誰もが心配なく高水準の医療を受けられる彼の地では、事故が起きた場合、医療システムの見直しが優先されるのが普通で、医療者が訴えられることは極めて異例なことらしい。国によって途方もなく大きな違いがあることを知らされた。残念なことに、我が国ではすでに、医療者は訴訟と隣り合わせに働く職業へ、と変貌を遂げたようだ。

話を元に戻そう。現在の精神医学の水準では自殺を予見できない場合も少なくはない。それでも我々は、患者の自殺をいまでも相当程度は予防できている、と信じる。ところか、自殺予防に過剰な期待が寄せられている精神科の現場はどうかと言うと、多忙と疲弊の一途をたどっているのである。混雑した外来で希死念慮の強い患者を診たら、かかりきりで数時間は対応に追われるだろう。言葉を尽くして入院を説得するだろうし、家族に来てもらう必要もある。病棟でも神経質なほどの観察が必要になる。今のような、マンパワーも構造も不十分な現場で、懸命に取り組んでいる医療者達が事故や訴訟に巻き込まれてしまうならば、燃え尽きてしまうこともあるだろう。米国にみるように、自殺に遭遇した医療者へのケアが必要である。その上で、自殺事例を詳細に検証し――この場合犯人捜しになってはならない――、経験を互いに共有し将来に生かすことであり、病棟の見直しを検討することである。これら現場の知を積み重ねるとともに、自殺リスクの高い患者に十分な対応が取れるような人的環境と物理的環境とをすみやかに全国に整える必要がある。あるいは産科で検討されている無過失保障制度も必要かもしれない。改善が必要なのは、産科や小児科だけではない。

（「巻頭言」、『精神神経学雑誌』一一〇巻一一号、二〇〇八年。今回加筆）

うつ病は神経衰弱の轍を踏むのか

夏目漱石の頃は、神経衰弱が時代のはやり病であった。神経衰弱は〝複雑化する近代社会がもたらす文明の病、過労の病〟として紹介され、時代はそれを比較的寛容に受け入れていた。今日では神経衰弱にとってかわって、〝うつ病〟が社会的ニッチとなったかのように、うつ病、特にその周辺群は増えていると報告される。

〝うつ病周辺群〟を論じるためには、まず中核群の議論が必要である。今回の特集（「うつ病周辺群のアナトミー」）では焦点がぼけるために取り上げなかったので、ここで若干触れておきたい。うつ病にも遺伝規定性の極めて強い一群があることは肯定できるだろう。これが純粋内因性うつ病である。しかし疾患の家族集積性をみると、遺伝規定性の強いうつ病は双極性障害と近いようにもみえる。病相回数が多く、時には病相の出口に、あるいは抗うつ薬服用時に軽躁状態が現れやすい。ところがこの性質を双極性障害に分類すると、この一群はうつ病から外されることになる。はたしてそれで良いのだろうか。

一方、我々が思い浮かべるうつ病のプロトタイプ、すなわち執着気質やメランコリー親和型を基盤とするうつ病は、気質には遺伝成分を無視はできないものの、発症には環境の関与が大きいうつ病である。であるから、心因がないという原義での内因性うつ病ではない。ただし、表出する症状は内因性うつ病と呼んできたうつ病の特徴（メランコリア型）を備えている。内因が心因により誘発されると考えれば、内因性うつ病といえる。

下田光造は、躁うつ病の遺伝は病前性格の遺伝に他ならない、と考えていた。うつ病の病前性格はうつ病の〝体質〟であり、同時に状況因を作り出すうつ病の動因でもある。それに病前行動に表れない体質として、ＨＰＡ系の反応性、嫌悪刺激に対する扁桃核の反応性などの〝体質〟も明らかにされている。さらに最近の神経生物学は、遺伝子環境相関やレジリエンスを手がかりに、体質を生物学の恰好な対象として接近しようとしている。新たな手法として期待されるのが、意識経験（first-person experience）を神経科学的手法の対象とする神経現象学（neurophenomenology）である。

うつ病が多因子疾患であるならば、病像は連続的に変化するだろうから、内因性か否か、さらにはうつ病か否かという二項対立的な分類はもともと恣意的なものであり、内因性の端と心因性の端との間はスペクトラムが展開されるに違いない。ただし病態がスペクトラムとして見えるわけではない。うつ病の体験を訴えへと変換する語彙は乏しい。しかも症状を生み出す装置は、感情・認知・メタ認知などの修飾を受ける。時代を問わず共通する症状もあるが、文化や時代精神の影響を受けて造形される訴えもある。

一方で、症状をみる医師の視界では、隠し絵からある象形を見つけたり、満天の星空から星座を見つけたりするような作業が行われる。この医師の作業にも、その時代性が大きく影響してくる。例えば波長として連続して変化しているはずの虹を〝七色の虹〟と形容するのが人類に共通してはいないように。

ここで神経衰弱に話を戻そう。当時の生物学はその神経基盤を見いだせず、神経衰弱は心理的な病ということに落ち着く。北中淳子による『「神経衰弱」盛衰史』（『ユリイカ』三六巻五号、二〇〇四年）によれば、時はしかも、日本が欧米列強との熾烈な競争に挑みだした頃であり、国民の心身強化を図る指導者にとって、精神力の衰弱などは国家的死活問題ですらあった。一九二九年に行われた、精神衛生の啓発を目的とした一般向けの講演会「精神衛生展覧会」では、ある精神科の教授が「一般の人よりも余計に休養しているがなかなか治らない」「生存競争場面における劣敗者の示す反応」と述べている。また神経衰弱はあまりに広い概念で用いられ乱用されてしまい、この病名を廃止すべきだとする意見もあったようだ。

はたしてうつ病は一世紀前の神経衰弱の轍を踏むのであろうか。私には、精神医学がうつ病周辺群への理解をどこまで生物学的にまた精神病理学的に深化させることができるか、にかかっているような気がする。


（「巻頭」、『臨床精神医学』三七巻九号、二〇〇八年。今回加筆）

強迫の起源と神経生物学について

　強迫という心性は、文化や時代を超えてみられるものである。人は誰でも、多かれ少なかれ不潔であることを嫌い、感染を恐れ、物事をきっちりとしておかないと気が済まない。物理的対称性や規則性からは、その構造が安定したものであることを感じ取る。

「もしかしたら、まずいことをするのではないか」あるいは「まずいことをしてしまったのではないか」という怯えを覚えることは、人の思考と感情の普遍的な現象である。こうして身の安全を確保しようとする心性は、肉体的に弱い動物である人類の祖先たちが、およそ七百万年とも言われる生存競争を勝ち抜くための戦術であり、進化が磨き上げた防衛能力であったに違いない。

　同様のことが、「繰り返す」ことについても言える。あらゆる学習は繰り返しを必要とする。旧石器時代であれば、投石や弓矢で動物を仕留めるとき、複雑な石器や土器を作るとき、子どもを抱きかかえ移動するときなど、〝きっちりとやること〟が強く要求される機会は多かっただろう。必然、幾度となく繰り返す性向も生存の一助となったに違いない。Gesell, A. や Piaget, J. が発達の過程に観察したように、子どもたちは、技を獲得しようとして繰り返すことを厭わない。その発達の様子には脳の進化の痕跡を重ね合わせることができる。

我々は、「繰り返す」ことで、相当に精緻な技を身につけることができる。技の獲得には、高度に発達した皮質－基底核回路を必要とする。技には、鉄棒の逆上がりや二輪車の運転のように、ひとたび獲得すると、基底核と小脳のシミュレーション回路で、無意識に行えるようになる低次のものもあれば、意識的な「段取りや手順」が必要となる高次の技もある。オリンピック選手の競技動作は、一定の手続きを踏んで行われる。動作の第一歩は、祈っているかのごとくに見える、ネックレスの十字架へのキスであったりする。弘法大師は筆を選ばなかったというが、筆の握り方や手首、腕、身体の動作にはこだわったに違いない。

やがて「段取りや手順」は、技を離れて、公事における儀式へと洗練されていったのだろう。例えば、人を超えた存在と交信するという最高次の技は、たとえそれが願いに過ぎない場合であっても、儀式なくしては交信できないと感じてしまう。あるいは他者同士が、相互（mutual）ではなく共通（common）の関係を築こうとするとき、我々は同じ行動をする必要がある。軍隊の行進や儀礼は（あるいは制服なども）、大集団を一つにまとめるために欠かせないものである。個人間でも類似の現象を見ることができる。尊敬する人がいると、精神分析学で言う〝取り入れと同一化〟、すなわち自然とその人の行動をまねてしまうものである。同じ行動をすることで、人はより強固な絆を作ることができる。これも集団で敵と対峙しなければ生き延びてこられなかった人類の性《さが》のなせるわざなのだろうと思う。

このような意味において強迫性障害を考えてみると、パニック障害との類似性に気づかされる。パニック発作の身体症状は、fight or flight 状況では生体防御的な反応として人に備わっている交感神経系のプログラムにより生み出される。パニック発作の中核的な病理は、誰にでも備わっているこの神経プログラムが、本来の適切な刺激－応答性を失い、無秩序に作動してしまうことである。しかも意識は、身体反応がいつ起こるのかを予測できないし、起きている身体反応を制御することもできない。

一方、強迫性障害とは、「まずいことになる」あるいは「まずいことをした」という未来や過去への憶測をテーマとして、刺激－応答性が失われた状態である。行動と記憶の不確かさゆえに、疑念は限りなく確信へと近づいていく。さほど注意を払わずに、あるいは無意識に行えば良いはずの状況で、〝段取りや儀式〟といった応答が生まれてしまうのである。

さらに雑な話になるが、強迫性障害の神経生物学にも若干触れてみたい。合理的な予測は、「より良く生きる脳」である前頭前野や帯状回の働きに負うところが大きいだろう。強迫性障害に特徴的な葛藤や自我違和感はこれらの機能に依存する。だから、前頭葉の損傷でみられる強迫行為（hoarding など）には自我違和感が乏しいのである。また、予測に感情を付与するのは、「より逞しく生きる脳」である大脳辺縁系であり、なかでも強迫性障害に特徴的な不安や嫌悪などの負の感情には扁桃体や島葉の活動が強く関係しているに違いない。一方、繰り返し行動は大脳基底核でプログラミングされ、皮質－基底核回路によって必要な運動が選ばれ正確なタイミングで遂行される。強迫スペクトラム障害は、この神経ネットワークで行われる情報処理の障害が原因であろうと考えられている。障害の部位、性質、程度により、現れる症状が異なるのであろうが、その詳細の解明は今後の研究に期待したいと思う。

また周知のように、不安および損害回避はセロトニン作動性神経の活動と関係している。新しくわかったことであるが、基底核に投射するセロトニン神経は、未来の報酬を予測して現在の行動を制御する能力と関係するらしい。例えば、手が汚れたと感じたときに、合理的判断に従い、直ちに手を洗わないでもいられること、つまり手を洗って安心を得るという報酬を先にのばせる能力と関係しているかもしれない。一方、強迫行為は、一時的であれ、不安の軽減という報酬であり、これにはドーパミン神経が動員される。その結果、強迫行為は〝強化〟へと導かれる。つまり、強迫性障害は、行動強化のメカニズムにおいて、嗜癖のそれと共通している。両者の違いは、前者では負の予測が一次的病理であるのに対し、後者のそれは報酬の甘い予測なのである。

現時点の知見から推定されるに、強迫性障害に有効な治療は、脳の可塑性に働きかけ、負の感情に支配された予測の修正、報酬の遅延、報酬予測自体の軽減、これらのいずれかに作用しているに違いない。

脳には自ら〝快〟を求めようとする性質がある。薬物が外因的に快への修復を促すのに対して、行動療法は学習による回路の組み替えを起こして快への回帰を導く。両者の治癒機転には神経生物学的に違いと共通点があるはずで、これらの解明が待たれる。

とまれ、重症の強迫性障害で入院してくる患者たちは、みな一様にどんよりとやつれてみえる。治療とともに、快への回復力が動き出すのだろう、病状の改善がたとえわずかであっても、一変して彼らは明るい表情に変わる。それはあたかも、隷属から解放された人たちをみているかのようである。

（『精神療法』三五巻六号、二〇〇九年。今回加筆）

脳科学のカッティングエッジ

脳科学は長足の進歩を見せている。脳は分子生物学から認知科学にわたる広大な領域で研究されており、しかもこれに参入する関連分野は今も増えつつある。そして、最近の脳科学は、情動や社会性といった、まさに「精神」と呼ぶべき領域へと踏み込みつつある。しかし、このような爆発的な研究の進展のなかでは、脳科学者であっても、専門外の進歩に目を配り、新たな知識に追いついていくことは決して容易なことではない。精神医学の進歩も、これまで以上に脳科学に負うところが大きくなっている。そして、主要な精神疾患が脳の疾患であり、脳に対する薬理学的な治療を行う以上、精神医学は脳科学の事実を無視することはできない。精神科医は「脳のことはよくわからない」ではすまされない時代となった。しかしながら、これまで精神科医に向けて簡明に書かれた脳科学の教科書は少なかった。本書『脳科学エッセンシャル』はこのアンメット・ニーズに応えるため、「専門医のための精神科臨床リュミエール」シリーズの一冊として企画されたものである。

精神疾患の診断が他の身体疾患の診断と決定的に異なる点は、病理診断による確定診断が下せないことにある。身体疾患では、いかに名医が臨床診断を下そうとも、病理診断がそれを簡単に覆してしまうことがある。例えば、久山町認知症研究では、複数の認知症の専門医が精度の高い画像所見も含めて〝診断確定〟に至ったアルツハイマー型認知症であっても、脳病理診断の結果、臨床診断の正解率は五〇%でしかなかったことが報告されている。このように、実態が明確な神経変性疾患においてすら脳の疾患の誤診率は相当に高いのであるから、主観的な症状を手がかりとする精神疾患の診断は推して知るべし、と言わざるを得ない。しかも、脳病理診断ができない精神疾患では、その誤診率さえ正確には求めることができないのである。精神医学は、確定診断に至ることのできる脳病理学を必要としているのである。病理といっても、マクロ病理だけを指すわけではない。確定診断を求めて、対象を組織から細胞へ、そして細胞内器官からさらには分子へと、よりミクロに向かって研究を進める必要がある。

今では古典的な仮説となった、気分障害のモノアミン仮説や統合失調症のドーパミン仮説は、偶然発見された向精神薬の薬理学的な研究から生まれたものであった。したがって研究パラダイムにはおのずと限界があり、その後にさしたる展開が生まれなかったとしても無理はない。しかしこの間に、全ゲノム解析が完了し、分子遺伝学の手法はより洗練されたものとなった。新たな候補遺伝子や物質を分子生物学的研究から発見し、その遺伝子操作動物を作製してそれらの機能を調べる手法が一般的となった。時代はさらにポストゲノムへと変わり、エピジェネティックスの研究も精神疾患に導入されてきた。すぐに思いつくだけでも、シナプス形成、神経新生、細胞内情報伝達系、ニューロン－グリア相互作用など、神経生物学研究の進歩はめざましく、精神疾患の病態仮説は大きく塗り替えられようとしている。また、目立たないものの着実な進歩を見せているのが機能的神経解剖学の世界である。組織化学技術の進歩は、神経回路を明らかにしつつあり、技術革新めざましい神経画像データや工夫を凝らして得られる新たな神経心理学的知見を照合しつつ、局所機能と回路機能の詳細をより鮮明に浮かび上がらせている。

このように人間の思考と情動に関する科学的理解は急速に進んでいる。しかし新しい情報はすぐに塗り替えられ古くなる。だから最新の脳科学の知見は論文として出され、一冊の本に集大成されることが少ないのだ。専門外の者がこれらの文献を探索して読みこなすことは極めて困難なことである。そこで今回の企画では、最先端研究のエッセンスだけを幅広く集約し、一冊の本として届けることに主眼をおいた。これによって、読者は脳科学のカッティングエッジを一望することができる。

本書は、中枢神経系の機能と構造、分子生物学、精神薬理学、神経生理学と脳画像研究、神経心理学と認知科学の五領域からなる。各項目は見開き二～四頁とし、図表を多用して直截的・視覚的につかみ取れるように工夫した。また、病態との関連で生理を理解できるように工夫し、全体を網羅しつつも、精神疾患との関連が強い脳構造や分子には特に重点を置いた。さらに詳しく知りたいと思われた方は、掲載されている参考文献（さらに知りたい方のために）を参照されたい。

最後に、第一線で活躍しておられる多数の研究者の方々が、貴重な時間を割いてご執筆くださったことは、本書のめざすところに賛同していただけたからだと思う。編者らの身に余る光栄である。この場を借りて篤く御礼申し上げたい。

（「序」、神庭重信、加藤忠史編著『脳科学エッセンシャル――精神疾患の生物学的理解のために〈専門医のための精神科臨床リュミエール16〉』中山書店、二〇一〇年。今回加筆）

双極性障害の臨床について思うこと

ＤＳＭ‐Ⅲは気分障害（躁うつ病）の中に大うつ病性障害と双極性障害とを区別した。ただし大うつ病（エピソード）とは、「重篤なうつ病 serious depressive illness を総称する用語であり、従来診断ならば抑うつ神経症、退行期うつ病、精神病性うつ病、躁うつ病のうつ病相と診断されるであろう、多くのうつ病の亜型を含む診断名である」として、Spitzer, R.（一九七八年）が位置づけたカテゴリーである。そもそも出自からして暫定的なものであったはずであるが、制作から三十年を経た今も一向に改定の兆しはない。

一方、双極性障害は、Leonhard, K. 以来の家系研究、経過研究、加えてリチウムの特異的な効果というかの事実により、比較的に均質なカテゴリーであることが支持されてきた。その上に、カルバマゼピンやバルプロ酸の有効性が示され、定義をめぐる議論は諸説あるものの、気分安定薬というカテゴリーが生まれることになる。さらにアーミッシュの大家系研究が世界中に衝撃を与え、一九八〇～九〇年代には分子精神遺伝学が一斉に開花した。付言すると、遺伝研究の方法論の革新的な進歩が繰り返されて、メンデル遺伝する疾患の原因遺伝子が次々に明らかにされるなか、精神障害はmissing heritabilityと呼ばれる問題に突き当たることになる。遺伝率が0.85と高い双極性障害においてすら、疾患関連ＳＮＰはおおむね一・五倍以下の弱いリスクにしかならず、大部分の遺伝率はいまだに説明されていない。

雑多な大うつ病性障害の中から、双極Ⅱ型障害を切り離す流れを作ったのは、Dunner, D. L., Gershon, E. S., Goodwin, F. K.（一九七六年）らの報告である。彼らは、ＮＩＭＨにおいて生物学的研究を進めていた際に、入院を必要としない程度の躁状態を呈する一群に目を留めた。そしてこの群は、家族歴や経過が双極性障害とも大うつ病性障害とも異なることがわかり、ＤＳＭ-Ⅳでは、大うつ病性障害の中から双極Ⅱ型障害を独立させ、従来の双極性障害を双極Ⅰ型障害と呼んで、両者を隣り合わせに配置した。ここで双極性障害の境界線は、気分に一致しない幻覚・妄想あるいは緊張病症候群などの精神病症状を現すハイエンドから、大うつ病の経過中に軽躁状態を現すローエンドにまで拡大した。しかも、軽躁病の基準をさらに低めようとする意見もある。

しかし、双極Ⅱ型障害の診断基準に、「入院を必要としない程度の躁状態」を用いている限りは、この診断の信頼性は十分なものとはならない。入院を必要とするかしないかは、評価者間一致度が低いことは無論のこと、その判断は重症度だけではなく、患者の個々の事情、医療制度、社会、文化にわたる幾多の諸条件の影響を受けるからである。したがって、双極II型障害を真っ向から研究の対象とすることは避けられがちで、例えば新薬の開発に際しては、全くといってよいほど対象となることがなかった。

余談ながら、現在私たちは、日本うつ病学会の治療ガイドライン作成に取り組んでいる。三月には学会ホームページに掲載できる見込みであるが、双極II型障害に対する薬物療法のエビデンスは驚くほど少なく、双極II型障害の治療では双極I型障害を対象とした治療エビデンスが応用できるかもしれない、というに留めるほかはなかった。

双極性障害の患者のうち三七％が初診時に大うつ病と診断される（Ghaemi, N. ら、二〇〇〇年）。双極II型障害の正確な診断率はわずかに九％に過ぎないともいわれる（Vieta, E. ら、一九九四年）。そこで、大うつ病の診断を満たす群のなかに混ざりこんでいる閾値下の双極性障害を診断できないか、という試みが誕生する。そもそも大うつ病が双極性障害のうつ病相を含むカテゴリーとして考えられてきたのだから（上記 Spitzer, R.）、当然起こるべくして起こった流れだということもできるのだが……。

双極性障害の閾値下の問題は、Klerman, G.（一九八一年）が抗うつ薬による躁転あるいは循環気質をスペクトラムに位置づけたのに始まり、Akiskal, H., Ghaemi, N., Sachs, G., Angst, J. らによりソフト・バイポーラーあるいは双極スペクトラムなどとして議論されてきた。これらは、単極性うつ病と双極性のそれとの症状の違いに加えて、発症年齢、家族歴、病前気質、抗うつ薬服用中の躁転歴、再発回数などから、より積極的にbipolarity（双極性特徴）を評価しようとする試みである。

うつ病患者の診察にあたりbipolarityを評価する習慣を身につけることは確かに大切であろう。bipolarityを手がかりにして、躁病・軽躁病がはっきりする前から、抗うつ薬による躁転、ラピッドサイクラー化、アクチベーションなどを巧みに避けることが可能かもしれない。しかしながら実際には、閾値下スペクトラムの妥当性はいまだ十分には検討されておらず、薬物治療の有効性も今後の課題として残されているのである。

治療ガイドラインを作成する中ではっきりしたことがもう一つある。それは、双極性障害に対する薬物療法にはおのずと限界がある一方で、非薬物療法の研究が十分に行われていない、ということである。患者が心理的なストレスや環境への不適応に苦悩するならば、双極性障害の発症や再発につながることは臨床医がよく経験するところである。逆に、双極性障害を抱えることにより、さらに心理社会的問題は複雑に入り組み、それがまた症状を悪化させるという悪循環が生まれることになる。医師患者関係の構築、患者や家族の苦悩への共感と支持、服薬アドヒアランスへの目配り、その時々の症状や患者の抱える問題に対する専門家としてのアドバイスなどは治療の根幹をなすものである。そのうえで、対人関係－社会リズム療法（Frank, E.）やVieta, E.らによるBarcelona Psychoeducation Programなどはもっと活用されてしかるべきであろう。

臨床精神医学では二〇〇六年に双極性障害を特集したばかりである。このときにも僕が編集を担当させていただいたのだが、すでに米国における小児・思春期双極性障害の過剰診断がきな臭く伝えられている。遅ればせながら、我が国でも一部の非定型抗精神病薬や抗てんかん薬で双極性障害への適応が広がりつつある。いずれの薬剤の開発にも医学専門家として関わってきた者として、根拠をもって適応を拡大できることには喜びを感じる一方で、米国での先行事例にみるように、疾病概念の拡大とともに、過剰診断と過剰処方が広まりはしまいか、という一抹の不安もある。これは、精神科医がうつ病対策活動から学んでもよいはずの教訓である。確かに、かつては精神病と位置づけられていたうつ病への偏見は大きく取り除かれ、うつ病対策の重要性は広く認識されつつある。その一方で、マスコミも巻き込んで、概念の混乱が深まり、薬物偏重への批判が沸騰して止まない。このことは、はるかに客観的な話ができる血圧やコレステロールの正常値の下方修正にしても、どこか似たり寄ったりの問題を含んでいるように思われる。双極性障害の概念が広がりをみせつつあり、そこへ薬物の適応拡大の禁が解かれようとしている今、何年もおかずに双極性障害の特集を組んだのは、このような背景があったからである。心配が杞憂に終われればそれに越したことはない。

（『臨床精神医学』四〇巻三号、二〇一一年。今回加筆）

「うつ」の構造

異分野の専門家の話を聞くと、たまらなく魅了されることがある。異なる物の見方や考え方のあることを知り、自分が抱えてきた疑問への理解が一気に深まることがある。しかし、異分野の扉を開くことは容易ではない。まず知らない世界に対する恐怖心や嫌悪感と戦わなければならない。その上で、異分野の専門家を探しに出なければならない。しかし疑問に洞察を与えてくれる異分野の専門家にであうことは意外と難しい。

精神現象は、分子、細胞、回路、脳、身体、そしてこころから社会、文化へと広がる世界である。それぞれの次元は異なる法則で動いている。しかもそれらは同時に進行し、そしてそれぞれに異なる顔を見せる。だから異分野の邂逅にこそ精神医学の骨頂がある。うつ病もしかりである。どの次元でうつ病を語るのかにより、うつ病の姿は異なって現れてくる。現象を語る言葉にも違いがあり、時に翻訳の壁に直面することすらある。しかし、うつ病の全体を描き出そうと思うならば、それぞれの次元での展開を見ておかねばならないはずである。異なる専門領域を否定する者は、次のように考えてみたらいい。神経生物学にはあるいは精神薬理学には何ができないか、精神病理学には何ができないかと。

うつ病は、全くありふれた現象でありながら実に難解であるという意外性を抱えている。それはうつ病が、人類に普遍で不変なマインドの領域から、文化による修飾を強く受けるメンタリティにおよぶ領域で生まれる病だからである。マインドからメンタリティへは連続的に移行していると思われ、したがってそれぞれのうつ病はスペクトラムのように分布して見える。言い換えればうつ病論とは、ヒトの脳を探求することであり、現代の日本人の精神構造を理解することであり、さらには日本の社会・文化にも言及することである。

編者らはともに、『躁うつ病の精神病理』が、昭和六十二年を最後として刊行を終えたことに限りない寂しさを感じていた。広瀬徹也氏と内海健氏は、その後継書ともいえる『うつ病論の現在』を平成十七年に出版してくれた。筆者はその精神病理の議論の場に参加する機会を与えられ、「うつ病の行動遺伝学的構造」と題した生物学的な考察を報告した。以来、内海氏と筆者は続巻の刊行を望んだが、それはなかなか実現しなかった。そうこうしているうちに、うつ病の精神病理学や精神薬理学は急激な展開を見せた。それとともにうつ病は、専門家間の議論を超え、世論を巻き込んで語られ出したのである。そこでは表層的な理解や誤解、あるいは意図的な誘導が横行し、今やうつ病の混乱は猖獗を極めている。このような時であるからこそ、うつ病の晦渋な外観をはぎ取り、透徹した目をもって思考をめぐらさなければならないと思い続けてきた。

やがてその機会は二日にわたるワークショップという形で訪れた。精神病理学からは、東大分院学派の精髄を継ぐ内海健、臨床の精緻な観察から「現代型うつ病」を発見した松浪克文、記述精神病理学に精通した古茶大樹が集まった。さらに、精神分析治療の第一人者である牛島定信と医療人類学の気鋭の学者北中淳子、そして精神薬理学、神経生物学からは、該博な知識を誇る黒木俊秀、慶大精神薬理の治療思想を継承する渡邊衡一郎、そしてこのところ文化と脳の関係に関心をもっている筆者が参集した。本書は八分野の交流が生み出した論文集である。むろん八名の者でうつ病研究の全分野を網羅できるはずはないし、この八名以外にも、我が国にはうつ病研究の泰斗は数多い。いずれ彼らの手によって新たなうつ病論が展開されるであろうが、本書が多少なりとも布石となってくれることを願う。

本書の構成を一望していただくために、まず内海氏による「あとがきにかえて」に目を通していただくのがよいと思う。これまでのうつ病論集と異なるのは、上述したように、主眼を異分野との邂逅に置き、そこから創造される新たな理解の極みをめざしたことである。ワークショップでの議論は静謐に行われながらも、批判的な対質が繰り返され、異分野の交流は遺憾なく深められた。出版まで二年を要した編者の不行き届きは免れない。しかし本書に掲載された最終稿は、最後まで手を入れた著者らによる、各分野の最新の論考に満ちていると思う。

批判を承知の上で、書名を『「うつ病」の構造』ではなく『「うつ」の構造』とした。それは本書が、内海の言葉（第1章：うつの構造変動）にあるように、「うつ病の臨床像の変化には、従来の症候学の延長線上でカバーできる部分に加えて、その射程の及ばないものが含まれているようである。……もしかしたら、うつ病という病が現れる舞台そのものが変化している可能性はないのだろうか」という疑問を含んでいるからである。さらには、近代＝モダンそしてポストモダンの展開の中で、「うつ病」か「うつ病でないか」という二項対立的な理解を越え、うつ病者へ一直線のまなざしを向けるという、臨床の原点を思い出してもらうことを意図したからである。

また書名に「構造」とあるのは、要素還元主義への挑戦を現しているからである。一つの要素（次元）は他のすべての要素（次元）との関係において相互依存的に決定されるものである。加えて、こころと脳の特性に大いに由来することだと思うが、我々は誰でも対象のもつ構造に限りない関心を抱く。構造を理解しようとする構造主義の試みは、間違いなく対象の深淵へと接近する一つの方法である。そして明らかにされた構造は、さらに解体され、再構築されてもいいと思う。いや、そうすることによってしか、うつ病という問題に接近できる道は無いのかもしれない。

（「序文」、神庭重信、内海健編著『「うつ」の構造』弘文堂、二〇一一年。今回加筆）

『臨床精神医学』折々の断想：十五年間を振り返って

はじめに

『臨床精神医学』の編集委員に加えていただいたのは、一九九七年の二月のことで、この時に中谷陽二先生も一緒になられたように記憶している。それまでは六名の大御所により編集されていた雑誌で、当時東大におられた松下正明先生が司会を務めておられた。風祭元先生は僕の専門領域でもある精神薬理学の第一人者、浅井昌弘先生は母校の医局の恩師であった。当時僕は、慶應義塾大学から山梨医科大学（当時。現山梨大学）に移って一年も経っていない新参であったから、各分野のそうそうたる方々と席を同じくして、毎回とても窮屈な思いをしていたことを思い出す。僕に期待されていたのは、進歩の著しい神経生物学の領域や議論が絶えない薬物療法上の問題からテーマを選んでは特集に仕上げることであった。

企画した特集の数をみると、一九九七年には二編、一九九八年には四編、一九九九年には四編で、張り切っていたことも確かである。しかし先輩達が引退されて新しく編集者が加わり、徐々に古株になるにつれ甘えることを覚えてしまい、企画数は激減した。しかも九州大学に移動してからは、通うのが大変なこともあり、編集会議自体からも足が遠のいてしまった。

そもそも特集の企画とは気苦労の多いものである。時宜を得た特集テーマを考え、それを七～十の論文として構成し、それぞれに相応しい執筆者を考える。執筆を断られると、次の方に依頼し、またその返事を待つ、という作業の繰り返しである。加えて、執筆を依頼するときには、「考えていることを思う存分書いてくれるだろう」と思うことより、「さぞかし忙しいだろうに、余計な仕事を押しつけて申し訳ない」とこころを痛めることのほうが多い。僕自身が、義理ある方からの執筆依頼をなかなか断れない質だからよくわかる。組織のリーダーに頼むときには、「ご自身が忙しいならば下請けに出すだろう」と思うから少しは気が楽であるが、仕事を押しつけられて困っている部下の方に無関心でもいられない。

むろん編集にやりがいを感じるときもある。それは、読者が求めていた特集が優れた論文で構成され、同僚から「あれは勉強になった」と言われるときであり、さらには、優れた若手の力作と出合うときや、患者の診かたや治療のコツに深く頷かされる先達の言葉に出合うときである。

以下に、特集を提案した号の編集後記を抜粋して紹介させていただきたいと思う。過去十五年間の折々に考えた、僕なりの「精神医学断想」なのである。今となっては、古い考え方や的外れのことも含まれているが、あえて当時の様子を伝えるべく、語句の修正にとどめた。そして、新しい考え方や振り返って思うことなどを追記として書き加えた。

1　精神現象の季節性（一九九七年十月）

かつて勤務していた慶應義塾大学病院へはＪＲで通っていた。人身事故にはたびたび遭った。自分の患者ではないかと一瞬どきっとする。どうも春と秋に多いような気がしていた。病棟も、真夏と真冬は回転率が悪いように思えた。外来もしかりである。逆に春と秋は初診も多いし、今まで安定していた患者さんが急に悪くなったりもする。リズムに関しては門外漢の私ではあるが、精神症状も季節の影響を受けているような印象を持っていた。それとも単なる気のせいなのだろうか。そんな疑問に答えていただきたいと思い、この領域の第一人者に難題をぶつけさせていただいた。

論文を読ませていただいて、知識が整理されたとともに、いろいろな疑問がわいてきた。統合失調症や気分障害が季節変化の影響を受けるならば、精神疾患の予防や治療に際して季節を考えるべきなのだろうか。一冬安定していても，春～夏を越えるまでは薬物の減量を試みるべきではないのだろうか。再発しやすい季節には、社会復帰を避けるべきなのだろうか。精神現象の季節性はどのようにして生まれるのだろう。脳内の伝達物質や受容体に機能的・構造的変化が起こるのだろうか。明らかにされつつあるclock geneとの関係も興味深い。

自分を振り返ってみても、夏には無理が利く。診療に、研究に、アウトドアにと飛び回っていても、一向に気にならない。ところが、冬は頭も体も冬眠する。今や初秋である。編集作業が重くのしかかってくる頃である。

（追記）本誌編集委員として、初めて企画した特集である。当時は概日リズムを刻む分子や遺伝子が次々に明らかにされつつあった。地球という生態環境に適応してきた生物には、日内リズムがあるように季節リズムがある。動物は冬に備えて、収穫の秋に栄養を身体に蓄える。そして春になると繁殖行動を起こす。種の保存のために何とも合理的なプログラムではないか。精神機能もきっと季節の影響を受けているはずだ。しかしそれはわかっていない。研究を深めて、これを臨床に応用できないものだろうかと、今でも思う。

2　難治性気分障害の治療（一九九七年十二月）

この特集は公募論文から構成されたものである、投稿されてきた難治性気分障害の内訳をみると、高齢であることが難治に結びついていると考えられる症例が約三割、双極性障害が約四割を占めている。また、治療場面で試みたいと思うような薬物療法の報告が多く、ドーパミン・アゴニスト、気分安定薬、甲状腺ホルモン、光療法、漢方薬の併用療法の効果が提示されている。抗うつ薬の変更法について考察した論文もある。一方で、家族の強い感情表出がラピッド・サイクラーの遷延化に関与していた可能性、患者・家族への認知療法的働きかけ、持続的葛藤状況の理解、などの心理社会的問題も扱われている。

気分障害の各病相が比較的治りやすいものの、長期経過研究の結果は、疾患の転帰とともに、社会的転帰も必ずしもよくはない。今後ますます問題となるのが、高齢者の難治性気分障害である。心理社会的環境はもちろんのこと、器質性脳変化あるいは身体合併症が難治化の要因となるからである。今回の症例にもあるように、薬物抵抗性のうつ病のために全身状態の悪化を招き、死に至るような最悪の転帰を招くことも稀ではなくなるかもしれない。このような場合、無けいれん性ECTが救命的手段として見直される必要があるだろう。

（追記）今も昔も難治性の気分障害には悩まされる。二〇〇一年に始まったSTAR*D研究でも、大うつ病のおよそ三〇%は各種抗うつ薬や認知療法を含むさまざまな治療に抵抗性であることが明らかにされている。うつ病の回復を考えるとき、患者の身近な環境に加えて、社会・文化的環境を忘れることはできない。経済不況で労働環境が悪化している昨今、うつ病はますます治りにくくなっているのではないだろうか。

後記を書いた頃には、高齢者のうつ病の難治化が今後大きな問題になると思われたが、昨今、より大きな問題となっているのは若年者のうつ病、うつ状態である。当時、誰がこのことを予想し得たであろう。

3　情動の神経科学（一九九八年一月）

人のこころは知・情・意の側面を持つといわれるが、知・情・意の三要素は、互いに独立したものではない。知を司る新皮質（特に連合野）、情を生みだし、知覚情報に生物学的意味を付加する大脳辺縁系、意と関係が深い大脳基底核、これらの領域は密な神経線維で互いに結ばれている。例えばこのため、記憶や判断という認知機能においても情動が強い影響力を持つ。

脳科学は情動についての理解を深めつつある。しかし情動は定義が曖昧な現象でもある。今回の特集でもそうであるが、情動を扱う論文は、「情動とは」という定義から始まることが多い。特集ではまず、情動の定義とその性質について詳しく紹介していただいた。情動の神経回路の研究、神経心理学的研究では、扁桃体や眼窩前頭皮質などの局所脳機能とネットワークの重要性が報告されている。情動の神経化学では、血中の浸透圧調節に関わる物質として発見されたバソプレッシンが、視床下部において情動ストレスに伴うＨＰＡ系の機能亢進に重要な役割を果たしていることが示されている。

すべての精神疾患において、多かれ少なかれ、情動の病理が心因や誘因として、あるいは病像を修飾する要因として関与している。しかも情動の病理は、自律神経・内分泌・免疫を巻き込んで、身体にも無視できない影響を生む。したがって情動の研究は、これからも精神医学の中心的な課題の一つであり続けるだろう。

（追記）この頃、認知の研究が盛んに行われるようになった。統合失調症は認知機能の障害が強い。だから、ある座談会で諏訪望先生から「統合失調症の基本障害は情動にあるのではないか」と問われたときには、意表を突かれた思いがした。確かに、発症初期の特徴である妄想気分は、一次妄想とされているが、情動の一次障害だと考えることもできる。統合失調症の幻聴や妄想が被害的な色彩を強く帯びるのも、情動のなせる技なのかもしれない。

4　統合失調症研究の現状（一九九八年五月）

近代精神医学の黎明期に、Kraepelin, E., Alzheimer, A., Nissl, F., Spielmeyer, W., Spatz, H. らにより着手された統合失調症の脳研究は、ようやく一世紀が過ぎようとしている。長い間、統合失調症は明らかな外因や脳病理を認めない、内因性あるいは機能性精神病と考えられてきた。ところが、近年の諸研究は、統合失調症といえども、微細な構造上の異常を伴う脳の疾患に他ならないことを強く示唆している。また、その原因として数々の心理的および生物学的因子が推定されている。

そもそも機能と構造は明確に切り離せるものではない。しかも脳には可塑性という、機能を構造に置き換える性質が備わっている。したがって、古典的な疾病概念は検討される必要があろう。

将来、統合失調症の原因が、ごく特殊な特徴をもつ患者を対象として発見される時がくるかもしれない。しかし、原因がわかるということと、その精神病理が科学的に説明できるということとは別である。それはちょうど、進行麻痺の原因がわかったからといって、なぜある時には神経症様の症状が現れ、ある時にはうつ病になり、あるいはまた幻覚・妄想が現れるのか、これらの疑問が全く未解決のままに残されているのと同様である。

精神病理を科学的に解明しようとする試みは、精神疾患の原因を解明することにとどまらない。それは、精神と脳との関係という、生命の最大の謎に迫る一つの道筋でもある。

（追記）この特集を組んだときには、ＭＲＩ技術も未熟で、統合失調症の脳に進行性の萎縮が起こるという報告はいまだ行われていなかった。気脳写や旧式のＣＴで脳室の拡大や脳溝の拡大が報告されてはいたが、特異的な神経病理学的異常までは見いだされていなかった。統合失調症は神経病理学者の墓場である、とまで言われていた。ところが二〇〇三年になり、大脳皮質第３層のＧＡＢＡ介在神経の障害が明確にされるなど、器質の研究は今後の発展が待ち望まれる分野となった。

5　気分変調症の臨床（一九九八年六月）

うつ病の下位分類をめぐっては、うつ病の一元論も含めて、古くからさまざまな意見が対立してきた。詳細は省くが、それは原因を見据えた議論から始まり、症状の複合体（症候群）として分類する考え方を経て、今日の操作的分類に至っている。この流れの背景にあった基本姿勢は、安易な原因の推測は治療の可能性を狭め、その結果として転帰にも好ましくない可能性を生む、とする考え方であった。

うつ病は、その症状の程度が軽症であっても長期にわたる場合、長期であるがゆえに障害の程度は重いといってよい。患者の苦悩感、家族関係への影響、社会的喪失は、むしろ大きいと思われる。また逆に、家族関係や社会的な諸条件が、うつ病を長期化させている場合も少なくない。

うつ病は重症であればあるほど、患者の個性は影を潜め、類似した病像が現れてくる。逆に、軽度のうつ病では、個性がその病像を激しく修飾する。それだけに、軽いうつ病の診断は難しく、診断一致率も悪いのであろう。実際、患者はさまざまな診断名を付けられて紹介されてくることが多い。

長期化したうつ病の治療では、医師の側にも患者や家族の側にも、もつれた糸をほどくかのごとく、時間と労力と根気が求められる。長い治療経過においては、病状の変化や環境因子の変化が複雑に絡み合ってくる。その時々の問題の核心を見極めながら、有効と思われるあらゆる治療手段を動員して治療にあたることになる。

医師がさじを投げないこと、治療への安易な期待ではなく、回復への希望を与え続けることが必要だと思う。


（追記）軽度であっても長期化する抑うつ状態は、社会的損失・障害が大きい。生活リズムにも乱れが生じやすい。個人精神療法は無論のこと、短期入院、集団療法、リハビリテーション、生活リズム療法、家族療法などを積極的に行うのがよい。症状を聴取して処方を変える、という作業だけに終始していると、あっという間に月日が過ぎてしまう。

6　性ホルモンと精神疾患（一九九八年九月）

今回ご執筆くださった順天堂大学の新井康允教授の言葉を借りれば、「脳は性ホルモンの標的器官の一つである」。

生殖に必要なホルモンという固定観念は完全に崩れ、性ホルモンは人の脳形成の初期から老年期に至るまで、これまで思いもよらなかった生理的作用を発揮し、生涯にわたって脳の機能と構造にダイナミックに作用していることがわかってきた。

特に、神経の成長、神経回路の構築に及ぼす影響は、脳の性分化にも深く関わっている。このことは、性同一性障害を考えるうえでも重要な問題を含んでいるかもしれない。初潮、月経、更年期など女性ホルモンが大きく変動する時期に、気分障害をはじめとしてさまざまな精神障害が好発することも臨床的によく経験される。統合失調症にみられる性差も古くから議論されてきているが、いまだに決着がついたとも思えない。エストロジェンがシナプスの可塑性やコリン作動性神経機能に影響を持ち、知的機能にも関わっていることがわかってきた。そして近年では、アルツハイマー病におけるエストロジェンの関与やホルモン補充療法が注目されている。

脳科学の進歩はこれまで以上に加速している観がある。精神医学のように広範囲の精神・神経機能を問題とする学問においては、脳科学の各領域の進歩についていくのは至難の業かもしれない。しかし編集者として、臨床研究や実際の治療に関わりそうな脳科学の進歩について、精神科医が置き去りにされることのないように、今後もできる限りの情報を提供していきたいと思っている。

（追記）信州大精神科の杉山暢宏先生が提唱している、エストロジェン受容体の「陰と陽仮説」（Sugiyama et al, 2010）を紹介しておきたい。エストロジェンは極めて複雑な脳への作用をもつ。これを理解する鍵となるのが受容体研究である。二十一世紀初頭、従来知られていたエストロジェン受容体（ERα）に続いて、第二のエストロジェン受容体ERβが中脳縫線核（セロトニン神経起始核）に大量に発現していることが明らかにされた。縫線核にはエストロジェン受容体が存在しないと考えられていたため、人きな驚きを持って受け止められた。その後の検討からERβの選択的刺激が抗うつ作用をもたらすことが動物実験で示され、新規抗うつ薬への期待が高まっている。ERαとERβは同じリガンドを共有しながら、正反対の生理作用を有している。細胞や組織のエストロジェン情報への応答はERαとERβの発現の割合から導かれる総和によって決まり、この陰と陽の関係が崩れると障害をきたすという仮説が「陰と陽仮説」である。

7　精神科臨床研究の方法（一九九九年一月）

私たちは普段、当たり前のように専門誌を手にしている。学会と雑誌の数は毎年増え続けてきた。このところやっと平衡状態に達したようであるが、それ以外にも、製薬企業が出している、あまたの医師向けの抄録雑誌やパンフレットなどが医局に山と積まれている状態である。大量に生みだされる情報がすべて正しいわけでも、また価値があるわけでもない。その中から本当に価値あるものを見いだし、しかもそれを批判的に読む態度を養うことが必要になってくる。完全なものはないからである。中には批判的にではなく偏見をもって読む人がいるが、それはさておき、そのためには、自らが実際に報告や研究を行い、それを論文に仕上げることを身につけておくことが必要であろう。

このような理由もあって、今回の特集では、「精神科臨床研究の方法」を組ませていただいた。精神医学のすべての領域や問題を網羅するには至らなかったが、依頼させていただいた専門家の方々からは、さすがにその領域に精通された方が書いたと思わせる、読みごたえのある原稿をお寄せいただいた。

と同時に、方法論をこのように並べ立てて読んでみて、改めて精神医学の幅の広さと奥行きの深さとを思い知らされたように思う。同時に、精神医学は医学の中でも最も多くの不確かさを含んでいる分野であるということも。

過ちをおかさずに、しかもひと味違う精神科の臨床研究を進めることは、なんとも難しいことではある。

（追記）この時期、臨床研究の方法論は格段の進歩をみせた。コクラン・ライブラリーの設立が一九九三年である。米国でSTAR*Dと呼ばれる大規模臨床研究が始まるのが二〇〇一年で、CATIEの発表は二〇〇五年であった。臨床研究の組織力の差を見せつけられたような気がした。

しかし小規模ながら、久山町研究で小原知之先生が行ったようなきめ細かな独自の研究が明らかにすることもある（Ohara et al., Neurology 2011）。耐糖能異常が二十年後のアルツハイマー病発症のリスク因子であり、しかも apoEε4 遺伝子との間に遺伝子環境相関を起こすことは、誰も知らない事実であった。

8　身体疾患に伴ううつ病をどうとらえるか（一九九九年二月）

うつ病という用語を疾患単位として狭義にとらえてきた人には、「一般身体疾患によるうつ病」という診断には抵抗があるかもしれない。ここでのうつ病は、ＤＳＭ‐Ⅳの depression の訳である。今日、depression は症状の集合（抑うつ症候群）を指して用いられる。一方、**melancholia** はギリシャの体液病理学説以来ＤＳＭ‐Ⅳに至るまで、なんらかの病因論を含んだ用語として用いられている。しかしこの訳語もかつては「うつ病」であった。

今回の特集を担当いただいた先生方も、うつ病、うつ、うつ症状、depression とさまざまな用い方をされている。専門や立場により、これらを慎重に使い分けられた方とＤＳＭに準拠された方とがおられたように思う。

ＤＳＭ‐Ⅳのマニュアルを読むと、「症状が特定の一般的身体疾患の直接的な原因となる生理学的機序による」と診断される場合に限って、「一般身体疾患による気分障害」と診断することが許されるとある。しかし考えてみれば、かなり無理な診断を求めているではないか。現在我々が手にした知識では、生理学的機序なるものの真の実態は明らかではない。現実の診断は状況証拠に委ねられている情況にある。この妥協はＤＳＭ‐Ⅳのマニュアルの行間にも読みとれる。

特定の一般身体疾患を抱えていてもうつ病にならない人がいる。個人の側の感受性や脆弱性を考えないのも片手落ちのような気がする。臨床では、生物・心理・社会的要因における個人差をも含めて「原因となる生理学的機序」を考えていく必要があるのだろう。

（追記）言うまでもなく、精神疾患の診断は、身体因、器質因、外因、内因、心因の順でふるい分けていく。しかし患者の訴えは、もっぱら精神症状であるから、診断は心理次元で行われがちで、私たちの注意は心因や（よくても）内因へと向かい、うっかりすると身体因を見逃すことがある。この傾向は、症状が神経症レベルで了解が可能な場合に強い。

意識障害、注意障害、記銘力障害は、病歴を聴きながらでも診断できる。高齢症では、問診の最後に長谷川式検査を（さらに簡略して）問うてみるのがよい。さらに、脈、結膜・舌・爪そして甲状腺ゴイター、下肢の浮腫や脱水を観察する。動作や表情からは、錐体路症状、錐体外路症状、小脳失調症状なども確認できる。数分とかからない。要は疑うかどうかである。

最近は電子カルテ化が一般的となり、患者さんが身体科を併診している場合には、内科医や神経内科医がどのような診察や検査を行っているかを覗き見られるようになった。ときどき他科のカルテを開いてみると勉強になる。

9　ストレス脆弱性（一九九九年三月）

外界が精神内界に表象されてできる主観的世界がある。それが生体の恒常性を歪めているとき、それは情動ストレスと呼ばれ、それが、精神疾患の発症や再発を招くならば、個体側にストレス脆弱性がある、とされる。どちらも便利ではあるが、極めて抽象的であいまいな概念である。

ストレス脆弱性は、外界の条件、外界への情動認知と対処、情動自律反応の要素を含むだろう。またそれは、遺伝子レベル、細胞レベル、神経回路レベル、神経心理学レベルそして心理学レベルでの理解を必要とするだろう。原因に関しては、遺伝子が環境の交互作用を受けつつ作り出す、脳の発生と発達の各段階に求められるものなのだろう。しかも、誘発される内因として初発に関与するストレス脆弱性もあれば、修飾される内因として易再発性を生むものもあるだろう。疾患を違えれば、共通することもあろうが、またそれぞれに違う脆弱性を探すことにもなる。

このように、どの時点で、どの角度から、どのレベルで、どの疾患をみるかによって、ストレス脆弱性のもつ意味もまた変わるのではなかろうか。そのようなわけで、今回の特集では、総論（佐藤光源先生）に続いて、分子遺伝学（功刀浩先生）、脳発達（岡崎祐士先生）、心理発達（狩野力八郎先生）、と異なるレベルから、また、統合失調症（高橋象二郎先生）とうつ病（渡辺義文先生）という異なる疾患から、ストレス脆弱性を考えていただいた。

ストレス脆弱性の研究は、疾患の理解はもちろんのこと、一次予防、二次予防、そして再発予防につながる重要なテーマである。今回の特集が、ストレス脆弱性についての知識を整理するのに役立ち、またさらなる研究を刺激することにつながることを願う。

（追記）レジリエンスという概念が導入され、ストレスや病気の抵抗力や回復力をさして用いられている。単に「脆弱性より聞こえがよい」という問題ではない。例えば、トラウマを受けて、ＰＴＳＤになった者の〝脆弱性〟と、ならなかった者の〝レジリエンス〟の両者に焦点を当てて研究することは、疾患の成立を考え、回復や予防を考えて行くうえで、ともに重要な疾病観である。研究は、分子レベルから、心理社会レベルにわたるどの次元でも行われている。

10　服薬の心理とコンプライアンス（一九九九年六月）

「自ら薬を飲もうとする動物は人間だけである」と言われる。それは、服薬することで痛みや苦しみから解放されたいと思うからである。患者はいつも薬を飲みたいと思うわけではない。したがって、薬剤の必要性やその根拠に関して医師は十分な説明をする義務がある。いうまでもなく、薬剤についての知識はもちろんのこと、患者の服薬心理や服薬体験についての理解も求められる。時に、服薬が必要な患者を励ますことも大切だろう。

コンプライアンスとは、従うことであり、服従、応従、遵守などの訳語が充てられている。つまりは決められた規則などをよく守ることを意味する。しかし、コンプライアンスを強調しすぎるあまり、患者の側のインフォームド・コンセントやインフォームド・チョイスの重要性が忘れられてはならない。医師が一方的に治療の規則を決めるのではない。この意味で、コンプライアンスという名称は、それが患者の問題であり、ノンコンプライアンスは患者の責任であるという誤解を招きやすい。

コンプライアンスこそ、薬物療法で最も重要な問題の一つであり、幅広い知識と経験が要求される、医師の側の問題なのであり、医師が真剣に取り組むべき対象であることを忘れてはならないと思う。

（追記）いつの間にかコンプライアンスという言葉はアドヒアランスという言葉に取って代わった。コンプライアンスには、医師への服従というニュアンスがあった。しかし、コンプライアンスがアドヒアランスに変わっても、信頼関係を基盤とした基本的な「処方のマナー」にはなんら変わりはない。服薬を続けるかどうかに加えて、薬物の薬理効果にプラセボ効果を上乗せできるのか、あるいはそれすらも損なってしまうのか、を決めるのはこのマナーだと思う。

病識がなく保護室で拒薬する患者さんに、「あなたがこの薬を飲んでくれるまで、僕は帰りません」と粘り強く説明する九州大学の若い医師が僕のそばにいた。彼らが、長き良き医局の伝統を受け継いでくれていることに感激するとともに、この伝統を築いてきた先輩たちに頭が下がる思いがした。

11 今日の精神科治療2000(二〇〇〇年九月)

脳やこころについての私たちの理解は確実に深まる。臨床研究においても高い科学性を備えた良質なエビデンスが蓄積されつつある。そう遠くない将来に、〝精神医学も進歩したな〟と誰もが実感できるような時代がくるだろう。しかし常に問われるべきは、私たちがこれらの進歩をどこまで自分のものにできているか、はたして自分のものにしようとしているのか、その姿勢ではなかろうか。

精神療法はもとより、薬物療法にしても、先達の技術を模倣しながら、自分の中へと取り込み、試行錯誤の経験の中で自らのものにするしかない。手本が悪いのは論外であるとしても、手本がないと独りよがりな治療に陥る。なるべく良い手本を探して模倣すべきである。しかし、精神医学はすそ野の広さを特徴としており、その多種多彩な治療法のすべてを一個人が習熟することは極めて困難である。

編集委員会では、二回の会議を経て、今日の臨床に即した問題とその治療法を漏れなく取り上げ、馴染みの薄い疾患や問題に出会ったとき、該当する項目をさっと一瞥して治療法を理解できるような特集を目指した。五年前と見比べて、執筆陣は大幅に入れ替わり、若返った。最新の知見と英知が詰まった、良い手本に仕上げていただけたのではないかと思う。この場を借りてこころから感謝の意を表したい。

（追記）従来の治療指針（手引き）は技を紹介したものであった。やがて治療指針はガイドラインと名前を変え、ＥＢＭが技に取って代わった。この特集のころはまだ、ＥＢＭという考え方は一般には理解されていなかった。むしろアレルギー反応を起こす方も少なくなかったように思う。

しかし治療が技であることは未来永劫変わらないと思う。つまり技である限り、上手な人から教わる必要がある。優れた師と出会い、師を模倣して、師から教授を受け、師と協働して、技を身につけていく。治療の技の世代間伝達はこのようにして行われる。これは精神療法に限った話ではない。薬物療法もまたしかりである。

加えて医師は、患者さんから学ぶということも忘れてはならない。

12　向精神薬療法：今後の展開（二〇〇一年九月）

新たな特徴をもった新薬が次々と登場し、精神疾患の薬物療法に大きな変化が生まれようとしている。新薬の真の価値を見定めるには相当の時間がかかるが、近年登場してきた薬物は、諸外国では十数年前から用いられていたもので、その大まかな評価はほぼ固まってきており、ガイドラインにも組み込まれている。

大手製薬資本の宣伝力はハリウッド並であり、精神薬理の専門家すらもが、うっかりと宣伝文句を口ずさんでいるようである。この傾向は欧米の臨床精神薬理の専門家に多々みられ、その姿勢には閉口してしまうことも多い。ガイドラインは無論、比較試験すらもがこのバイアスから完全に自由ではいられない。中立で科学的な評価をどうしたら得ることができるのか、大きな課題である。

新薬の特集にしては遅いではないか、と言われそうであるが、これも市販されてしばらくたったところで、つまりバイアスの薄れたところで、日本の専門家の意見を伺いたいと思ったからである。新薬導入に要した十数年を、「失われた十年」と評する者、「いや健全な保守性なのだ」と主張する者とさまざまである。どちらが正しかったのか、答えが出てくるのはやはり数年後ではなかろうか。

今回は特別に座談会をもつことにした。新薬の登場もさることながら、それ以上に臨床が変わろうとしているからである。十分な説明を行い、患者の選択を重視して医療を行う時代となった。当たり前のことのようにも思われるが、自分の診療スタイルを変えるのは誰にとっても大変なことである。今後どのような医療が望ましいのか、その姿を描き出すうえで、今回の座談会が少しでも参考になれば幸いである。

（追記）Medicalization や disease mongering が盛んに言われている。振り返ってみると、新薬導入のタイムラグは「健全な保守性」によるものではなかった、と言わざるを得ない。新薬は、医師にとっては、新たな治療手段を手に入れることに他ならないが、製薬企業にとっては市場拡大の機会でもある。それは、適応疾患の拡大や処方医の数を増やすことによって行われる。米国では、一部の専門家と製薬企業との癒着が問題化した。今や冷静に問題の解決に向かう時期である。まず、トップレベルの専門誌から企業のパンフレットに至る〝エビデンス〟と呼ばれる資料を、科学的な批判力をもって読みこなすことが肝要である。

13　精神疾患と養育環境（二〇〇二年五月）

精神疾患の原因は、突きつめれば〝遺伝と環境〟となる。近年遺伝子研究が盛んに行われているが、遺伝子を研究すればするほど養育環境の重要性が見えてくる。子どもの発達が漸次どのように現れてくるのか、そのときにどのような環境を整えてあげればよいのか。その子が先天的に障害や脆弱性をもつ場合にはどのような環境が望ましいのか。各研究領域からの新たなメッセージが待たれる。

病いの人類学は、人が「病いに原因と責任とを探し出したがる」ことを教えてくれる。もっとも公害や薬害のように責任を明確にしなければならない場合もあるので、一概にその是非を論じることはできないが、我々は病いに対して原因よりはその責任を問いたがる。

かつて病いは先祖のたたりや病者自身の罪とされた。今でも、生まれつきの障害をもった子どもが生まれるとその母親が責められ、もう少し成長してから何らかの障害が子どもに現れると今度は親の育て方が悪かったと言われる。言われる前に、親自身が痛いほどに自らを責めているだろうに。

遺伝子の研究が進み原因遺伝子がはっきりすれば、その遺伝子を子どもに渡した者が特定されるかもしれない。それが偶然の仕業であることが明白であるだけにまだいいともいえる。それに比べて環境は、人為的所業として映りやすいだけにやっかいである。「病いの責任を問いたがる」我々の心性が変わらないのであれば、いかに原因がはっきりしようとも、結局新たな責任の所在探しになってしまうのではなかろうか。

（追記）環境が遺伝子発現にエピジェネティックスというメカニズムで影響し、長期にわたって遺伝子の機能を調節することが解明された。児童精神医学の領域では、早くから遺伝子環境相関の重要性がいわれてきた。また、ニュージーランドのDunedinで行われているコホート研究では、セロトニン・トランスポーター遺伝子と環境ストレスとの交互作用で大うつ病の発症が決まる、という結果が報告されている。

遺伝か環境かという問いはもはや不毛である。遺伝と環境とがどのように関わり合うのか、という疑問を解決していかなければならない。

14　今再び、向精神薬の安全性を問う（二〇〇三年五月）

向精神薬の開発は有効性と安全性を求めて行われる。そこで、承認された薬物は安全であろう、より有効であろう、との期待をもって迎えられる。しかし開発過程の詳細を覗くならば、身体疾患や年齢を含め比較的厳密に基準を設けて対象を厳選し、併用薬を制限し、しかも定期的な検査やモニターを行うなど、治験が滞らないように配慮されていることに気づくだろう。しかも、稀な有害事象は、少数例を対象とした開発段階で十分に洗い出すことは困難である。

ところが新薬の臨床使用が許可されると、開発時のように厳密にモニターされることなく、何十万、何百万という患者さんが、それもさまざまな身体疾患を抱え、加えて併用薬とともに、一斉に服用することになる。医師はといえば、新薬の効果のほうに気をとられがちである。しかしやがて、稀な重篤な有害事象が発見されることになる。これは薬物が持つ宿命なのかもしれない。ここで直面する問題は、その有害作用を蓄積し伝達する手段が十分に機能していないことであろう。その結果、有害事象の被害者は不必要に増えてしまう。

ちなみに、不幸にして有害事象に出会ったとき、どのような手続きをとるべきかご存じであろうか。思い浮かぶのは学会報告であろうか。これも一つの手段であろうが、時間がかかるうえに、情報の行き渡る範囲が極めて狭い。ただちに利用すべき制度は、厚生労働省の医薬品・医療用具等安全情報報告制度である。ここに報告すると全国の症例が蓄積され、専門家により評価され、必要ならば緊急安全性情報として発信される。しかもWHO国際医薬品モニタリング制度を通じて、全世界の情報が交換され吟味される。厚生労働省医薬品安全対策課に直接電話連絡するだけである（03-3595-2435）。ホームページで報告用紙をダウンロードすることもできる。ご多忙な先生は、製薬会社のMR氏に相談すればこのシステムの利用を手伝ってくれるだろう。

有害事象は予期できない場合が多い。しかし、それを報告することは、起きてしまったことに対するせめてもの代償行為である。「○○が××に著効した一例」といった論文に時間を使うより、自分が医師であることをより強く意識できる行為である。

（追記）ＦＤＡのtalk paperが、「ＳＳＲＩが若年者で自殺企図を増やす」ことを報告したのが二〇〇三年である。さらに、攻撃性の亢進や他害の事例が蓄積され、厚生労働省、薬事・食品衛生審議会、医薬品等安全対策部会（二〇〇九年五月）において、国内におけるＳＳＲＩ／ＳＮＲＩの関連する副作用報告が解析された。その結果、添付文書の「使用上の注意」に、興奮、攻撃性、易刺激性等に対する注意喚起、および他害行為の発生と関連する可能性のある患者背景に関する注意喚起が追加された。日本うつ病学会から「ＳＳＲＩ／ＳＮＲＩを中心とした抗うつ薬適正使用に関する提言」の勧告が出されたのが二〇〇九年十月であった。

医師は、当たり前であるが、新薬の効果に関心を持つ。だが、効果より先に副作用に関心を持つ習慣を身につけるべきではなかろうか？

15　多剤併用への処方箋（二〇〇三年六月）

多種類・多量の向精神薬が処方される傾向が日本では著しく、このことの弊害が指摘されてから久しいが、実際には目立った変化は少ないようだ。東アジア六カ国における統合失調症患者の処方調査（二〇〇一年七月の時点調査）の結果をみると唖然とする。向精神薬総数、抗精神病薬の処方量ともに日本が断トツ一位である。このデータだけで、我々の医療文化・社会論をさまざまに語ることができそうだ。

昨今、従来型の向精神薬を上回る有用性を持つとのふれこみで、新しい抗うつ薬や抗精神病薬が幾種類も登場してきた。これで多剤を使用しなければならない場合も減り、さぞかし処方も変わったことであろうと思っていた。だが実際にふたを開けてみたら、新たな薬剤が従来の処方に上乗せされただけ、という場合が少なくないようである。医療哲学がないところでは、新薬の登場はただ単に併用薬の数を増やすだけなのか、と思った。

本号の特集では、多種類・多量療法の弊害にいち早く警鐘を鳴らし、声高に批判し続けてこられた臨床精神薬理学の専門家から原稿を寄せていただいた。そこには、後進が受け継がなければならない刮目すべき教えを数多くみることができる。しかし、これら専門家の意見もガイドラインも、これを傾聴しようとしない者の前では、むなしいかけ声でしかない。新薬の登場も歓迎すべきことではあるが、〝よりよい薬物療法〟を追い求める姿勢がまずあるべきではなかろうか。

（追記）多剤・大量療法の問題がマスメディアの辛辣な精神科医療批判とともに報じられ、厚労省から厚生労働省医薬食品局総務課長通知「向精神薬等の処方せん確認の徹底等について」（二〇一〇年九月十日）が出された。これを受けて、日本うつ病学会、日本臨床精神神経薬理学会、日本生物学的精神医学会、日本総合病院精神医学会が「向精神薬の適正使用と過量服用防止」と銘打った学会勧告を発表した（日本うつ病学会ホームページ参照）。臨床精神薬理学の基礎知識と技術とを、卒前、卒後の教育を通じて徹底する必要がある。

16　笑いとユーモアの精神医学（二〇〇三年八月）

カント以来、こころは知・情・意からなるものと考えられることが多い。しかし、知・情・意は独立して働いているわけではない。それぞれは互いに連合し合いながら常に一体となっている。人のこころの動きの中でも、笑いやユーモアは最も人間的なものとされるが、それは高度の知性と極めて細やかな情とが合一して初めて生まれるからである。それだけに、その理解は難解であり、これまで「笑い」や「ユーモア」は、もっぱら心理学や哲学の対象とみなされてきた。

近年、その精神生理学的な意義がわかり出し、神経心理学や脳科学からのアプローチも盛んに行われるようになった。今回の特集では、笑いやユーモアをめぐり、さまざまな分野における研究や論考を紹介していただいた。

笑いには、優しさと冷たさが込められる。その点、ユーモアは基本的に相手に対する優しさの表現である。とかく深刻で不条理な状況の中で、患者も医師も苦境に立たされることの多い精神科医療の現場に、ユーモアがもっと生かされてもいいような気がする。ユーモアについて、精神科医が今まで以上に理解を深め、関心を持っていただけることを願っている。しかしこればかりは、誰にでもできるという技でもなさそうである。それこそ、高度の知性と細やかな思いやりが求められる。かくいう私も、ユーモアの域に達することができずに、下手な冗談に終始している。

（追記）この特集にはとくに思い出が深い。「伝統ある『臨床精神医学』には相応しくない特集ではないか」というご意見をいただいたからである。

ユーモアはジョークやウィットを手段として、相手への優しさを表す言語表現だと思っている。統合失調症も発達障害も、そして認知症でも、患者さんは比喩や隠喩が苦手である。なかなか冗談が通じない。通じるようならば、「状態はいいのかな」と思う。認知機能訓練などと大上段に構えるつもりはないが、治療にも応用できないだろうか。

医師のマナーとして、ユーモアを大切にしたいと今でも思っている。ご批判はいただいたが、この特集は僕なりに重要なメッセージを伝えたつもりでいる。

17　周産期精神医学（二〇〇四年八月）

産後うつ病を代表とする産褥期の精神障害は古くからよく知られ、精神科医であれば誰もが関わるであろう頻度の高い問題である。また、胎児や新生児への影響を考えて、母親の精神症状に対する薬物療法で頭を悩ませることも臨床現場の日常である。しかし意外なことに、これらの諸問題へ向けられる関心は高くなかったように思う。

しかし近年、周産期精神医学は、疫学、発生・発達医学、発達心理・精神医学、神経生物学、精神薬理学を巻き込んで着実に発展を遂げつつある。今や古典となった Bowlby, J. の愛着や Harlow, H. の母子分離研究が、新たなコンセプトと方法論をもって大きく展開され、予防・治療・ケアに生かされつつある。

「脳を知り、脳を守る」という脳科学のメインテーマの観点からも、周産期精神医学への期待は大きい。妊娠中の母親の受けるストレスや産後のうつ病が、子どもの脳の発達にどのような長期的影響を生むのか。そのメカニズムを明らかにし、レスキューする方法を手にできるならば、数多くの精神障害の予防につながるのではないか。

この領域の最新の知見を集成した本特集は、「周産期精神医学」の研究と臨床がどこを目指しているのかを教えてくれる貴重な資料となったように思う。

今回の特集は、この領域の第一人者である九州大学精神科の吉田敬子先生に、構成立案、執筆者の選定、共同研究者の Glover and O' Connor 氏の論文翻訳までをお願いした。付記して感謝の意を表したい。

（追記）ボウルビィ・Jのアタッチメント理論には強い感銘を受けた。スターン・DNの「乳児の対人世界：理論編」には圧倒された。脳の発達を科学的視点と分析的視点からあわせ見たスターンの精緻な考察は、今に至っても全く斬新である。余計な話だとお叱りを受けそうであるが、細君と僕とで訳出する機会（岩崎学術出版）を得たことを書き加えさせていただきたい。

それにしても〝発達〟は驚きと魅力に満ちている世界である。系統発生と、個体発生と、文化・歴史的発生とが合流して生まれる現象である。

18　第二世代抗精神病薬の臨床薬理：up-to-date（二〇〇五年四月）

第二世代抗精神病薬が市場に導入されてから十五年近くが経ち、これらの薬剤はそれぞれ一定の評価を得て、臨床に定着したように思う。日本での経験が積まれ、薬理作用の研究も進み、導入当初に問題とされた有害事象には、ある程度解決されたものと、依然として未解決のままに残されているものとがある。従来にはなかった新たな問題も現れてきている。広告の文言として紹介されたそれぞれの薬剤の〝特徴〟は、これまでも何度となく特集で取り上げられてきた。臨床の経験が積まれた現在、これらの〝特徴〟をどのように理解するのがよいのか。

非定型という名称の是非、各薬剤間の臨床的相違と使い分け、明らかになった薬理作用、そして近く臨床への導入が予定されている薬剤の紹介などを含めて、改めて第二世代抗精神病薬を取り上げることで、これらの薬剤についての理解がさらに深まると期待した。

今回の特集は、第二世代抗精神病薬の薬理学的研究に従事したことがあり、これらの薬剤の臨床経験が豊富な九州大学精神科の黒木俊秀先生（当時・肥前精神医療センター臨床研究部長）に立案していただいた。薬理学から臨床までを幅広く見渡せる氏ならではの構成となり、読み応えのある特集となった。感謝を表したい。

（追記）統合失調症の薬物治療にはもっぱら第二世代抗精神病薬が用いられるようになった。時にハロペリドールやクロルプロマジンが必要になることがあるが、やはりパーキンソン症状をはじめ、不快な副作用が強く、併用する薬剤も多くなってしまう。気分障害やパーソナリティ障害の情動安定や衝動性抑制を求めて用いて、効果的なことも少なくない。抗精神病薬という名称はもはや相応しくないかもしれない。それはともかく、新規抗精神病薬の研究・開発は人類の大きな業績である、と思っている。

19　神経症圏障害のすべて（二〇〇六年八月）

神経症という用語は、十八世紀に英国の Cullen, W. により導入されたもので、元来「解剖学的損傷のみられない神経機能の障害」という意味であった。しかしこの当時には病理が発見できなかった神経疾患なども含まれていたようである。その後、神経症の概念として心因が重要視され、心因としては、環境、性格、患者自身の心の構えなどが分析された。十九世紀になると、もっぱら精神分析学の対象とされ、治療も分析的理解に基づく精神療法が主体であった。

神経症概念が後退するのは、DSM-Ⅲ（一九八〇）の導入によってである。DSM-Ⅲは、原因を仮定しない客観的な診断基準を確立するという建前をもって、それまで米国で隆盛を極めていた精神分析学の影響を取り除こうとした。このことは、精神医学自体に善くも悪くも大きな影響を与えた。

今日では、神経症に推定されていた神経機能の障害が脳機能画像で明らかにされつつあり、遺伝的基盤が解明されつつある。その症状がベンゾジアゼピンやSSRIで改善することが実証されたことと併せて、精神医学の長足の進歩を感じさせる出来事で満ちている。「解剖学的損傷のみられない神経機能の障害」というCullen, W. の見方は正しかったのかもしれない。

かつては心因性疾患の代表とされてきた神経症は、今や最も即物的なまなざしが注がれる対象へと姿を変えつつある。DSM-Ⅲ制作者らの思惑を越えた事態に至ったのではなかろうか。しかし診断名の変更にかかわらず、心理次元の研究の復権を望みたい。

（追記）神経症は、便利な言葉であるが、かつてさまざまな定義が与えられ、混乱している用語の一つである。同じように用語の混乱を招いているものに「うつ病」がある。だからといって、

「うつ病」という用語を捨てさる必要はないように、神経症も新たに定義を決めて残したらどうだろうか。神経生物学的な研究はこれからも進むだろうが、精神分析的な見方が有用なことも多い。とりあえずＤＳＭの「不安障害」は「神経症」と変えてもなんら不都合はないだろう。

20　双極性障害（二〇〇六年十月）

躁病とうつ病が出現する病態を詳細に記載し、疾患単位として抽出したのは、Falret Jean-Pierre（la folie circulaire）と Baillarger Jules（la folie à double forme）であると言われており、これが現在の双極性障害の概念につながるものとなった。前者は寛解期をはさんで躁病相とうつ病相が現れる経過を一つの疾患としてとらえたのに対し、後者は寛解期をはさまずに病相が入れ替わる場合を単一疾患としてとらえた。この点においては、今日の双極性障害の疾患概念の父は Falret であると言われる。

気分障害の八〇％は大うつ病と気分変調症が占める、と考えられてきたが、軽躁病が診断に含められたことにより、双極性障害の low end の概念は次第に拡大した。双極Ⅱ型障害を定式化したのは Dunner, D.L. ら（一九七六）であった。双極Ⅰ型障害とⅡ型障害を併せると、一般住民での有病率は一・三％になる。大うつ病と診断された患者の二二％が双極Ⅱ型障害に該当した。さらに詳細な情報を得た一カ月後の診断では、四〇％が双極Ⅱ型スペクトラムに該当した。Akiskal, H. は、大うつ病と診断される患者の三〇〜七〇％が双極II型スペクトラムではないかという。ここで問題となるのは、軽躁病の診断の精度である。双極性障害患者の三七％が初診時に大うつ病性障害と診断される。双極II型障害の正確な診断率はわずかに九％でしかないという報告もある。

一方双極性障害の high end には、気分に一致しない精神病症状を伴うエピソードあるいは統合失調感情障害、さらには cycloid psychosis や非定型精神病、bouffée délirante の流れをくむ急性一過性精神病との関係が未解決のままに残されている。

（追記）この特集を組んだ当時、すでに米国では、双極性障害の過剰診断が広がり出していた。そこで、特集の論文の中で、児童・思春期の有病率の高さに対して、加藤忠史先生と金生由紀子先生に冷静な分析を加えていただいた。日本の精神医学には、固陋《ころう》な悪弊もあるが、健全な保守性もあると思う。

21　うつ病周辺群のアナトミー（二〇〇八年九月）

かつて牛肉を食べなかった日本人にとっては、牛の肉は〝牛肉〟でしかなかった。これを食べるようになってから、ロースだ、サーロインだ、と言うようになった。部位により、味（うつ病では症状）が違い、調理法（治療法）が異なるからである。うつ病も時代とともに変わるだろうが、見る目が変わったのだという説も大いに賛成である。

一見して軽く見える抑うつ状態が、うつ病の再発の経過のなかで認められることも少なくない。一見して重いうつ病患者が、職場の移動などの環境変化により、たちどころに治ることがある。抗うつ薬が効いたのかと思えば、〝実は飲んでいなかった。上司が異動になったので楽になった〟と明かされる。懸命に向き合っていると、あるとき用いた抗うつ薬で躁転したりする。無力感に襲われるときである。漱石は、「大学の教授を十年間一生懸命にやったら、大抵のものは神経衰弱に罹り……ピンピンしていられるのは、皆嘘の学者」（「現代日本の開化」）と、なんとも手厳しいが、うつ病のことを考えているだけでも神経衰弱になりそうである。

将来に期待されるのが、神経現象学（neurophenomenology）である。神経現象学とは、意識経験（first-person experience）を神経科学的手法（ｆＭＲＩ、ＰＥＴ、ＭＥＣなど）の対象とすることで、個人的なこころ、感情的なこころ、経験的なこころ、あるいは現象学の次元のこころを、神経科学の次元で理解しようとする試みだ。オートポイエーシスの提唱でも知られるゆえFrancisco Varelaによる用語である。

（追記）うつ病の中核群と周辺群は、その両極端においては、それほど鑑別に困ることはない。しかし、大半の患者たちは、スペクトラムの中間にあり、内因性なのか心因性（神経症）なのかに、迷うことが多い。若年者をみると、つい後者を疑いがちである。しかし、軽症内因性うつ病、双極性障害のうつ病相など、最後まで鑑別診断の気を抜くことはできない。そのうち、回復して復職する姿を見ながら、ぼんやりと初期診断を振り返ってみるが、ここでもまだ確信はできない。半年後に軽躁になったり、重いうつ病相が再発したりすることもあるからである。精神疾患の診断はすべからく、長期の縦断的な観察なくして確信に至れないのだ。僕は、何らかの理由で患者さんと別れるときには、「年賀状をください。一行でいいから最近の調子を書いてください」と頼むことにしている。こうすると、自然と長期経過がわかり、自分の診断の適否がやっと見えてくる。

22　不安の病理と治療の今日的展開（二〇一〇年四月）

不安は進化学から見て古い情動であり、だれにも備わっているものである。生体防御行動、あるいは社会的行動にはなくてはならない情動である。今回の特集では、その生物学的意味や生理学的メカニズムについてどこまで理解が進んだのかを取り上げた。また、不安と一言で済ませがちだが、その様子は極めてさまざまだ。うつ病の不安と強迫性障害の不安とは性質が異なっている。特集では、この微細な差違に注目して、精神疾患をとらえ直せないかと考えた。精神疾患の表面に現れていない不安への、目配りと対処がきめ細かな治療には欠かせない。解離、物質依存、痛みなど、不安とは一見して関係ないような障害についても、不安の視点から新たなアプローチが可能となるかもしれない。

（追記）一九九八年一月に「情動の神経科学」を企画させていただいた。これはその臨床編である。ＤＳＭ‐Ⅳでは「不安障害」の下に数多くの障害が集められているが、その不安の性質はさまざまである。患者の語れる言葉には限りがある。これはすべての異常体験に共通することであるが、不安という原初的で基本的な体験の異常もさまざまで、その表現型もさまざまである。小学生の娘が、新学年になり怖い男性教師の指導を受けて、強迫症状を起こすかと思えば、企業に就職して数年にもなる方が、心身の負担の中で、パニック障害や解離性障害になる。交通事故の体験はＰＴＳＤと親和性が強い。それぞれ、遺伝と環境とが作る体質に誘因が加わって表現型が作られる。だが、強迫にしても、パニックにしても、解離にしても、ＰＴＳＤにしても、それぞれごく軽いものならば、僕たちの精神機能として働いているものばかりではないか。フロイトが「人は皆神経症だ」と言ったように。

23　双極性障害の新たな展開（二〇一一年三月）

双極性障害は、より若年で発症し、多彩な病像を示す。若年者のうつ病が典型的でないように、若年者では双極性障害もアモルフなことが多い。気分障害の症状は、気分・行動・思考の三つのドメインに及ぶ。成人のように、メタサイコロジカルに気分の変調を語ってくれるなら判断はしやすいのだが、行動の変化が前景に出ていると、ＡＤＨＤ、行為障害、境界性パーソナリティ障害などとの鑑別が難しい。それは躁的行動が、多動、衝動性、焦燥、不機嫌・易怒性などの表出症状でも特徴づけられるためである。逆に、双極性障害のうつ病相は得てして非定型的な病像を特徴とするため、これもまた〝新型うつ〟などと決めつけられがちである。

双極性障害は本来周期性を特徴とする障害である。病相は（完全とはいかないまでも）寛解状態をはさむか、病相転移はあるか、などに注意を払う。そのほかにも第一度親族の双極性障害、抗うつ薬による躁転やアクチベーションの既往などが参考になる。加えて参考になるのは病前性格ではないかと思う。それも、よく言われる循環気質よりも、執着気質や hyperthymia が多いように思う。

双極性障害が発症後の人生に及ぼす影響は甚大なものがある。朗報は、薬物療法とともに心理社会的治療法にも進歩がみられていることである。適切な診断と治療が行われるならば、その予後は相当に改善できるのではあるまいか。本号の特集と併せて、二〇〇六年十月号の特集を参考にしていただければ幸いである。

（追記）これがもっとも最近の企画である。日本うつ病学会が、双極性障害治療ガイドラインを発表する時期に合わせて組んだものである。両者を同じ号に載せて、補完的に利用していただきたかったのだが、ガイドラインの掲載は遅れてしまった。しかしガイドラインは、定期的な改定が必要なので、掲載の主たる場を日本うつ病学会のホームページと決めている。

かつて日本薬物療法研究会で作成した「大うつ病」の薬物療法アルゴリズムは、うつ病の早期発見と治療の教材として、精神科医だけではなくかかりつけ医にも広く知れわたった。このときに予想できなかったことは、二〇〇三年に作成したアルゴリズムの図だけが、今に至るまで、一人歩きしていることである。その結果、「うつ病の治療ではこのように薬物を出しさえすればよい」というメッセージへと変質してしまったように思う。これは僕を含む制作者らの思惑とはかけ離れたものであった。そもそもは合理的な薬物療法のためのアルゴリズムなのであって、うつ病治療のアルゴリズムではなかった。しかしこの重要なことが、本文を読まない人には伝わらなかったのだ。

そこで、双極性障害の治療ガイドラインでは、その序言において、正しい診断と適切な精神療法があっての薬物療法であることをことさら強調した。また、いかなる出版社や企業から要請があっても、表や図が一人歩きしないように、部分的な引用を制限した。そして、全文を読んで、趣旨を理解してもらえるように、限りなく贅肉をそぎ落とし、全体を短くした。かつ、「推奨できること」だけではなく、「推奨できないこと」にも等しく力点を置いた。

おわりに

一流の英文雑誌は原著論文が中心であり、特集にあたる論文集は著書として出版されるのが一般的である。しかし、単行本の出版には相当の時間がかかってしまう。タイムリーに情報を発信するには雑誌が有利である。*J Clin Psychiatry* は比較的古くから特集を組んできた。そして最近になって *Nature* や *Lancet* もレビュー雑誌を出してきた。『臨床精神医学』はそれよりはるかに早く刊行されたレビュー雑誌であり、当時は国際的にみても独創的な試みであったと思う。

情報に飢えていた世代の我々は、発行を待ち構えて読んだものである。その後、特集を中心とした雑誌が増え、似たり寄ったりの特集が組まれるようになり、編集作業には一段の工夫が求められるようになった。しかし選択肢が増えることは、読者にとって決して悪いことではない。

僕が本誌の編集に関わってから十五年が過ぎようとしている。特にこの間、精神薬理学と神経生物学は目を見張る進歩を見せた。認知療法など精神療法の工夫も進んだ。地域医療やチーム医療という、医療の姿自体にもパラダイム・シフトが起きた。また、精神疾患を脳の発達という軸から縦断的に理解する見方が優勢になり、早期介入から予防へという流れを生み出した。

精神医学や心理学は、フロイトやピアジェ、ヴィゴツキーをはじめとして、精神の発達を研究対象とした長い歴史をもつが、昨今の流れは神経生物学の進歩の影響を強く受けている。『臨床精神医学』の今後の方向の一つをあげるとするならば、発達というベクトルの上に、今まで以上に生物学と心理学を接近させて、精神疾患の多元的な理解と多様な治療法を提示していくことではないかと思っている。

（「折々の断想：十五年間を振り返って」、『臨床精神医学』四〇巻一二号、二〇一一年。今回加筆）

精神医学の思想

精神科の専門医を対象とし、日々新たにされる課題を掘り下げて提供するシリーズとして、〈リュミエール〉が発行されたのが二〇〇八年五月のことであった。リュミエール（lumière）とはフランス語で〝光〟のことである。本シリーズが、精神医学の諸問題を深く掘り下げ極めていく際の、〝先導の明かり〟となることを含意して名づけられた。初期の十巻が好評であったのを受け、さらに二十巻の刊行が決まり、四年の歳月を経た今、本書をもってこのシリーズ三十巻は完結する。

〈リュミエール〉は、その時々のトピックスを取り上げ、臨床に直結する実践的な情報を提供してきた。そしてシリーズの最後を飾る本書『精神医学の思想』は、精神医学が内包する中核的な問題について考え、あるいはまた精神医学が架橋する諸分野から精神医学を見直すことを通して、これまでのシリーズが提供してきた実践知の体系の上に、現代精神医学の姿を改めて描き出すことを試みた一巻である。

ありきたりであるが、精神という存在がヒトを人たらしめ、「人間性」を生み出しているのだとしたら、精神を病むということは、いきおい最も人間的な問題を孕むことになる。医学と生物学との分界点、すなわち人間性を扱うかどうかという点において、精神医学には、生物学を越えて、医学という学問が抱える問題が凝集されているともいえる。とりわけ、人は精神の拘束からどこまで自由でいられるのか、そもそも精神の自由とはどういう状態なのか。そして究極的には、人であるとはどういうことなのかなどの疑問を抱えながら、精神医学は精神を病む人々と向き合うことになる。

しかも精神もその障害も、ともに実体が未知なものである。この脆弱な基盤の上に作られている世界は、かつて宗教や信仰の誤った対象とされた時代を経て、哲学・倫理学および心理学の領域で研究が深められ、現代に至り科学による接近が可能になりつつある。確かに、他の医学領域にみられる目覚ましい科学的進歩には嘆息せざるをえない。臓器移植、人工臓器、ロボット手術、全ゲノムの解読と疾患遺伝子の発見、万能細胞の作製など例をあげればきりがない。聴打診やハンマーを頼りに疾患を鑑別していた彼らは、高度の画像診断とバイオマーカーを手に入れた。私たちは、他の医学領域の進歩に圧倒され、彼らと肩を並べることを願い、即物的な発見を高らかに唱うことを夢見てきたと思う。しかも我々は、脳科学の加速的な進歩をみせている時代の思潮にあって楽観的な気持ちでもいられ、意識経験（first-person experience）すらも神経科学の対象とする試みに違和感を持たなくなっている。

ここで私たちが注意すべきことがある。Aという診断カテゴリーを対象として行われた無数の治験や臨床研究、そのメタ解析、あるいは大規模な疫学研究や生物学的研究を目の前にしていると、あたかもそこに〝ある疾患〟が存在しているかのような錯覚に陥ってしまうのである。診断上の約束事にすぎないものが想像上の実体を獲得してしまう現象であり、これを物象化（reification）と呼ぶ。本来、実体が不可解な限り、決まり事である診断は、臨床的に有用かどうかでその真価が問われるべきものである。このように我々は、精神医学が本来どのような基盤の上に立っているのかを、常に知っておく必要がある。それは将来ともに決してないがしろにできない問題を含んでいるからである。

ここで本書の構成を紹介したい。まず読者には、I章に目を通していただきたい。精神医学とはどういう医学なのか、どのような歴史を経て現在に至り、いかなる側面を含むべきなのか、精神医学が異常であると判断する根拠は何なのか、などを考えていくと、精神医学の輪郭が徐々にはっきりしてくるだろう。過去を振り返ることは、現在の否定や敗北を意味しない。精神医学のあるべき姿を求めて、その歩みの歴史を常に振り返り、軌道を修正する必要がある。

精神医学は、精神を病むという自由、権利、あるいはそれらに伴う義務を語ることなくして存在しえない。II章では、科学として成立しうる精神医学の普遍性・不変性と、その境界の外域で展開される反精神医学、反神経科学の謂、格差・貧困と精神疾患の親密性を考えていただきたい。

巨人ＤＳＭ‐５が登場するのも、はや一年後に迫っている。操作的診断の意義と限界を、批判的視点をもちつつ、理解し、利用していくうえで、Ⅲ章は貴重な論考に満ちている。続くⅣ章では、精神医学の乱用や過剰な投薬などの歴史をふまえ、強制治療の倫理性、病名告知の是非などを取り上げる。改めて問われるべき精神医学像と治療論とが継ぎ目なく読者に語りかけてくるだろう。

Ⅴ章では、精神疾患の神経現象を扱う。ただし、具体的な個々の現象は取り上げていない。これは、『脳科学エッセンシャル—精神疾患の生物学的理解のために〈リュミエール16巻〉』（二〇一〇年）にて詳しく紹介したからである。ここでは、精神疾患を脳の機能と構造において理解しようとするときに、神経学との不連続点がないことに留意しつつ、参照すべき思考の航跡を渉猟してほしい。そして最終章Ⅵでは、哲学、文化、宗教など、近年とかく傍観されがちな隣接分野の重要性を再認識し、精神医学の礎ともなっているこれらの学を考えていただきたい。

精神医学には、本書で扱いきれないほど数多い問題が横たわっている。今回扱えた少数の問題すら決して単純ではない。結論のない疑問もあれば永遠に明確な輪郭が描けそうにない問題もある。したがって、書き手により答えは異なる。しかも執筆者は論客揃いである。読者は彼らの論考を鵜呑みにするのではなく、時に反駁し、自らの答えと新たな疑問をもって読み進んでいただきたい。それによって現代精神医学がぼんやりとでも浮かび上がるならば、〈リュミエール〉はその使命にひとまずピリオドを打つことができる。

（本稿は松下正明との共著。「序」、神庭重信、松下正明責任編集『精神医学の思想〈専門医のための精神科臨床リュミエール30〉』中山書店、二〇一二年。今回加筆）

ＤＳＭは進化するか

日本精神神経学会の精神科用語検討委員会は、日本うつ病学会の用語検討委員会、日本精神科診断学会とともに精神科病名検討連絡会を組織し、これまで半年にわたり検討を重ねてきている。まずは、ＤＳＭ‐５のドラフトに出てくる気分障害関連の英語病名をどう訳すのが適切なのか、という翻訳指針を完成させつつある。ＤＳＭの訳とＩＣＤの訳の間の統一を保ち、かつ従来の精神科用語との異同や関係性を考慮して、翻訳のルールを作ろうというわけである。

例えば、ＤＳＭ‐５のドラフトには、小児期の双極性障害の過剰診断を抑制することを目的として、disruptive mood dysregulation disorder などという奇怪な病名が提案されている。これを単純に日本語に置き換えて「破壊的気分脱制御障害」などと訳してしまったら、症状内容が推測できないばかりか、偏見をいっそう助長してしまうことになる。Dementia は major neurocognitive disorder と変わる。このような新しい病名が随所に出てくる。このため、関連する十の専門学会に、それぞれの領域の翻訳作業をお願いしたところである。

連絡会では、従来の翻訳に関しても、そのまま継承するのがよいかどうかも検討している。Disorder は障害と訳され、「害」は日本語としてよくないということで、それが「障碍」や「障がい」などとして使われ出した。いっそ disorder を「症」で統一しよう、という意見もある。統合失調症や認知症のように、例えば不安症としても差し支えはなかろう。

そもそも精神科病名検討連絡会の発端は、精神障害が五疾病に位置づけられる一因となるほど、現代社会に「うつ病・うつ状態」が増えたことにある。ところが、DSM‐ⅣにもICD‐10にも「うつ病」という病名はないのである。あるのは「(大) うつ病エピソード」や「うつ病性」という用語である。もともと「うつ病」が何を意味するのかは、専門家の間でも一致を見ていなかった。そこへ、マスコミ、一般書、ネット情報が溢れ出て、混乱は精神医学界にとどまらなくなってしまった。そこで、今日の日本で「うつ病」という場合は、国際診断ではどの病名を指すのか、を決めなければならなくなったのである。

さて、DSM‐5に話を戻すと、これがまたすこぶる評判が悪い。一流の学術誌のみならず、*New York Times* などの一流新聞にも、批判論文・記事がよく載るそうである。疾病の閾値を下げている、診断一致率が悪い、そもそも改訂が必要なのかなど、挙げればきりがない。DSM‐5のホームページ (What's New?) を見ると、これらの批判を受けて、タスクフォースが頻回にドラフトを書き換えていることがわかる。賛否両論が激しくぶつかった、attenuated psychosis syndrome や mixed anxiety and depressive disorder も削除されたようだし、対象喪失反応の除外規定を大うつ病から削除することにも慎重な姿勢を見せている。これでは来年（二〇一三年）五月のAPA総会で発表できるのかさえ怪しい。来年の福岡総会では、DSM－5をたっぷりと吟味したいと思っているのだが、肩すかしを喰わされるかもしれない。彼らの動きから一向に目が離せない。

一方ICD－11であるが、改訂作業は少しずつ進んでおり、ベータ・ドラフトが近々発表されると聞いた。現代精神医学のエビデンスの大半がDSM基準で作られるので、ICDの世界には説得力のあるデータが蓄積されにくい。ICD－11はDSM－5と調和（ハーモナイゼーション）をはかり、両者の矛盾からくる混乱を減らそうとしている。しかし仮にも似たようなものを作るのであれば、国際診断分類が二つある必要はなかろう。ICDは、欧州をはじめとして諸国がもつ精神医学を取り入れたらよいと思う。

かつてDSM－Ⅲを迎え入れたとき、専門家の間での議論は猖獗《しょうけつ》を極めた。しかしこのときには、世論の混乱を心配することはなかった。しかし今回はそうはいかないかもしれない。今さらDSM－5はいるのか、という議論をしてみても始まらない。病名の翻訳にとどまらず、利点と欠点とを見極め、上手に使いこなすことが必要である。そのためには、DSMの進化を期待する前に、我々自身の精神医学の水準を高めておく必要がある。

（「巻頭言」、『精神神経学雑誌』一一四巻九号、二〇一二年。今回加筆）

遠い三陸

二〇一三年六月に閣議決定された日本再興戦略では大学改革も強調されている。そこで、関連する資料を鞄に詰め込んで、東京駅から東北新幹線〝はやて〟に乗り込んだ。

戦略の基本を言うと、科学技術を唯一の資源とする日本の再興は、ひとえに研究と開発にあり、それを推し進める人材の教育が鍵を握るという、至極もっともな考え方である。具体策として、世界と競う「スーパーグローバル大学（仮称）」の創設、研究大学・研究開発法人のイノベーション機能強化、政府研究開発費を対GDP比一％に増額、若手・外国人研究者の大量採用、留学生（日本へ来る学生を含む）の増員、年俸制の本格導入、大学発新産業を十年で二十創出、などの目標が並んでいる。短期的成果を求めて熾烈な競争が起こるのだろうか。

日本はアジアで唯一、新薬開発力を有する国である。この「ものづくり力」を生かして医療関連産業をさらに活性化するともある。すでに全製造業の納税額の一〇・六％を製薬企業が占め、自動車産業の六・五％を大きく上回っている。この基幹産業のさらなる活性化プランが、賛否両論ある日本版ＮＩＨの創設である。全国の橋渡し研究拠点や臨床研究中核病院などと有機的に連携し、革新的な医薬品等を世界に先駆けて生みだそうとする計画である。研究に専念できる理工学部と違い、診療・教育の占める割合が大きい医学部は舵取りが難しくなる。

時を同じくして世界のライノサイエンスの潮流には変化が起きていた。二〇一三年一月、ＥＵはHuman Brain Project十カ年を立ち上げ、四月にはオバマ政権が同じく十カ年計画のBRAIN Initiativeを発表していた。アプローチは異なるが、どちらも、脳内神経回路の全容を明らかにし、脳の作動原理を知り、精神神経疾患の克服に迫ることをめざしている。人類の新たな知と産業が生まれる可能性を秘めた未開の分野として脳科学を位置づけたのだ。文科省も日本独自の脳科学研究を立ち上げる準備に入っており、本学会も即応して「精神疾患克服に向けた研究推進の提言」を発表した。これらの資料を読み終えた頃、〝はやて〟は夕暮れの盛岡駅へと到着した。

翌朝から岩手医大が統括する「岩手県こころのケアセンター」のチームに合流し、三陸の陸前高田市と久慈市近郊の野田村を訪れた。いずれの地も盛岡から一二〇～一三〇㎞離れている。延々と路を走り、針葉樹に覆われた山脈を越えて行かねばならず、現地に着くまでに二時間半はかかる。冬はさらに遠いに違いない。山腹から湾内に漁船の姿がぽつぽつと見えた。いまだに防波堤が修復されていない海岸線も目についた。高台の造成地も思ったほどできていない。

密集して建てられている仮設住宅には未だに大勢の方が暮らしている。復興は思ったよりも進んでいない。

陸前高田市では、健康状態をお尋ねするために、倒壊をまぬがれた家々を戸別訪問した。高齢者がひっそりと暮らしていた。チームはこれまでに約五〇〇〇戸の調査を終えようとしていた。野田村では、こころの健康相談を担当した。ＮＨＫのドラマ「あまちゃん」で有名になった久慈地域は四万弱の人口を抱えている。ここに二〇〇床余りの精神科病院があるだけで、院長以下三名で診療を続けており、県立病院精神科には週に三日ほど医師が来て、日に五〇人の外来をこなしているという。医療は限りなくやせ細っていた。震災直後から二年以上にわたり、戸別訪問やこころの健康相談を続けているのは、「精神科医療への負担を少しでも減らしたいからです」と、ＰＳＷの方が小声で言った。

二日間ではあったが支援を終えて帰路についたとき、背を向けて遠ざかる自分に少しくうしろめたさを感じた。思えば二年前のいわき市のときも同じ気持ちを抱いた。しかも今回は、直前に政府の描く未来像を読んでいただけに、その像と現にある三陸の姿とを、重ねることはおろか、つなげることすらもできずに、途方に暮れてしまったのである。

ぼんやりと車窓の夜景を眺めながら、遠く離れた「二つの復興」のことを考え続けていた。

（「巻頭言」、『精神神経学雑誌』一一五巻九号、二〇一三年）

精神病理の器質因と心因――脳と文化の共同構成にふれて

「幼子がどうしても泣きやまないとき、乳母はしばしばその子の未熟な性格や好き嫌いについてのまことしやかな想定をするものだ。あるいは、親からの遺伝さえ持ち出す。こうした心理学的詮索は、最後にようやく乳母が万事のほんとうの原因、つまり、産着に刺さったピンを見つけるまで続くだろう」

これは、たまたま目にしたアランのプロポ（断章哲学）のひとつである（合田正人訳『幸福論』）。ウィルソン・EOの言うように[1]、人は考えようとするよりも信じようとする動物なのだろうか。精神病理を前にして、私たちはとかく単純な心因論や器質論に陥りやすいのではなかろうか。

遺伝子から精神病理に至る過程には、ゲノム、分子、細胞、神経回路、脳、そして心理・精神現象と、多重の階層が横たわっており、それぞれは法則や言語において異なっている。そして重要なことは、そのどの階層においても、その性質は異なるとしても、刻一刻と環境との相互作用が営まれている、ということである。ここでは養育環境と社会環境を想定しているが、環境は時代精神や文化に内包されるものであるし、時代精神や文化はさらに生態学的環境や風土と無関係ではないだろう。

本稿では前段において、精神病理の研究では、ゲノムから文化に至る過程への多元的な接近が重要であることを述べ、後段においては文化心理学あるいは文化神経科学の知見を参照することで、精神病理の理解がさらに深まることを示してみたい。

精神病理の器質因と心因

精神疾患の多元論の主張を遡るならば、例えば、下田光造の『執着気質論』の中に一つの萌芽をみることができる。彼は一九四九年に「執着気質者は特有の感情興奮性の異常により、疲労に抗して活動を続け、ますます過労に陥る。この疲労の頂点において、多くはかなり突然に発揚症候群または抑鬱症候群を発する」と述べている。この発症経過からは以下のような構成要素が分析される。

躁鬱病はその特徴である執着気質という性格（第一の要因）のために、過度の心身疲弊を引き起こす情況に遭遇して（第二の要因）、そこから逃避することができず「みずからますます過労に陥り」、あるとき「かなり突然に」発症する。つまり、疲弊の程度が強くなり徐々に躁鬱病になっていくのではない。この「かなり突然に」を生むのが第三の要因であり、今なお未知である「内因」なのではないかと思う。すなわち下田の仮説では、病前性格という準備因子、心身の負荷を招く環境という心因、そして内因とが複合的に作用して躁鬱病は発症すると説明されているのである[2]。

問題は内因である。内因の一般的な理解は、「人の形質を、明らかな心因や外因を要請せずに生起するもの」であると言ってよいだろう。しかしながら、私たちのもつ内因性現象は、すべからく環境との間で動的に生まれるという性質をもっているのである。例えば、ゲーテが「目はその存在を光に負うている」と言ったように。網膜や神経細胞は遺伝子が準備するが、網膜に光が入らなければ物を見るという能力を獲得できない。

心理的、精神的な現象も同様であろう。チョムスキー・Nの言語理論によれば[3]、あらゆる言語に普遍的な文法は脳の中の内因として（ゲノム情報に）組み込まれている。しかし遺伝子の潜在力を引き出す環境、すなわち言語との遭遇がなければ言語は発達しない。愛着、共感、規範、社会性、論理思考などの精神機能の発達も同様で、人はみずからの脳からものを教わり、みずからの脳にものを教えるというダイナミズムをもっている。

内因をこのようにみるならば、内因性うつ病、双極性障害、あるいは統合失調症ですら、環境そしてその背景にある時代精神や文化の影響を受けるに違いない。内因の表現過程を理解するには、内因と環境の動的関連を踏まえた解釈が必要なのである。

疾患モデルはハードメディカルモデルからソフトメディカルモデルへと移りつつある。例えば梅毒やハンチントン病の病因解明に資するところの多かった従来のハードメディカルモデルでは、単一の病因と一定の症候（群）との関係が比較的明快に説明された。しかし精神疾患はどうかというと、遺伝率が〇・八前後に達する双極性障害ですら、特定の遺伝子が発見されておらず、効果の弱い複数の遺伝子が環境との間に交互作用を起こすことで発症に至るのではないかと考えられている。統合失調症になると関与する遺伝子は一〇〇を超えると推定されている。

我々は、診断がより確実でより均質なアルツハイマー病を対象として、久山町の一〇〇〇名以上の患者サンプルのゲノムワイド相関研究（GWAS）を行った。ところがアルツハイマー病ですら、効果の強い遺伝子はよく知られたapoEε4以外には見つからなかった[4)]。もちろん、家族性アルツハイマー病や家族性パーキンソン病のように、双極性障害や統合失調症の一部はこのハードメディカルモデルで説明できる可能性はある。しかしそれはあくまでも例外である。未知とされている病気の大半はソフトメディカルモデル、すなわち多くの遺伝子と多くの環境因子が複合して起こると考えざるを得ない。

ゲノムはアミノ酸を作り、タンパクへとつながり、ニューロン／グリアを生み、それが一〇〇〇兆（quadrillion）ものシナプス結合からなる神経回路を構築し、脳を作る。このいずれの階層においても、養育環境、社会環境、文化、生態学的環境が刻一刻と影響を与える。これが精神疾患のソフトメディカルモデル（多因子複合モデル）であり、寄与因子と疾患との関係は、どれだけ統計学的に確かか、という類のものである。

多因子モデルが問題とする、ゲノムから表現型（認知、感情、行動、精神病理など）に至る過程は、多重の階層を成している。おおまかに言えば、遺伝子の階層、分子の階層、細胞（ニューロン・グリア）の階層があり、神経回路の階層がある。遺伝子の世界で起きる現象を調べるには分子生物学の方法があり、ニューロン・グリアの世界には細胞生物学が、回路の世界には脳生理学、脳画像、数理計算論あるいは神経心理学などの方法が用いられる。そして心理・精神症状は心理学や精神病理学をもって記述される。各階層は異なる法則で動いており、階層間の異なる言語を〝翻訳〟することは困難である。例えば、遺伝子の法則ではグリアの動きを説明することはできないし、まして神経回路の電気生理学的な特質を記述することはできない。

各階層は飛躍的に様相を変え漸次上位の階層を形作り、最後は神経回路から精神という最大の跳躍すなわち心身問題を生む。しかも上位の階層からは下位の階層へとトップダウンな作用が及ぶ。どれか一つの階層を切り出して理解しようとすれば、全体の理解を失ってしまうことになる。無論この全体を知ることはとうてい不可能である。だとしても、ゲノムあるいは分子の研究が疾患のマーカーや創薬のターゲットとしてどのように役に立つのか、細胞あるいは神経回路レベルの研究が症状の理解さらには修復にどのようにつながり、治療予後とどの程度相関するのか、という問いは追究に値する。

ケインズ・JMと並ぶ経済学者ハイエク・VEは、経済活動は個人の心理によるところが大きいと考え、人の心理を研究し、それを「感覚秩序」という一冊の本にまとめた。[5] 彼はその中で、「ヒトとしての進化の途上で受けた外的刺激の痕跡が脳の神経回路の形質に刻み込まれている。脳は個人および人類の歴史の中で形成されるものである」と言い残している。人の行動は、遺伝的および社会的なコードによって二重に埋め込まれているのである。

ハイエクは、人類の祖先は、気の遠くなるような長い時間を、飢餓と戦いながら生き抜いてきたという歴史があり、このボトルネックで獲得した心性（神経回路）をいまだにもっていると考えた。つまり、飢餓の中で誰かが抜け駆けをし、食物を独り占めすれば、バンド（集団）全体が自滅する。そこで抜け駆けを許さない、公平を求めるという〝部族社会の掟〟が人の脳に刻み込まれ、その感情は、今日の規範や法律につながっていると言う。この進化の歴史はヒトの遺伝的行動としてコードされているのである。

文化と〝民族の性格〟

文化とは、知識、信仰、芸術、道徳、習慣その他、人によって獲得されたあらゆる能力や習慣の複合体である。あるいは、特定の社会の人々によって習得され、共有され、伝達される行動様式ないし生活様式の体系であり、〝民族の性格〟と言い換えることができる。すると、性格が心理学、精神医学、行動科学の分析対象となるように、〝民族の性格〟である文化もこれらの分析対象となる。さらには、ゲノム、分子、細胞、神経回路、脳という生物学の対象と、従来は心理学の対象と見なされてきた時代精神、文化の両者を融合して研究していくことができる。

文化の多様性を把握する上で最も重要なものは個人主義・集団主義のディメンジョンであると主張されている。[6] 東アジアでは、欧米に比べて、人々はより集団主義（collectivism）の傾向が強い。集団主義とは、「自分の集団を優遇している自集団の人に対して好意的に行動することが、他者から好意的に資源を供給してもらうための条件となっている文化」と定義される。人々は相互に依存的で、集団の調和を重んじ、自己を抑制する高い能力を求められる。集団内の多くの構成員がこうした利他戦略を採用していると期待できる限り、人はすすんで集団内の他者に対して利他的に行動する。仮にその集団で個人主義（individualism）の行動をとれば、誰からも利他的な扱いをされなくなるだろう。なぜなら、個人主義では、自己の属性（意思、判断、感情など）の妥当性を強調し、競争の諸条件は平等であり（トクヴィル・A de）[7]、他者と異なる自己の主張を集団主義のように強くは抑制しないからである。

個人の心理として、あるものを信じたいという信仰心、正しいことをしたいという公徳心、これらの気持ちはその部族の中の集合表象としての宗教を形作り、道徳、規範、法律を生み出してきた（デュルケム・E）。翻って、これらの集合表象は個人をその文化に縛りつけながら、文字・記号、言い習わし、慣習などを介して、世代を越えて伝承されていく。

〝民族の性格〞は、それにふさわしい文化的課題を実践し、それを通じて文化的価値を達成することを要請する。例えば、欧米文化で重きが置かれる独立心を例に挙げる。独立に価値をおく人は、親元を離れ、失敗や恥の意識に閉じ込められることなく新しいことにチャレンジする、などという行動課題でその価値を実践しようとし、価値観を共有する他者は、これらの行動や慣習を高く評価する。そしてこの社会には、価値が実践され易いような慣習や制度（文化装置）が幾つも作られる。

同様のことは、協調心という価値観を出発点とする、日本文化にもあてはまる。集団主義的社会では、集団から排除されることのコストは、新たな関係性を築きやすい個人主義的社会よりもずっと大きい。そこで、恥をかくこと、他人から悪く思われること、排除されることを極力避ける戦略（恥の文化）が用いられやすくなる。

集団内の多くの人が、同じ戦略をとると期待すれば、その期待は現実となり、集団内ひいきと排除（あるいは利益と損失）の均衡状態が達成される。この段階に至ると、集合的行動は文化的信念の産物として完成され、伝承され、やがては確固とした「民族の性格」となっていく。

文化神経科学（cultural neuroscience）

ここで、文化がトップダウンに視覚認知を制御していることを示唆する興味深いデータ[8)]を紹介しておきたい。

被験者に四角と上辺から垂線が出ている単純な図形を提示する。その後に小さな四角を見せ、前の図形と絶対値で同じ長さの垂線を描くという絶対タスクと、先ほど見た図形と比で同じ長さの垂線を描くという相対タスクを行ってもらう。このときに、アメリカで育った人と、日本の文化で育った人たちとで誤差の大きさを比べると、日本で育った人は絶対タスクで大きく、相対タスクで小さい。アメリカで育った人は、逆に、絶対タスクは誤差が小さく、相対タスクで大きいのである。この結果からは、集団主義の文化の中で育つと、視覚対象の相互関係性を強く意識するようになり、個人主義の文化で育つならば、対象の絶対値に注意して見るようになる、と解釈できる。

また、同じタスク下で脳がどの程度活性化するかをfMRIで調べてみると[9]、日本人にとって得意なはずの相対評価をしているときは日本人の脳は活性化せず、絶対評価をしたときに強く活性化する。アメリカ人ではその逆の結果となった。つまり、日本人にとっては、相対評価は脳の通常の活動（デフォルトモード）であり、アメリカ人にとっては、絶対評価がデフォルトモードであることがわかる。

このように、脳は文化の中で造形され作動しているのである。

文化アフォーダンスとメンタリティの病

　ある行動が、ある文化の中で利益と損失の均衡安定状態に達したときに、その時代・地域の文化に適応的な行動習慣として安定し、やがて文化の中に〝民族の性格〟として内在化していくことを前述した。このことは、それぞれの行動は、文化の中で、一種〝アフォード〟された行動となり、文化アフォーダンスという情報が文化の中に生まれる、と言い換えることはできないだろうか。

　ここでアフォーダンスの理解のために、ギブソン・JJの生態心理学[10]のあらましを述べておく。ギブソンは、視覚には身体性があると考えた。私たちは視覚の対象が何をアフォードするのか、私たちはそれにより何をアフォードされるのかということを身体に照らして見ているのだという。この生態のもつ情報をアフォーダンスと言い、見ている私たちをエージェンシーと呼んだ。ギブソンは、「どの物体も、どの表面も、どのレイアウトも、それは、誰かにとって、有用なものともなれば怪我をするものともなりうる」と述べている。

　飛躍を承知で、視覚のアフォーダンスを脳の基本作動原理であると仮定し、文化の中の情報を生存戦略に援用してみる。するとエージェンシーである我々は、文化的行動として何がアフォードされるのか、そのアフォーダンス（利益と損失）を時々刻々、意識することなしに読み取っていると考えることはできないだろうか。文化アフォーダンスを仮定すると、"民族の性格"が、歴史的文脈の中で、あるいは生態学的条件の中で、さまざまに変容することを理解しやすい。

さらには、精神病理の現れ方が、時代とともに変わることも、その時代・地域の「苦悩のイディオム」が形を変えることも、脳の一般的な原理としての生得的なアフォーダンス機能に密接に結びついているのかもしれない。文化の影響を強く受ける精神病理で例を挙げるならば、飢えて死ぬことがなくなった社会において拒食症がアフォードされることは明快な例であろう。あるいは、比較的裕福な少子化社会となり、加えてモラトリアムの延長と社会参入圧の減少が起きているが、これによって、引きこもりやニートがアフォードされる、さらに言えば、こうした環境により統合失調症の外形的な軽症化がアフォードされているといった説明を導くことができるのではないかと思う。現代型とか新型とか呼ばれるうつ状態に陥る若年者は、昨今の社会や医療文化にアフォードされたものとして、主観ではなく、文化と結合したメンタリティの病として症状を現しているのではなかろうか。

問題は、文化は常に安定しているわけではないということである。文化が安定していれば、その中に保護的な文化装置あるいはマナーが自然と生まれ、人々は無益な衝突を避けて文化にアフォードされて生活していくことができる。しかし急激な文化混淆の下では、利益と損失の誤判断が起きやすくなる。そして損失（喪失）はさまざまな精神的な問題の誘因となる。

他書にて詳しく紹介したが[11]、昨今の日本には大きな文化混淆が生まれているように思われる。例えば、その一つが異時間混淆である。新しいテクノロジーが次から次へと創成されてくるIT産業は若年者の独壇場である。産業のIT化は、これまでの経験を蓄積しながら職場へ参入する仕方（正統的周辺参加）を一変し、「年をとった新人」を生み出すようになった。

第二の混淆は、IT化と時を同じくして起きたグローバル化経済と、それを支える（本来個人主義を根にもつ）新自由主義の上陸である。しかもそれは、経済バブルの崩壊直後であったため、より大きな衝撃をもたらした。これは異文化混淆の格好な一例である。

このように、異なる文化が急激にかつ大きく混淆したときに、アフォーダンスには大きな混乱が起き、文化混淆へのマナー、文化装置の構築が十分に追いつかない状況を生み出す。この状況は一種の文化アノミーである。上述したように、集合主義的な行動がアフォードされる局面で個人主義的に振る舞えば集団から排除される危険を背負うことになる。年功序列と能力主義の混淆もアフォーダンスを混乱させるだろう。

私が敢えて文化アフォーダンスという概念を導入するのは、メンタリティの病が、単なる主観でも、ましてや意識的な産物でもなく、文化認知に随伴する前意識による産物であることを強調したいからである。

＊

「精神病理の器質因と心因」は、器質因か心因かという安易な決定論にくみするべきではないという一般性に言及したものである。医学は決定論から確率論へ、ハードメディカルモデルからソフトメディカルモデルへと移行している。病理の舞台であるゲノムから脳、そして精神に至る過程には階層性がある。それぞれの階層は異なる法則で動いており、異なる法則や言語でしか説明できない。したがって、それぞれの階層の研究はそれぞれの重要性をもつ。

精神疾患の近因（個体発生）と遠因（系統発生）を求めて、環境はいうに及ばず、文化をも射程に入れて、精神疾患の過程、意味を多元的に描き出すことが求められている。

〈文献〉

1)ウィルソン・EO（岸由二訳）『人間の本性について』思索社、一九八〇年
2)下田光造「躁鬱病に就いて」、『米子医学雑誌』二、一―三、一九四九年
3)チョムスキー・N（川本茂雄訳）『言語と精神』、河出書房新社、一九八〇年
4) Ohara T, Ninomiya T, Hirakawa Y, et al.: Association study of susceptibility genes for late-onset Alzheimer's disease in the Japanese population. *Psychiatr Genet.* 22: 290-3, 2012.
5)亀山貞登『感覚秩序〈ハイエク全集I－4〉』春秋社、一九八九年
6) Heine , S. J. ; *Cultural psychology*. P 189, New York, WW Norton, 2008.
7)宇野重規『トクヴィル――平等と不平等の理論家』講談社選書メチエ、二〇〇七年
8) Kitayama, S., Duffy, S., Kawamura, T. et al.: Perceiving an object and its context in different cultures: a cultural look at new look. *Psychol. Sci.* 14: 201-206, 2003.
9) Hedden,, T., Ketay, S., Aron, A., et al.: Cultural influences on neuronal substrates of attentional control. *Psychol. Sci.* 19: 12-17, 2008.

10) Gibson, J. J.: *The Ecological Approach to Visual Perception*. Boston, Houghton Mifflin, 1979.
11) 神庭重信「文化—脳・高次精神の共同構成とうつ病の形相」、神庭重信、内海健編著『「うつ」の構造』弘文堂、一七九—二〇二、二〇一一年

(『精神神経学会誌』一一六巻三号、二〇一四年。今回加筆)

レトリカルな断想——対談によせて

山折哲雄氏と木下利彦氏の対談では、精神科医療の重要な問題が実にレトリカルにとらえられている。レトリカルな故に読む者の想像力を刺激するのだろう、多くのことを考えさせる対談となっている。以下に両氏が触れた問題のいくつかを取り上げて、私もまた、思いつくままに書き綴りたい。

文化人類学の香り

第十三回欧州精神科医会大会が四月二日から五日間にわたってミュンヘンで行われた。大会三日目に各国から進化心理学に関心をもつ者たちが集まり二つのシンポジウムを開いた。その後八名が残り、ミュンヘンから列車で一時間ほどの郊外にあるマックス・プランク研究所へと場所を移し、夜遅くまで話を続けた。

主催者は文化人類学者のSchiefenhövel教授。彼のニューギニアでのフィールド・リサーチの話は極めて魅力的であった。ニューギニアのシャーマンに治せるのは、予想していたことではあったが、もっぱら心身症やヒステリーのたぐいのようだ。したがって、治せない病気のほうが圧倒的に多い。それでも他に手がないから原住民からは一目置かれている。彼の治療は次のような次第である。例えば、腹痛を訴える患者が来ると、「それは石が身体に四つ入ったからだ」と、その石を取り除く儀式を執り行う。シャーマンが横に座り、患者をだき抱え、患部をなぜながら、儀式の最中にそれと気づかれないようにそばに置いた箱を四回足で蹴りドンドンと音を立てる。無論、石が身体から落ちた、というわけである。他ならぬ素朴な暗示療法である。治るものはこれで治る。治らないのは、相手が悪いと言って済ませる。シャーマンは決して自らの力不足を認めない。よく言われるように、神と交信したり、予言をしたりと、統合失調型人格が向いているのかと思いこんでいたが、実は世知に長けた器用な人だという。進化学上の謎とされる統合失調症のレゾン・デートルはシャーマニズムとは無縁のようだ。

教授は精神医学に精通しているわけではないので、正確な観察ではないのだろうが、本国ドイツでみるような重症のうつ病をみたことがないという。悲しみに暮れる者には周囲から厚い同情と支援が寄せられる。これによって、メランコリーのような重い状態にまで追い込まれることは防がれているようだ。この話が妙に腑に落ちた。私はかねてより、うつは、自らのこころにおいては適応的でない思考や行動を変容させ、また周囲には同情と救援行動を賦活する、と思っているからである。[1)]

うつ病と関連して、彼らは自殺をするのか、と聞いた。意外にも自殺は少なくないらしい。それも、彼らの自殺は、どうしようもない状況を招いた相手を呪いながら死ぬ、いわゆる抗議の自殺であることが多いというのだ。高い木の上から飛び降りる、激流の河へ身を投げるなどの手段をとる。ただし、男性なら河原にペニス・サックを残して入水する。事故でおぼれたわけではない、というダイイング・メッセージである。圧倒的に男性優位な社会にあって、女性の自殺が多いともいう。彼女らは、差別的な処遇に抗議の叫びをあげながら高い木の上から飛び降りる。このさまと日本の大都市での自殺風景とが重なった。働き盛りの男性が〝通勤〟電車を選んで飛び込み自殺することが多い。これも、崖っぷちまで追いつめられた者の、彼を助け出さなかった同僚、会社、現代社会への恨みが込められた行為ではないだろうか。

話はやがてマタニティーブルーに移った。部落では種族繁栄に貢献する妊産婦は女王のように大切にされる。彼女らは子どもを慈しみ育てることに専念する。この話を受けて、チューリッヒの女性精神科医が声高に話し出した。

「現代社会では母になることで、女性がいかに多くのものを喪失しなければならないか。マタニティーブルーは現代社会が作り出したものだわ」と。

出産には喪失と獲得があるのではないかと考えて、言おうか言うまいかと迷っていると、性ホルモンの変化に詳しい男性がいろいろと言い出して、結論はうやむやにされた。

土着信仰と精神病

ニューギニアの部落にも、慢性の幻聴や被害妄想などの症状を表す精神病はある。このことに関しては、バリ島でフィールド・リサーチを長年続けてきている栗原稔之先生（駒木野病院）の研究を紹介したい。彼は、統合失調症は文明社会が作り出したものである、という言説に挑戦している。原始狩猟採取社会では統合失調症はなかった、あるいはあっても軽い状態でいられた、というわけである。ところがバリ島の奥深く今なお狩猟採取社会に暮らす原住民も統合失調症を発症する。しかも、症状の程度は東京の患者とそれほど変わらないのだ。ただ、東京では、患者は入院していることが多いが、バリでは地域社会でそれなりに暮らすことができる。しかも、長期に薬を服用しなくても、うまく生活できるチャンスが多いらしい。

患者は、〝超自然の力にとりつかれた状態〟にあり、とりつかれる原因は〝誰かに呪いをかけられたからである〟と理解されているという。これは、理解できない行動、不気味な行動を理解するために共同体に形成された直感的な説明なのだろう。人のこころは、不可解な現象や割り切れない体験にであうと、真偽はさておいても納得し安心しようとする。この心性は、山折氏が例に挙げる〝物狂い〟や〝神ダーリ〟といった理解とも通底している。

とにかく、バリでは患者は第三者のもつ悪意の被害者とみなされているので、むしろ援助の対象として周囲から大事にされる。患者のうちにあるもの、例えば〝悪い〟遺伝子や失調した脳機能、に原因が求められる現代の疾患論とそれに起因する社会の反応とはまるで違っている。個人の中に異常性を見出して、それを修復していこうとする現代医学の姿勢は、医学が原始宗教と袂を分かつために必要なものであった。しかし今、原始宗教は精神病に優しく、現代医学が展開する病因論はあまりに冷厳ではないか。

山折氏は、土着信仰のなかに、精神病を受け入れてきた土壌があるならば、それを生かすこと、二重カルテの作成を奨励している。バリでは二重カルテがうまく生きている。沖縄の地方でもしかり。しかし土着信仰からの脱却を図り、理性を追求してきた医療文化は決して後戻りはできないだろう。だから我々は、二重カルテの代わりに、統合失調症という偏見が付着していないきれいな病名を作り出すはかなかったのである。

病名告知のもつ意味

病名告知について以前に考えたことを抜粋する。[2)]

「○○症」と病名告知をすることは、三種類の病名イメージが患者を取り巻いて交錯することを意味する。それは、一般的に流布している「○○症」イメージ（時に偏見や差別で充ちている)、その時に患者が理解している「○○症」イメージ、そして医者が患者に病名告知と共に疾患教育(サイコエデュケーション)を与えることによって得られる医学的な意味での「○○症」イメージである。病名を伝える治療者には、これらのイメージが患者や患者の治療にどのように関わるのかを意識することが求められる。告知が、これによって、治療的にも反治療的にも働くからである。

ここでは治療的な例として、うつ病を考えてみる。うつ病の患者が、抑うつ気分と否定的思考、希死念慮に巻き込まれ、自殺という行動を行うことを自己中心性の強い認知による行動だとすれば、病名告知と心理教育の介入により、自らの状態に対して医学的な認知が加えられ、認知が脱中心化しはじめ、自らの状態に対する操作性・可逆性の可能性(対処可能性/治療可能性)が開かれるということになる。そして、自己の平衡の放棄(=自殺)に向かわずに、医師を利用してより安定した自己の平衡を得る行動(=治療)に向かい始めるということになる。比喩的にいうと、道に迷って嵐にあっている患者(あるいは家族)に、地図とコンパスを与えるような作用とでもいえるだろうか(それが読めないほど混乱していたらまた話が別であるが)。この場合、最終的に歩くのは患者であるという治療側の思いが病名告知や疾患教育にはある。

〝精神分裂病〟という病名には偏見や差別がこびり付きすぎていて、告知による治療的行動変容が望めなかった。統合失調症への呼称変更は、一般に流布していた頑固な精神分裂病イメージを混乱させ、曖昧なものとすることに成功した。いずれまた偏見や差別にまみれるかもしれない。そうなれば再び呼称を変えてしまえばいい。しかしそうなる前に、原因を相当程度はっきりさせ、よく治る病気にしてしまいたいと思う。

かつて強い偏見の対象であり、「隠喩としての病」（ソンタグ・S）を生んだがんでは、病名を変えることなく偏見の解消に成功した。それは早期発見により、格段に予後が良くなったからである。ハンセン病は名前こそ変わったが、およそ感染しないこと、治せる病気であることがわかり、同じく偏見は相当程度とり除かれた。精神分裂病も治癒できるようになっていたならば、病名を変える必要はなかっただろう。

偏見と名称

誰でも、結合双生児を見れば切り離したくなるだろう。この切り離したくなる〝自然〟な気持ちが、すでに偏見である。彼ら自身にとってはつながっていることが当たり前の状態で、分離手術によって引き離されると、むしろアイデンティティの喪失につながる、という。このような彼らの気持ちを深く理解することは難しい。

偏見は、その対象に名前を付けるときに結晶する。彼らを結合双生児と呼ぶから、切り離したくなる。否、そう命名した気持ちにすでに偏見が入り込んでいる。

このように言葉が含意する大きな力には注意したほうがよい。統合失調症も精神分裂病を柔らかく言い直したにすぎない。原因ということでいうと、どちらも精神の統合が問題となっていることを表していることでは変わらない。統合が失調するのだから再統合すればよい、と考えたくなる。しかしschizophreniaが統合の障害というのはもっともらしく聞こえるが、これが錯覚でないと誰が言い切れるだろうか。病名により、我々が間違った方向へと導かれていないことを願う。

〝ノーブル〟な精神が病むとき

一方で、統合失調症という名称は、〝精神〟という言葉を抹消した点で巧みであったといえる。我々の文化には、精神はノーブルなもの、神聖なものという暗黙の理解がある。オリンピック精神や武士道精神といった具合である。だから精神疾患は神聖性を失った穢れたもの、崇高な人間性の堕落である、と映るのではなかろうか。健全な精神（holly spirit）は病んではならないのである。病んだものはhollyではなくなる。

精神科という標榜も、〝精神の診療科〟ではまずくて、〝こころの診療科〟〝メンタルクリニック〟などがいい。病気になるのは〝精神〟ではなく〝こころ〟なのだとしておけば、皆の気が休まるらしい。精神科医という名称も一種独特なシニフィエをもつ言葉だ。看板を〝こころの診療科〟に変えても、医者は自らを精神科医と称したがる。こころの診療科医やメンタル医では恰好がつかない。商売を別にすれば、心療内科医という名称ですら、精神科医にすれば、もの足りない。こころよりは一段上の精神を扱っている、というプライドがそうさせるのならば、勝手な言い分である。患者も医者も名前に踊らされているとつくづく思う。

共同体の価値観

グールド・SJは、エスキモーに特筆すべき利他的行動を観察した。彼らは、定着した場所で食料が得られなくなると、獲物を追い求めて厳寒の氷上を長い旅に出る。このとき、病んでいる者、年をとっている者は居残ることを自ら申し出るという。そしてこの行動は共同体の英雄的行為として長く語り継がれながら継承されている。

かつて人類の祖先たちは、弱った個体を群れから排除することで、群れの生存をよりよく守れたのではなかろうか。彼らは、群れの生存競争には足手まといになる。群れ全体に感染を広げる可能性がある。この本能は、祖先をして数多くの伝染病をくぐり抜けさせたに違いない。我々がその子孫であるならば、弱った者、汚れている者、醜い者を（危険な対象として）反射的に避けようとする暗黙の心理を受け継いでいるのかも知れない。注意していないと、我々は野性の奴隷となる。

エスキモーの社会に作り上げられた、この共同体の価値観は、本能、言い換えれば（利己的selfish）遺伝子の作用として解釈することも可能である。ドーキンス・Rであれば、ハミルトン・WDの有名な公式r・B>Cを引用して、遺伝子の生存戦略はまた、弱った者のこころに作用して、群れの大移動に際して居残ることを申し出る利他的行動に結実する、とでも言うだろう。

話を戻そう。山折氏は、「日本古来の文化、伝統といったものと、どこかでへその緒をつなげないと、日本社会における病や行動をきちんと把握することに失敗するだろう」と言う。ある共同体が絶対的とすることがらは、他の共同体に敷衍できるものではない。エスキモーの崇高な社会的行動も、物語としては受け入れられても、現代に生きる我々には実践できそうもない。行動を生み出すこころの遺伝子は、時と場合により、正常ともみなされ、異常ともみなされる。正常とはなにか、という問いは、特定の共同体（あるいは環境）における適応という視点から問題となる。

社会性と統合失調症

山折氏は言う。

「精神がピュアであればあるほど、生活能力がない。社会的に生きていく能力とか技術をつけさせることが、かえって矛盾に満ちた生き方を強制するようにみえる」と。

木下氏の言うように、統合失調症の患者は社会適応に必要なマキャベリ的能力を奪われた人たちである。ピュアな精神に巧みな社会的能力は根づきにくい。はたして社会的能力の回復を図ろうとする社会技能訓練は矛盾に満ちているのだろうか。

一般に、精神療法の中で患者が治るとき、自然治癒力が働いて、原因に近いところで修復が起こるような気がする。例えば、環境に適応できずにうつ病になった患者への認知療法や恐怖症患者への行動療法は、まさに障害を原因から是正しようとする治療だろう。

社会技能訓練がどの程度原因に働き病態修復へとつながるものなのか、どの程度現代社会の都合で患者に無理を強いているのか。訓練が矛盾に充ちているかどうかは、ここにかかっている。皆さんはどう思われるだろうか。

おわりに

対談は「ねたみ」と「あきらめ」に触れ、超越した存在の肯定をもって締めくくられる。

私たちの社会は、新たな現代的宗教観・倫理観の国家的提唱がなされないまま、マキャベリズムが跋扈《ばっこ》するグローバリゼーションに無防備に呑み込まれようとしている。今だからこそ、誰のこころにもある宗教のこころを再び探り、この声に耳を傾けることを考えてみてもよいと思う。このことの難しさは、決して他から押し付けてはならず、〝上からの声〟が一人一人のこころの中に響くときを待たなければならない、という一点にある。

〈文献〉
1)神庭重信「生物進化からみたこころとその病理」、『臨床精神医学』三〇、一七―二〇、二〇〇一年
2)神庭重信、井口博登「うつ病の病名告知をめぐる小論」、『精神科治療学』一九、一七五―一七七、二〇〇四年

（『ＭＡＲＴＡ』三号、二〇〇五年。今回加筆）

第二章　学会つれづれ

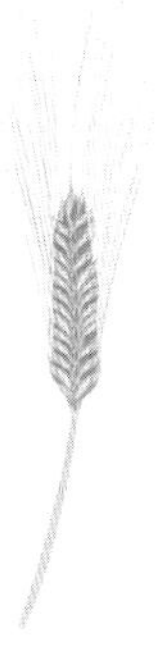

第八回世界生物学的精神医学会（ウィーン総会）に参加して

今回は、第八回世界生物学的精神医学会（ＷＦＳＢＰ）からのレポートを中心にお届けする。大会は、二〇〇五年六月二十八日から七月三日まで、精神医学の輝かしい歴史を誇るウィーンで開催された。倉知正佳教授の学会レポートにあるように、日本がこれまでになく積極的に参加した学会であったと思う。私事ではあるが、四年前にベルリンで開催された世界大会で本学会の理事に選出され、今回その役を終えた。ついに米国をメンバーとして呼び戻すことは叶わなかったが、ＣＩＮＰとは違う特色を持つ国際学会への変貌にじかに関わることができた。

今回の大会で私にとって印象的だったのが、Nancy Andreasen 教授のオープニング・レクチャーである。彼女は、よく知られているように、*Am J Psychiatry* の編集長を長く務めながら、脳画像研究、遺伝子研究を中心に生物学的研究を牽引している研究者である。米国から遠く離れた、しかもウィーンという地での講演ということもあってか、その彼女が意外なことを言った。

導入から二十年以上が経ち、米国ではＤＳＭ診断があまねく定着した。しかし近年になり、精神科医の診断能力、共感能力の劣化が深刻な問題になっている、と言うのだ。米国が抱えだしたこの問題は、我が国では古くから懸念されてきたことである。「いまさら」という感じがしないでもなかったが、はたして米国では、彼女が気づいたことが多くの人の目にも明らかになっているのだろうか、と気になった。

ＤＳＭ‐Ⅲの作成にあたり、かつて精神分析があまりに隆盛を誇ったことへの反動もあろうが、分析の概念はことごとく消し去られ、〝かのごとき了解〟を含めて、因果論は一掃された。このことにより、疾患の成立機転を（仮説と前置きしてすら）考えることなく精神疾患は診断できる、とする暗黙のメッセージが送り続けられ、制作者たちの意図ではなかっただろうが、そのカルチャーで育った精神科医たちから、患者を理解する力を奪ってきたことは否めないように思う。しかもこのカルチャーはいまやグローバル化している。

噂によれば、ＤＳＭはさらに客観的で生物学的な診断を追求していくようだ。そのこと自体は、閉じたＤＳＭ論理体系としては正しいことである。しかし人のこころには計り知れない奥深さがあり、精神科の臨床は客観を越えた世界としてある。客観主義に立つ操作的診断は、これらのことを教えることができない。否、考えることを要求しないのである。この性質が、操作的診断がリウマチ診断ではうまくいくが、精神疾患では問題を残すゆえんである。さらなる客観的診断の時代を迎えているからこそ、客観の境界で思考を停止するのではなく、主観の世界へと開かれた複層的な診断学を作り出すことが喫緊の課題として求められている。

（「序」、『Psychiatry Today』、二〇〇六年。今回加筆）

第二回アジア精神医学会 in Taipei に参加して

欧米の学会や会議に出かけるときには、体調を整えて、テンションを若干上げておくことにしている。欧米の連中はいつもファイティング・モードで接してくるので、こちらも相応の体勢になっておく必要があるからだ。出張中は学術的な刺激を受けることが多いので、テンションはさらに上がり、それが帰国後もしばらくは続いてしまう。企画の発想が大いに湧き、あれこれやろうと言い出すから、周囲ははなはだ迷惑であろう。その多くは、冷静になって考えると、たいしたものではない。もっとも、最近ではこのパターンを読まれたらしく、帰国後しばらくの間は、僕からの注文は〝棚上げ〟にされている……。一方、アジアへ足を運ぶときには、うっかりパスポートを忘れそうになるくらいにリラックスしていられる。このような思いを持つのはきっと僕だけではなかろう。

さて、第二回アジア精神医学会（ＷＣＡＰ）は、台北市の国際会議場で二〇〇九年十一月七〜十日に開催された。戸外には、十一月とはいえ、昼ともなると半袖でも汗ばむような暑気があった。以下に誌面を頂いて、僕が経験したことを思いつくままに紹介してみたい。

ＷＣＡＰとはアジア精神医学会連合（Asian Federation of Psychiatric Associations; AFPA）が二年に一度開催する学会である。読者はこの連合のことをご存じであろうか。

そもそもアジアとはなにかというと、驚くことに、定義が決まっていないという（Wikipedia, J. より）。アジアとはヨーロッパの東のユーラシア大陸という程度の意味であったらしい。今では、中央アジア、南アジア、東アジア（極東）、東南アジア、西アジア（中東・近東）に分けられ、全世界の人口の六〇％にあたる三〇億人が住む世界最大の大陸である。

この地のおよそ四四の国や地域が参加して作っている連合組織がＡＦＰＡである。*Asian Journal of Psychiatry* という機関誌も発行している。そしてＡＦＰＡの創設に当初から関わり、初代の会長を務めているのが、新福尚隆先生（西南大学教授）である。

今学会は、教育講演二〇題、シンポジウム四〇題、一般演題一八〇題からなり、参加国・地域は全二九を数え、参加人数は七五〇名（うち半分が台湾）を超えた。アジア以外からは、次期ＷＰＡ会長の Pedro Ruiz 氏、前会長の Norman Sartorius 氏、ＣＩＮＰ会長の Robert Belmaker 氏、台湾の頭脳流出とも言われている Ming Tsuang 氏らが招待されていた。しかし何よりも目立ったのは、アジアの若い精神科医たちの姿であった。日韓台を中心とした若手精神科医のネットワークがあり、交流を深めていることも初めて知った。

話はそれるが、若者ということでいうと、台湾の若者は一般に英語を上手に話す。街角で道案内を頼むと、スムーズな英語で親切に対応してくれる。僕のアクセントから日本人だとわかるのであろうか。〝さよなら〟とか、ひとことふたこと日本語を差し挟んでくれる。台湾の人々は親日的だと思う。タクシーに乗ったところ、中年にさしかかった女性運転手が片言の日本語で話しかけてくれた。途中で、僕が英語を話せると知り、突然流暢な英語に切り替えた。〝皆さん話せるのか〟と聞いたら、台湾では中学生になると義務教育で英会話を習う、ということであった。アジア諸国を訪れると、さまざまな局面で国際化が急速に進んでいることに気づかされる。はたして祖国は大丈夫だろうか、と思うことがしばしばある。

ＡＦＰＡには、入会資格はあってないに等しいという。アジアには、人口一万五千人たらずのクック島のように、精神科医がおらず、引退した精神科ナースが懸命にＮＧＯ活動をしているところがあるかと思えば、今もまだ戦時下にあるイランもアフガニスタンもアジアである。ミャンマーのように軍事政権が支配している国もある。集まれる人は誰でも歓迎、というのも頷ける。精神科医療の向上のために頑張っているところは、学会があろうがなかろうが、かまわず表彰する。今回の総会では、クック島、フィジー、スリランカが表彰されていた。

オーストラリアはアジアかどうか、ということが食卓で話題に上った。なかなか決められないでいると、反対派からは、「連中が国名をオーストラジアと名前を変えるならば入れてやろうじゃないか」、などといった揶揄が飛ぶ。むろん地理学的にはオセアニア州であり、アジア州ではない。

なにはともあれ、第三回ＷＣＡＰ（二〇一一年）はメルボルンに決まった。次期大会長はメルボルン大学の Russell D'Souza 氏である。氏は *Asian Journal of Psychiatry* の managing editor を務めるなど、ＡＦＰＡの活動にとても熱心である。ひとこと話し出すと最低でも三分間は話し続ける、知る人ぞ知る存在でもある。開催地はオセアニア州だが、大会長がインド系アジア人だから、それでよいということらしい。この決め方がいかにもアジアンである。

さてＡＦＰＡ会長の新福尚隆先生は、ご尊父の尚武先生（慈恵会医科大学元教授、鳥取大元教授）とともに九州大学精神科の同門である。尚武先生は、戦前の一時期、中脩三とともに台湾におられた。そのときに尚隆先生が生まれたと、ご本人からお聞きした。

ちなみに、中は日本の神経化学の生みの親の一人で、若い頃は九州帝大時代の下田光造の門下生として講師を務めていた。下田の命を受けたのであろうか、一九三四年に台湾に移り、台北帝大精神科の初代教授となる。終戦後に帰国した中は、下田の後を継いで九州大学教授となる。台北帝大はその後、今日の国立台湾大学へと発展する。

尚隆先生は、台湾生まれということもあって、アジアへの親近感をお持ちだったのだと思う。精神保健および依存性物質対策の担当官として、一九八一年から十三年間にわたりＷＨＯの西太平洋地域事務局に勤務され、地域事務局の加盟国三五カ国の精神保健の向上、アルコールや麻薬対策の推進に尽力された。その当時より、開発途上の初期にあり、満足な精神科医療など望むべくもなかったアジア諸国において、リーダーの育成に粘り強く力を注がれてきた。いや手塩にかけて育てられたというべきかもしれない。その彼らが本学会でも大活躍していたのである。どなたも本国では高い立場におられるのだろうが、会議や懇親会などで、彼らが尚隆先生を兄とも父とも思い、慕っている姿をよく見かけた。

近年、米国の精神医学は、ＤＳＭ精神医学への反省やら大物研究者と製薬企業との癒着問題やらで揺れており、威信が低下している。英国も医療改革と研究費の大幅削減のあおりで呻吟しているようだ。かつてきらめくような精神医学を誇っていた旧宗主国たちが勢いを失いつつあるなかで、アジア諸国の精神科医たちはきわめて意気軒昂であった。

「やがてアジアの時代が来る」。台北での学会に参加して、その歴史の流れに触れたような気がする。そしてその暁には、アジアの学会へ出向くときにも、僕はテンションを上げてから出かけることになるだろう。

（「学会印象記」、『臨床精神医学』三八巻一二号、二〇〇九年。今回加筆）

第九回世界生物学的精神医学会（パリ総会）に参加して

第九回世界生物学的精神医学会（ＷＦＳＢＰ）は、パリ市Palais des Congrèsにて、二〇〇九年六月二八日から七月二日まで開催された。ＷＦＳＢＰの直前に、たまたま日仏医学会の会議が同じくパリで行われた。あいにく都合がつかずこちらには参加できなかった。

本来この時期のパリは快適な季節を迎えるはずであったが、会期中は日中三〇度近い暑さが続いた。夜の八時九時にようやく日が暮れて涼しくなる頃、西の空から鮮やかな夕焼けが大地に広がる。凱旋門、エッフェル塔、ナポレオンが埋葬されているアンヴァリッドなどのシルエットが、パリの街に美しく浮かび上がる。やがて静かな夜のとばりに包まれると、街はライトアップされ、その広い空に鮮やかに映し出される。レストランやビストロ、カフェは昼間の眠りから覚め、活気を取り戻し、フランス語の会話はあちこちでメロディを奏でる。月並みでナイーブな感想だと言われそうだが、〝いま僕はパリにいるのだ〟との実感が込み上げてくる。

学会の参加人数は、約五〇〇〇人、九七カ国からの参加があったと聞いた。諸外国の友人・

知人と再会し、旧交を温めた参加者も少なくなかったに違いない。また米国からの参加者が例年より多かった印象がある。米国人は自分たちがフランスに好かれていないことを知っているのに、フランスが好きでたまらないのだ。

学会のプログラムは、特別講演九、シンポジウム八八、治療ガイドライン一〇、ディベート一〇、ワークショップ一四、若手セッション五、一般演題二〇九、ポスター一〇〇八、サテライトシンポジウム七からなっていた。

総会では理事の改選が行われた。尾崎紀夫理事が任期終了で退任するので、後任を日本から出せるかと皆で心配したが、平安良雄先生が無事に選出された。

次回は、二〇一一年五月二九日～六月三日にかけて、チェコのプラハで行われる。プラハも戦禍を逃れることのできた、美しい東欧の街である。僕はまた新しい成果を携えて、古都へと旅することをいまから楽しみにしている。

（「序」、『Psychiatry Today』、二〇一〇年。今回加筆）

日本うつ病学会理事長就任にあたり

気分障害の増加は、すべてのライフステージにわたっています。特に、就業世代については、長引く不況や失業率の上昇などを背景に、うつ病を惹起する種々の社会・心理的要因が増加しており、この点は近年大きな社会問題となっている高い自殺者数との関連が指摘されています。また、著しい高齢社会の進展に伴い、うつ病の好発年代である高齢者層の人口が増えていることも重要です。高齢者では特に、身体疾患、孤独、経済的困窮などがうつ病と関連します。さらに、若年者層のうつ病有病率の増加も指摘されています。

初期の啓発活動で盛んに紹介されてきたのは、「きまじめ、熱心、几帳面、責任感が強い性格。一般にうつ病は重く、休養と治療が必要で、しっかり治療すれば、良くなるはず」という、典型的なうつ病のイメージでした。ところが若年者のうつ病・抑うつ状態の特徴は必ずしもこのイメージに合致しません。そのため「新型うつ病」や「非定型うつ病」などと呼ばれ、なかば現実の苦難から逃げたがる怠け者扱いされることも少なくありません。そしてそのような場合には、復職の壁が高く設定されるようなことも耳にします。確かに、職場環境が変わるだけでたちまち元気になるようであれば、それは果たして病気だったのか、単に不適応で体調が悪かっただけではないのか、と疑いたくなることもあります。しかし大切なことは、うつ病の病像は人により大きく異なるということです。うつ病かどうかの鑑別診断は実はかなり難しいのです。患者さんを安易に型にはめて理解してしまい、通り一遍の対応をすることは最も避けなければならないことです。

近年、うつ病の過剰診断、安易な抗うつ薬療法、三分診療などが批判の対象とされてきました。多剤大量処方された薬剤がときに服薬自殺に用いられていることも指摘されています。むろん医療者側も反省すべきところは反省し、つねに診療レベルの向上に努めることの大切さは言うまでもありません。しかしながらこれは、精神病理学、診断学、治療学に通暁し、身を粉にして診療にあたっている、こころある精神科医にとってはまったく不当な批判です。

自殺対策におけるうつ病学会の役割も少なくありません。調査によれば、国民の四〇人に一人は自殺が原因で亡くなっています。重大な自殺を図った者の七五%に精神疾患があり、その四六%がうつ病です。しかも二〇〇八年の自殺実態白書によれば、自殺者二八二人のうち五八%が精神科の治療を受けていたことが明らかにされており、専門的な治療のさらなる充実が必要であることを裏づけています。さらに、専門治療を受けていても防げない自殺をどうすれば防げるようになるのか、という研究にも取り組んでいかなければなりません。

精神科の治療は、患者さん一人一人がもつ心理的、生物的、社会的諸相を分析して、多次元に見立てをたて、それに合わせて、精神療法、疾患教育、薬物療法、環境調整、リハビリテーション（復帰リハ）を組み合わせて行うものです。うつ病・抑うつ状態で受診する患者さんが急増するなか、医師の力だけで、行き届いた治療を提供することは困難になっています。看護師、臨床心理士、精神保健福祉士、産業カウンセラー、スクールカウンセラー、産業医など多職種の方々との緊密な連携が不可欠なのです。

日本うつ病学会は今後も、うつ病、双極性障害（躁うつ病）などの気分障害の診療レベルの向上を目指して、会員相互の自己研鑽を促進、支援するとともに、気分障害の研究をあと押しします。また、我が国における適切なうつ病対策のあり方を常に考え、情報を発信していきたいと思います。

（「日本うつ病学会　理事長巻頭言」、『日本うつ病学会Ｎｅｗｓ』七号、二〇一〇年。今回加筆）

「うつ病」の混乱と治療ガイドライン

日本うつ病学会は設立以来、うつ病対策の重要性を訴え続けてきました。言うまでもなく、WHO（二〇〇九年）が報告した寿命・健康損失の程度でも、日本において、精神疾患はがんや血管障害よりも高くランクされ、精神疾患の中ではうつ病がもっとも深刻な病と位置づけられています。このように日本の社会問題と化したこの病に対して、政府も対策に乗り出しました。まず、文部科学省は脳科学領域の重点的研究課題としてうつ病を取り上げました。また、内閣府の総合科学技術会議でも、うつ病のバイオマーカーの研究を推進することが決定されています。しかも厚生労働省が、精神疾患を五大疾患の一つとして位置づけた年でもありました。

ところが一方では、精神科医療における抗うつ薬の安易な処方や多剤・大量療法が厚生労働省から指摘されたことも記憶に新しいところです。日本うつ病学会も「抗うつ薬適正使用に関する提言」や「向精神薬の適正使用と過量服用防止のお願い」を発表し、薬物一辺倒な治療を見直し、かつ適正な処方を心がけていただくよう、注意を喚起してきました。これからも的確なうつ病の診断と治療に向けてあらたなメッセージを発信する予定です。その一環として、治療ガイドラインの作成にも取りかかり、二〇一一年の三月には、双極性障害治療ガイドラインを発表しました。現在は、うつ病の治療ガイドラインの策定を進めており、早ければ二〇一二年の春までに素案を完成できそうです。会員の皆様のご意見を広くお聞きするため、ドラフトをメールで送付して、コメントをご返信いただく予定です。

また、「うつ病」という用語は、厳密な定義のないままに、人によって異なる意味を与えられて使われています。最近では「新型うつ病」「現代型うつ病」という言葉も一人歩きしています。ドイツ精神医学の影響が強かった頃には、「うつ病」といえば内因性うつ病を指して狭義に用いられてきました。一方、英国では、depression が広義に用いられ、endogenous d.（内因性うつ病）、neurotic d.（神経症性うつ病）、reactive d.（反応性うつ病）などが議論されました。最近では、影響力の大きいＤＳＭ診断の major depression（大うつ病）を念頭に置いて「うつ病」と呼ぶことが多くなっているようです。しかもまた、うつ状態、うつ、という言葉もあり、これらにも一義的な定義はありません。

「現代型うつ病」に関して言えば、松浪克彦先生がフォーミュレーションした、病前性格が未成熟なままに内因性うつ病を発症し、症状の形成も未成熟である、という若年者の病像をとらえた論考がありますが、世間一般で用いられている「現代型うつ（病）」は、性格が未熟な上に、加えて、他罰的であり、しかも仕事では抑うつ的であるが、仕事を離れると元気にあふれる、といった人たちを指して用いられていて、ここにも混乱の一因があります。さらに「擬態うつ病」といって、見聞きしたうつ病の症状を語り、医師から病気休養の診断書をもらう、仮病にも似た場合を指す用語も流布されています。

精神病理学の世界では、古く退却神経症（笠原）や逃避型抑うつ（広瀬）が議論され、最近では未熟型うつ病（阿部）、前述の現代型うつ病（松浪）やディスチミア親和型（樽味）が提唱されてきました。これらの概念は、あくまでも学問の俎上で精神病理学の専門家により議論されてきたものです。こうした議論の目的は、これら非定型的なうつ病の病理を分析し理解することであり、決して患者に皮肉な眼差しを向けることではありません。むしろ治療者側に、通り一遍なうつ病治療では済まない「うつ病」があることを警鐘することでもありました。

この「うつ病」の混乱に対して日本うつ病学会は、うつ病用語検討委員会（豊嶋良一委員長）を設置し、用語の定義を検討しています。案ができあがったところで、日本精神神経学会の用語検討委員会と合同の委員会を開催し、国内のコンセンサスを求めていく予定です。

次に紹介したい今年の活動は、自殺対策委員会（河西千秋委員長）によるもので、東日本大震災に際しては、うつ病学会として、被災者の方々への支援を呼びかけました。また自殺予防総合対策大綱改定に際して、本学会の意見を具申しました。

最後に、第八回総会が、近畿大学の白川治教授を大会長として、一二〇〇名に上る参加者を得て、盛況のうちに開催されたことをご報告します。詳しくは、開催報告をお読みください。
このように、うつ病が社会問題化している今日、日本うつ病学会の使命はますます重要なものとなっています。うつ病対策は多職種の協力無くしては十分なものとならないと考えています。多職種の方がチーム医療をさらに推進することではじめて、成果が上がるのだろうと考えています。今後とも、どうぞよろしくお願い申し上げます。

（「日本うつ病学会　理事長巻頭言」、『日本うつ病学会Ｎｅｗｓ』八号、二〇一一年。今回加筆）

第一〇九回日本精神神経学会学術総会　ご挨拶

第一〇九回日本精神神経学会学術総会を主催させていただけますことを光栄に思います。この総会では、「世界に誇れる精神医学・医療を築こう：5疾病に位置づけられて」をメインテーマといたしました。私たちの精神医学・医療を世界のトップレベルに近づけることが、この学会の大きな使命であることを、会員の皆さまに改めて意識していただきたいと考えたからです。

英医学雑誌 *Lancet* が二〇一一年七月の特集号で「日本の医療」を取り上げ、国民の誰もが高い水準の医療を公平に受けられる我が国のことを賞賛しています。この特集以来、外国の医療関係者の、それまでは存在感の薄かった日本の医療を見る目が変わったように感じます。私たちはこのことを誇ってよいのではないでしょうか。

むろん国内では、「三分診療」「薬漬け」が痛烈に批判され、「医師の偏在」「膨張する社会保障費」などの社会問題を抱えて、医師も医療も試練の時を迎えています。精神神経疾患においても、うつ病や軽度発達障害の急増、いまだに高い自殺率、統合失調症患者さんの高齢化と身体合併症、認知症の爆発的増加など、私たちが取り組まなければならない課題は山積みです。しかしこれらの問題をしっかりと受け止め、解決に向けて知恵を絞るならば、さらに世界の模範となる医学・医療・福祉を築くことができると思います。

これらの臨床課題の解決に向けて、精神医学の諸研究を活発に進める必要があります。例えば、日本では基礎科学になればなるほどレベルが高い、という傾向があります。基礎の発見を臨床へトランスレートする研究環境（倫理問題を含む）を整備できれば、この橋渡し研究で世界をリードできると思います。そこで生まれる成果は、当事者の皆さまやご家族に還元されるものです。

話は変わりますが、本学会の英文機関誌 *Psychiatry and Clinical Neurosciences* は、インパクトファクター 2.133 の雑誌に育ち、*Can J Psychiatry*（2.417）や *Aust NZ J Psychiatry*（2.929）に迫りつつあります。何世代にもわたる前任者らのご努力があってのことですが、これも日本の精神医学の発進力が高まったことの証左でしょう。私たちは高みを目指して精神医学の研鑽に励みませんか。

第一〇九回学術総会が、皆さまにとりいつまでも記憶に残るような有意義なものとなるよう、一同準備に意気込んでいます。総会はまた、思いがけずに懐かしい知人と出会う場所でもあります。ご一緒に川の町博多へと足を向けてください。博多の人情と食はきっと皆さまを魅了することでしょう。

（『第一〇九回　日本精神神経学会学術総会プログラム集』日本精神神経学会、二〇一三年）

第三章　道程

サイコオンコロジーにみる科学と人間性の共存

私はかつてがん治療で有名な米国の二施設で貴重な経験をした。

医学部最後の夏をつぶして、大先輩が教授として勤めているローズウェルパーク記念病院を見学に行った。ローズウェルパークはナイアガラの滝に近いニューヨーク州バッファロー市にある。培養細胞を扱ったことのある研究者なら一度は耳にする有名な培養液のＲＰＭＩは、この施設の頭文字に他ならない。

教授は肺外科医として米国でも評判の高い医師であると、彼のスタッフから聞かされた。彼らがこの教授に接するときの敬愛に満ちた態度から、それがおせじでないことが伝わってきた。滞在中私は、彼のスタッフと共に廻診についてまわる機会を得た。ある病室の前で立ち止まると、部屋の中に寝ている大きな白人患者を指して、「私が昨日肺がんの手術をした患者だよ」と、小声でささやいた。教授が来るのを視野の端に見た患者は、もう少しも待ちきれないといったふうで顔を向け、すがるような眼差しで何かを尋ねた。その声はかよわくて、後ろに遠慮していた私には届かなかった。教授は患者の手を握り、大きな声で、「悪いところは私が取った。もう心配はいらないよ」と応えた。その英語は私にも良く聞き取れた。患者は無理をして持ち上げていたであろう頭を下げると、「ありがとう」と答えた。この間、彼は教授だけを見つめていた。

やがて五年が過ぎ、私はメイヨ・クリニックで精神科医のトレーニングを受けていた。あるとき、コンサルテーションチームの一員として、内科病棟から依頼のあった患者の面接に出向いていた。内科の依頼は患者の不安が強く、しかも時々夜間せん妄を起こすので、治療のアドバイスが欲しいというものであった。この患者もかなりの大男で、やはり肺がんの治療を受けていた。彼は自分が手術不可能な進行がんに侵されていることを告知されていた。

私が面接を開始してしばらくしたときに、彼の主治医のメディカルオンコロジストが入ってきた。この主治医もメイヨを代表する世界的に有名な医師であった。私が精神科レジデントであることを告げると、彼は助かったというジェスチャーで、自分のポケベルを指さし、「まるで status epileptics（発作重積状態）だよ」と苦笑いした。そして、二言三言患者と話をした後、「いつでも呼ぶように」と言い残して出ていった。

この二つの体験は強烈な印象となって今も生き続けている。がんの患者が絶対の信服を置くのは主治医であり、彼らの一言は精神科医の万の言葉より重いであろうことを。それだけに、自分の運命を知らされた患者を何人も真っ向から抱えようとすれば、彼らのポケベルは status epilepticsを起こすに違いなく、チーム医療でなければ到底やり通せるものではないことを。

後年サイコオンコロジーという言葉を目にしたとき、自然と興味をひかれた。サイコオンコロジーは、米国のがん治療の専門施設であるスローンケタリンク記念がん治療センターのJimmie Hollandを中心とする精神科医のグループが切り拓いた専門分野である。[1] この言葉を紹介するにあたって、当センターの名誉病院長の言葉を引用したい。

……こうして、がんの治療は技術偏重となってきた。各専門家が分担して熱心に問題解決にあたり、病棟は活発で多忙を極めるが、ややもすると一個人である患者と距離ができてしまう。これは残念なことであり、避けられない結果のようでもある。がんという診断に茫然となっている多くの患者は、喪失感と不快感に苛まれながら検査や処置であちこち移動させられ、本当に怖くて途方にくれてしまう。精巧な機械の巨大な部品に吸い込まれていくような思いを抱くことさえある。

がん患者を診る医者が、こうした苦しい体験からくる情緒的なインパクト、辛い治療に耐えるには精神的なものが重要な役割を果たすという事実、そして、おそらくはその結果をも左右するということを直視し始めたのはごく最近のことである。

サイコオンコロジーという用語は、初めは多くのがん担当医に懐疑的に受けとめられていたが、ここ十年、臨床でも研究でも極めて重要な分野であることが認識されるようになった。私も初めはこれに懐疑的な医師であり管理者であった。しかし、精神科医や実験心理学者が多くのがん患者の状態を改善するのを目の当たりにして、これは新しい不可欠の専門分野であると確信するようになった。

サイコオンコロジーの広がりと深さを明らかにするために、今ほど適切な時期はないであろう。精神的因子は、これまで長い間臨床各分野のがん専門医に看過ないし無視されてきたが、最近は精神的因子が腫瘍に対する人の感受性に意外に大きな役割を演じていることがわかってきた。すなわち、精神的因子は治療経過や疾患に対する適応に影響し、そしてまだよく分かっていないが、おそらく治療結果にもある程度関与するものと考えられる。

(Lewis Thomas)

我が国においては、この面での研究は遅れており、まとまった文献も多くない[2)〜6)]。我々が行った調査[7)]によれば、大学病院の精神科医の七八％、総合病院の八五％ががん患者の精神的ケアの問題は重要だと答えている。しかし同時に、「がん患者の依頼を受けたときにどのような気持ちがするか」との問いには、「積極的に対応する」との答えが九％に過ぎず、「気が重い、嫌だ、不安だ」といったどちらかと言えばネガティブな回答が三四％を占めた。

身体科の医師はともすると精神的問題をすぐに精神科医の仕事と考えがちであるが、精神科医は必ずしもがん患者の精神的問題の対応に慣れていない。医学教育の面からみてもがん患者の精神的問題に関しては十分な経験が積まれておらず、教育も体系化されていない。

また現状で円滑なコンサルテーションを妨げている要因として、依頼側の医師がコンサルテーションの意義やあり方を十分認識していないこと、精神科に対する抵抗感があることが指摘され、精神科医と身体科医師との間に十分な信頼関係が作られていない可能性がうかがえた。コンサルテーションをよりよいものにするためには、精神科医と身体科医師とのあいだの疎通を良くすることが必要で、そのためには常日頃から気軽に相談しあえる状況を作っておくことが大切であると思われる。

科学主義はややもすると人間性を軽視し、除外する傾向を生む。Thomas の記述にあるように、がんの治療に熱心になるあまりがんを抱えた患者を治療しているのだということを忘れることもあろう。

逆に医療が人間性や感情論に流され過ぎれば、医学の専門家として不適切なアドバイスや治療が行われることにもなろう。ひいては医学から研究の要素が取り除かれ、医学の進歩が阻まれることすら予想される。告知、尊厳死、リビング・ウィル（延命医療の中止を希望する生前の意思表明）など、がん治療の現場で起こっているさまざまな問題が医療従事者に突き付けている問題は、医療のあり方の根源に触れる大きな問題なのではないだろうか。

〈文献〉
1) Holland, J.C., Rowland, J.: *Handbook of Psychooncology.* Oxford University Press, New York, 1989.
ホーランド・ＪＣ、ローランド・ＪＨ（河野博臣、濃沼信夫、神代尚芳監訳）『サイコオンコロジー〈第1巻〉がん患者のための総合医療』メディサイエンス社、一九九二年
2) 神庭重信、守屋裕文「メディカル・サイカイアトリー」、岩崎徹也監修『コンサルテーション・リエゾン精神医学の課題』東海大学出版会、一四六－一五二、一九八九年
3) 神庭重信、島悟、宮岡等「Psychooncology（精神腫瘍学）」、小此木啓吾、末松弘行編『今日の心身症治療』金剛出版、三〇〇－三〇六、一九九一年
4) 佐藤武、大熊一孝、山本卓郎、武市昌士「癌患者の精神科コンサルテーション―61例の依頼内容と検討」、『九州神経精神医学』三五、一二九－一三四、一九八九年
5) 武市昌士、佐藤武「癌患者のコンサルテーション・リエゾン精神医学」、『九州神経精神医学』三五、二〇三－二一九、一九八九年
6) 内富庸介、山脇成人「終末期癌患者と総合病院の精神科医の関わり――より良いチーム医療を行うために」、平賀一陽編『終末期医療』最新医学社、一二一－一二六、一九九一年
7) 吉森正喜、神庭重信「がん患者の精神的問題に関する精神科コンサルテーションの実態（未発表）

（「特集にあたって」、『こころの臨床ア・ラ・カルト』一二巻四号、一九九三年。今回加筆）

精神科医の試験管

小型潜水艇神経科化学室号

先日編集部から原稿依頼があった。留学から帰国して一年が過ぎようとしているけれど、当時を振り返って私の留学記を綴って欲しいとのことだった。そもそも私は、この雑誌の読者である研究者の方々とは同じ領域の仕事をしているわけで、いずれどこかでお会いする機会も多いのに、そのことを愚かにも思いつかぬまま、二つ返事で引き受けてしまった。後になって、自分の体験談など紹介するのが気恥ずかしくなり、一人で赤面した次第で、締切日もそそくさとやり過ごしてしまった。そのうち約束を反故にするのも男らしくなかろうと思い直し、辛抱して書くことにした。

かなりしどろもどろに始まることになったが、まず私が留学するようになったその経緯から話したい。一昔前になるけれど、慶應の精神神経科に入局して半年が過ぎた頃だった。その晩は、たまたま夜遅くまで病棟に残っていた。そこへ、故伊藤斉先生がやって来られた。「少々海外旅行をしてみませんか」と尋ねられるので、海外での学会発表の鞄持ちか、などと早とちりして、この話は旅行先によるなどと考えていると、「メイヨ・クリニックに若いが優秀な精神薬理学者がいて、基礎薬理の仕事をしてくれる活きのいい日本人を一人探して欲しいと、彼から頼まれている」と言われた。そこで、私にその資格があるのかどうかと考えあぐねていると、今度は「お前さんはまだ何の業績もないけど、やる気だけはありそうだからきっと大丈夫だ」とおっしゃる。先生は人をみる目が本当にあるのかなと疑ってもみたが、そそっかしい私は結局その言葉で行ってみようかという気持ちになってしまった。

小型潜水艇云々とは何だとお思いのことでしょう。伊藤先生は、昭和二十一年頃慶應病院の精神科（当時は神経科）病棟の風呂場を改造して研究室を造られ、数人の仲間たちとグループを作って神経系統に関連のある生化学的研究を始められたのである。小型潜水艇云々はその研究室を自らもじって呼ばれた名称であった。ちなみに先生は海兵出身なので、私のことも、ボタン一つで発射する魚雷か何かと思っておられたのだろう。前身が風呂場のこの研究室は、その後、精神薬理研究室というはなはだ立派な名前を付けられ、現在八木剛平先生に受け継がれている。もちろん風呂場は患者たちに戻され、研究室もまともな部屋に移っている。余談になるが、当時教室にはすでに神経細胞培養の先駆的な仕事をなさっていた中澤恒幸先生がおられた。

ずっと後にそのお弟子になられたのが、俊才野村総一郎先生（藤保大）である。私の数年後にテキサス大へ留学されたが、やがてメイヨへ移ってこられ共同研究をできたのも奇遇であった。

卵売り

メイヨ・クリニックは有名なわりにその所在地を知らない人が多く、私自身もニューヨークかボストンへ留学できるものとはしゃいでいた。あるとき、『大草原の小さな家』で有名なミネソタ州の、そのまた片田舎の陸の孤島のようなところにあると知って、大変がっかりした。美空ひばりが歌ってヒットした「ミネソタの卵売り」という歌の記憶から、卵がおいしいらしいと信じ込んでいる多くの年配の先生方がいらして、当然私にもそう信じ込ませた。だからミネソタの土地の人に「ここは卵がおいしいことで有名なのでしょう」と得意になってみたが、みな不思議そうにして、〝この哀れな東洋人は何をどう誤解しているのだろう〟という態なので、国と国とが理解し合うことは口で言うほど易しくないと知った次第である。けれども、カメラを首から下げて、卵売りを探し歩いた総一郎先生よりはいくらかましだと思うが、いかがだろうか。

リチェルソン（Elliott Richelson）先生は、空港まで迎えに来てくれていた。小雨降るどんよりとしたエイプリルフールの日に、なぜかサングラスをかけていた。想像していた以上に若い教授であった。もっとも米国では、優秀な人は若いうちに教授になるので、なれない人は無能と見なされ、年をとってからはなおさらなれない道理であるらしい。プロフェッサーは一講座に何人もいて、アソシエイトあるいはアシスタント・プロフェッサーにいたってはかなりの数にのぼる。ただし、そのポジションは決して安定したものではなく、研究費が取れなくなり良い研究ができなくなると、いずれ誰かにそのポジションを禅譲しなければならない（ほとんどの人はしがみつこうとするので、放り出される）。この意味では、常に激しい競争に打ち勝っていかなければならない厳しさがある。私もそうこうしているうちに、基礎研究の二年間を終え、三年間の精神科レジデントを終了し、アシスタント・プロフェッサーに昇格した。しかし、諸事情から帰国することになり、幸か不幸か、研究費争奪合戦に巻き込まれることなくすんでしまった。

話をもとに戻すと、リチェルソン先生は、ジョンズ・ホプキンス大の医学部在籍中からスナイダー・SH氏に師事し、多くの業績を上げ、次にNIHに移るとニーレンバーグ・M氏と神経培養細胞の研究をされたらしい。スナイダー氏は、神経精神薬理をやる者で、氏を知らなければもぐりといってもいいほど有名な方である。ニーレンバーグ氏は遺伝子暗号を解読しそれによってノーベル賞を受けたほどの頭脳の持ち主である。しかし、受賞後研究領域を神経科学へ転向し、神経培養細胞クローンを確立するなど、神経科学の進歩にも貢献したことは知らない方も多いように思われる。

当時リチェルソン先生は向精神薬がヒスタミンH_1受容体阻害作用を持つことを見いだしており、それが副作用の眠気の原因ではないかと考えていた。私はこの延長線上の仕事をお手伝いをし、最初の仕事としてヒト死後脳でのH_1受容体の薬理学的性質や分布を調べた。次に向精神薬のヒスタミンH_2受容体に対する作用を調べた。従来ネズミの脳の受容体に対しては強い阻害力をもつと報告されていたが、ヒト脳組織を用いて調べたところ、アミトリプチン、トリミプラミンなど二〜三の抗うつ薬を除きその阻害定数はμMレンジと、通常臨床量では有意な阻害作用を持たないことが明らかとなった。

以後は自分で研究課題を選びなさいとおっしゃるので、リチウムの細胞内情報伝達系に対する作用を調べて、cGMP系に対する抑制作用を持つことを発見した。また、ヒトの脳でのニューロテンシン受容体の研究を細君と進め、これは連名で*J. Neurochem.*に二度ほど載った。帰国直前は、ムスカリン受容体の脱感受性変化におけるプロテインキナーゼCの関わり、PGE_1受容体に他の受容体に見られない細胞内情報伝達系の多様性を見出すなど、私にしては短期間の留学の割に成果が多く、幸運であった。

レジデント

メイヨ・クリニックは特にその臨床医学ならびに医療の水準の高さで有名である。米国では、医師が病気になるとメイヨに行くと言われる。ここの臨床医たちは、患者を診て、診断し、治療するというごく当たり前のことに実に情熱を持ち、またその技術をとても誇りとしていた。何度となく彼らのそのような姿に触れ、いつしかここで臨床の訓練を受けたいと思うようになった。しかしながら、私はそう簡単にはレジントとして採用してもらえなかった。米国は医師過剰時代に入っており、いわゆるＦＭＧ（foreign medical graduates）をなるべく受け入れないよう政府からお達しが出ていたのである。しかし、ミネソタに卵売りがいると思って、はるばるやって来た哀れな東洋人を門前払いするのも可哀想だと思ったのだろう。レジデント採用の方法としては異例のことであるが、三カ月間の観察期間を設置し、その期間の出来不出来によって採否を決定する、という条件を提示してくれた。ただ成り行きに任せていたのが良かったらしく、採用された（実は人に言えない失敗談もあるのだが……）。

精神科レジデントのプログラムは、成人精神医学、小児・思春期精神医学、アルコール・薬物依存、コンサルテーション、精神療法センター、外来サービス、チーフレジデントをこなして終了となる。また、それぞれ三カ月間の内科と神経内科のローテーションが義務づけられている。成人病棟は百床ありこれを五つのチームでカバーするが、各チームは、一名のスタッフに、チーフレジデント、三人のレジデント、ナース数名と一名のソーシャルワーカーから構成されている。当時ＦＭＧレジデントは私一人であったが、似たような顔のレジデントがもう一人いた。台湾生まれでカナダ国籍の Lin 君といった。かの有名なブリティッシュ・コロンビア大の林宗義教授の息子だと後で知ってびっくりした。

メイヨは内科・外科が特に有名であるため、精神科も少なからずその影響を受けている。精神科の看板は、コンサルテーション・リエゾンと心身症のようである。したがって、基本的な内科疾患の診断・治療能力は絶対に欠かせないというのが、ここでのトレーニングの主義で、必ず内科をローテイトする義務が課せられている。また、何人かは内科専門医の資格を持っていた。

スタッフの中には、力動精神医学を得意とする人、逆に神経精神医学を得意とする人がいたが、精神科専門医資格として両者が要求されるためであろうか、皆どちらの基本も身につけているようで、適宜臨床に生かされていた。米国人は概して新し物好きで、学会誌をよく読む傾向があり、新しい研究結果を自分の臨床に取り入れることに躊躇しないようである。ただ、データに対しては批判的な目を持っている人とそうでない人とがおり、これは日本人とあまり変わらないように思えた。

ＡＰＡ

米国精神医学会（ＡＰＡ）は、一八四四年に設立され、ご存知のように、独立宣言起草者の一人であり、米国精神医学の父と呼ばれるベンジャミン・ラッシュの肖像をその徽章としている。設立から現在に至るまで、精神医学の幅広い領域にわたってその発展・向上をはかるべく、枢軸的な機能を果たしてきている。現在では海外会員を含め約三万に及ぶ会員を抱え、年次総会は約一週間にわたって開催される。神経科学、行動科学、精神薬理学、精神分析学、精神病理学、社会・人文科学、司法精神医学などの諸分野が臨床精神医学へと見事に統合される場である。

一九八五年の一三八回総会は私にとって感銘深い学会となった。毎年総会では各分野において精神医学の発展に著明な貢献をした人々約二十名に賞が贈られる。この年には、神経科学領域では、ジョンズ・ホプキンス大のコイル・ＴＪ、スナイダー・ＳＨが、臨床領域では、ウィーン大のフランクル・ＶＥ、ロンドン大のラター・Ｍらが受賞した。一方、レジデントが行った研究にもコンテストがあり、選考会で一論文を選び、賞が与えられる。私はレジデントになってからも暇を見つけてはラボに足繁く通っていたので、たまたま調べていたリチウムのcGMP系に対する薬理作用を論文にまとめ投稿してみた。そうしたらこれに選ばれたので、はなはだ驚いた。他に優秀と見なされた、ＵＣＬＡ、コロンビア大、ＮＩＭＨのレジデントによる三論文が紹介された。外国人である私がこれらの強者をおしのけて受賞したことは、全く奇想天外であったと同時に、サイエンスに人種差別を持ち込まない彼らの態度には頗る感銘させられた。

最近米国では、精神科レジデントで将来神経科学の道を志す人が減ってきているようである。医学部の授業料が馬鹿高く、ローンをして卒業するものも多い。そんな彼らにとって、労働量も多いわりに実入りが少なく、しかも直接臨床に生きてこない研究領域は人気がないのも当然かもしれない。ハーバード大医学部生を対象に行ったある調査によれば、一九六三年にはその四九％の者が〝基礎的な研究を重視する〟と答えたのに対し、一九七六年にはわずか二％に減っているという事実もある。ＮＩＭＨはこの事態を深刻にとらえ、精神科医の研究者の育成に本腰を入れ出した。しかし一方では、精神科医が試験管を振る必要はない、という批判もよく耳にする。これは日本も米国も変わりはしない。優雅に暮らす同輩を横目に見ながらラボにこもり、negative data を積み重ねていれば、反論する気力もどこかへ飛んでいってしまう。ここは、先人の言葉を借りるに限る。許可も得ずに拝借し、自分の都合の良いように利用することを、伊藤先生はきっと苦笑しながら許してくださるだろう……。

精神作用と脳の代謝とを直接結びつけることは現在不可能で、いくつかの仮説が今までに生み出されたが、いずれも甚だしい飛躍のあることは当事者たちも述べている。（中略）

そこにはこれから先多くの研究者のたゆみない努力新しい研究方法の採択により将来解決されるかもしれない大きな飛躍のあることをよく悟るべきである。そして私達の研究は決して臨床から離れない事、将来多少共臨床に役立つ様な研究でありたい事、之が念願である。そこに矢張り臨床家が試験管を握る意味がある様に思う。そして臨床に結び付けることに焦る余り、也やもすると陳腐になり勝ちである事を厳に戒める。何とも難しい事である。

伊藤　斉（昭和六十年逝去）『昭和二十四年度 慶大精神神経科同窓会報』より。

（『神経精神薬理』一〇巻七号、一九八八年。今回加筆）

精神科臨床研究について思うこと

医学としての精神医学は、二十世紀になって体系化され、その後半には精神疾患の解明と治療システムの両者に目覚ましい発展をみた。[1]「脳の世紀」といわれる二十一世紀を迎え、脳研究とそれに関連する心理社会的研究の潮流はますます加速されるに違いない。すでに基礎的な生命科学の領域では、日本からも優れた論文が一流の科学雑誌にたびたび掲載されるようになっている。

精神科の臨床研究においても、国際的に認められ、精神医学の在り方を変えるほどの優れた研究が、日本の精神医学の先達により数多く報告されてきた。その多くは、卓越した感性と明晰な頭脳の持ち主による発想と身近な協力者の支えの両者があって初めて行い得た、地道な研究の成果であったように思う。歴史的な発見とは、本来このように行われるものなのかもしれないし、研究規模こそ変われども、基本的な姿は今後も変わらないだろう。

しかしながら、初学者が方法論や科学的精度において国際水準に達する臨床研究を行うためには、それなりの知識と訓練が必要である。英国にも[2]、そして米国にも[3]、若い精神科医を対象として、臨床研究の方法論を解説した専門書がある。日本には残念ながらそのような専門書は見あたらない。今回の特集「精神科臨床研究の方法」が、これから臨床研究を始めようとする読者の一助となることを願う。

精神医学には、自然科学的な「説明」と精神科学的な「了解」の二重性があり[4]、それぞれの方法論には大きな違いがある。ここでは私が専門とする前者の研究を念頭に置いて話を進めたい。後者については、各論部分でそれぞれの専門の先生方に解説をお願いした。私は本特集の序論を書くに相応しい資質を持ち合わせてはいないが、この特集を発案した一人としての責任をとって引き受けることにした。ここでは私が常々考えている四つの問題を取り上げて考察し、序論に代えたいと思う。

観察と分析

メイヨ・クリニックの心臓病専門医 Heidi Connolly と彼女のグループは、一九九七年の二月に、食欲抑制剤の fenfluramine と phenteramine (fen-phen) の併用が心臓の弁膜疾患を起こす可能性を示唆する論文を *New England Journal of Medicine*（ＮＥＪＭ）に投稿した。fen-phen は、五～六〇〇〇万人の米国人により服用されていた肥満の治療薬である。

ＮＥＪＭの編集者は、投稿されてきたこの論文の持つ重要性に気づき、掲載を待つことなく、彼女らの所有している医学情報を、米国食品医薬品局（ＦＤＡ）の専門医たちに公開するように要請した。

ＦＤＡは、Connolly 医師らと協議を進め、さらに集積された症例の解析をもとに fenfluramine の危険性を認め、メイヨの初期報告からわずか七カ月後の九月には、製薬会社に対して薬剤の回収を命令している。

Connolly 医師の発見は、メイヨの心臓外科医 Schaff, H. の観察が発端となった。四十一歳になる女性患者の弁膜手術を行った際、彼は、弁膜に光沢をもった白い病変を認めた。彼はまた、このような変化が偏頭痛の治療でエルゴタミンを長期に服用している患者にごく稀ながら起こることを知っていた。しかし患者はエルゴタミンを服用していなかった。そのかわりに fen-phen を二年前から服用していたのである。

この所見はまたカルチノイド症候群を疑わせたため、専門医の Connolly 医師のコンサルテーションが要請された。彼女は、カルチノイド症候群ではセロトニンが増えること、またエルゴタミンがセロトニン受容体に作用することを知っていた。そしてさらに調べてみて、fen-phen がセロトニンを増やして食欲を低下させることを知った。このように二人の臨床医の優れた観察と分析があって、一つの仮説が誕生したのであった。

当初は、「因果関係が乏しい」との批判や、「両薬剤の併用作用が不明である」など、当然予想される批判が巻き起こったが、全米五施設で行われた二九一名を対象とした調査の結果は、Connolly医師らの最初の直感が正しかったことを裏づけた。つけ加えるならば、一九九八年のＮＥＪＭ（九月号）には、三つの大規模対照設置試験の結果が報告され、fen-phenと弁膜疾患との因果関係は疑いないものとなった。

ここに紹介したのは薬害発見の物語であるが、新たな疾患の発見、疾患の原因や治療法の発見、あるいは既存薬剤の新たな効果の発見などが、少数の臨床医の注意深い観察と分析に端を発することにおいて、何ら異なるところはないと思う。そして常識に反した（あるいは飛躍した）発見は、多くの専門家の不信と反発を買うことも歴史の常である。精神医学の領域では、chlorpromazineの抗精神病効果を直感し、治療薬としての可能性を訴えた外科医ラボリが、分裂病に効く薬などありえないと確信していた当時の精神科医からは疑いの目で見られ、彼の提言がすぐには受け入れられなかった、という逸話が伝えられている。

経験とエビデンス

いかにその道の権威者（およびその集団）であっても、間違いから逃れることはできない。医学の歴史、なかでも笠原氏が批判する「自前で通る[4)]」部分のより一層多い精神医学の歴史は、いかに多くの独断的な主張によりゆがめられてきたことだろう。

多少独断的でも論理的整合性があれば傾聴に値する。ところが、患者のインフォームド・チョイスやコンセントとは無関係に、医師がその治療法を好きか嫌いかで、治療方針が選ばれることもいまだに少なくないように思われる。

一方で、科学的研究にも過ちは起こる。それも精神疾患を対象とした研究では決して少なくはない。これまでに消え去った発見や仮説は無数にある。しかし、それが科学的に妥当に行われ、明確な形で提示されており、検証可能な限りにおいて、決して無駄でも有害でもない。その努力は学問を刺激し、その結果は新たな研究の方向を考えるうえで貴重な資料となる。

最近の大きな流れとなりつつあるのが、Evidence-based Medicine（ＥＢＭ）である。信頼できる臨床データを集め、より合理的な医療を組み立てることを目的としている。

ＥＢＭが臨床医学に生きた例をあげてみよう。ボストン近郊のフラミンガム市において、三〇年余にわたった諸検査を繰り返した結果、虚血性心疾患の危険因子として、高コレステロール、高血圧、肥満、喫煙、糖尿病が明らかにされた。したがって、一九七〇年代から八〇年代にかけて行われた以下に述べる長期追跡研究の結果がでるまで、多くの臨床家は、高血圧を利尿抗圧剤やβ－阻害薬でコントロールすることで、冠動脈疾患のリスクを減らせると信じて疑わなかった。ところが、長期のメガ・スタディで、利尿抗圧剤やβ－阻害薬を用いて軽症ないし中等症の高血圧を是正することでは、冠動脈疾患の発症率は下がらないことが明らかにされ、冠動脈疾患のリスクファクターの多様性について再考が促されたのである。これらの臨床研究の結果は人類の知の遺産であるといっても過言ではなかろう。
同様のことは、精神科の臨床でも例をあげることができる。十分な量の抗うつ薬による長期の維持療法が一部の再発群の予防には有効でかつ必要なこと、抗精神病薬の分裂病の維持効果は中等量でも高用量に決して劣らないことなど、精神科医の常識に大きな衝撃を与えた報告は少なくない。

精神科薬物療法研究会のメンバーとして、大うつ病の治療アルゴリズムの作成を担当してわかったことがある。[5] できる限り日本で行われた研究結果を採用する方針で望んだが、エビデンス・レベルをA、B、Cの三段階で区分すると、日本の研究のほとんどが実証レベルCであった。実証レベルAとは、二つ以上の無作為比較試験の結果で証明されていること、レベルBとは少なくとも一つの無作為比較試験の結果で証明されていること、そしてレベルCとは、オープン試験、症例報告、専門家の意見である。

もちろん、ＥＢＭの実証レベルが低いからといって、医学的重要性が低いというわけではない。しかし重要な探索的研究の結果や優れた発想が、しっかりとした科学的検証を受ける機会を与えられないままに放置されていることは残念なことである。

一方、なんでもかんでも「自前で通る」ことが多すぎた時代の批判から、逆にエビデンスのないものは一切認めないという、極端に振れることにも不安がある。これはＥＢＭが目指しているものではない。

私の専門外のことながら、精神病理や精神療法の一面を切り出して数値化し、その妥当性や価値を云々することには常に慎重な態度を保持すべきではないだろうか。私は数値化や客観化自体を否定するつもりはない。だが、しょせん数値化できる部分しか数値化できないのであるし、部分を切り出せば全体が見失われることも忘れてはならないだろう。その数値化にしても、動物の行動ならまだしも、人の主観を数値に変換することには大きな問題が残されている。扱う対象がさらに、主観と主観との関係へと広がるような場合、数値化して有意差が出ることと、出ないこととの間にどれほどの意味があるのかと思ってしまう。ひとたび数字だけが抽出されてしまうと、その後は数学的に処理されるため、あたかも研究全体が科学的であるかのような印象を与えやすいことには注意しなければならない。

そもそも医学には科学が決して取って代われない「臨床性」がある。[6)]科学を重視するあまりに臨床性を軽視するようなことがないことを願う。

臨床研究の質と臨床の質

臨床研究の方法、それは科学の方法論に則って観察を記録し、そこから導かれる仮説の真偽を科学的に検証するための手段である。しかし、fen-phen の薬害発見に象徴されているように、研究の最初にまずあるべきものは、臨床経験に支えられた観察と分析である。すなわち、優れた臨床研究を行うに際して最も大切なことは、毎日の臨床の質を高めることなのかもしれない。

これは方法論化して教えることはできない。臨床的知識と判断力の優れている人物との接触によってのみ与えられるものである。つまり、才能に富み、挑戦的で、刺激的な仲間と、臨床上の問題を真剣に論議しながら、自らを磨くしかない。したがって、優れた臨床医が集まり、盛んに意見の交換が行われるところでは、さらに優れた臨床医が育つという良循環が生まれる。その逆もまたしかりであろう。

ここに世界中のどこを見渡しても、優れた臨床研究を発信する施設は、一般的に臨床の質も高い理由がある。逆に、臨床の質が低い施設から、優れた研究報告や症例報告が出ることは稀であろう。だからといって、臨床研究や報告が出ないのはその施設の臨床の質が劣っているせいだ、と単純に解釈されても困る。臨床の質においていかに優れていても、以下に述べるような研究の準備と実行に割ける時間、人、資金の面で条件が整わない施設も少なくないからである。

臨床研究の準備

臨床研究を始める目的はさまざまであろう。いずれにしろ、いかに優れた発想があってもそれを研究論文に仕上げるまでには数多くのステップを踏まなければならない。主なものをあげてみても、①発想を検証可能な仮説へと変換し、②それを検証する医学上の価値を評価し、③最善の研究計画を考え、④倫理委員会の承認を得て、適切なインフォームド・コンセント[7]をもって被験者や患者を募る、などの準備が必要である。

臨床研究の倫理性は、ヘルシンキ宣言の理念に則り、具体的には日本精神神経学会の倫理綱領[8]に沿って進める。ここで強調したいことは、科学的に妥当でない研究計画は、結果として医学的意義の乏しいものでしかない、ということである。その意味において、たとえ同意書などの形式が整っており、綱領には違反していなくとも、そのような研究は協力してくれた被験者や患者に対して倫理的でないといえよう。

言うまでもないことかもしれないが、倫理性と科学性に優れた研究計画の作成は、臨床研究の原則であり、かつ最も難しい作業過程でもある。動物実験のように、少し実験してその結果をみては次の手を考え直したり、実験に不備があればやり直す、というわけにはいかないからである。研究計画を一度立ちあげてしまったならば、二度と後戻りができない。

メイヨの話ばかりで恐縮であるが、臨床研究を計画している者は、研究計画を臨床研究審査会に提出しなければならない。その研究自体の臨床的価値と研究計画の科学的妥当性および倫理性が各領域の専門家により厳密に審査され、承認された研究だけが実行に移せる制度が敷かれている。

＊

日本では、現在の治験の在り方にその問題が集約されて現れているように、臨床研究を進めるにあたって改善しなければならないさまざまな障害がある。[9] 多施設共同研究に慣れていないこともあり大規模臨床研究も行いにくい。十九世紀以来、実験室医学を医学の本流とする学問的風潮が色濃く残っているため、臨床研究の地位が基礎研究のそれに比べて低いということもあるかもしれない。そのためであろうか、大型の研究費が取りにくく、研究補助のスタッフを雇えないため、欧米のような数千名規模の対象を、それも何年にもわたって追跡するようなメガ・スタディは、今はまだ夢のような話である。

他の諸科学が世界の最先端のレベルに達しているというのに、臨床医学研究や新薬開発においては、欧米依存ないし追従を余儀なくされている。これはなにも精神医学に限ったことではない。Japanese Paradox とも言えるような、この状況の改善は急務ではなかろうか。[9]

〈文献〉

1)風祭元「精神医学にとっての20世紀」、『からだの科学』二〇〇、七六－八〇、一九九八年
2) Freeman C, Tyrer P: *Research Methods in Psychiatry*, 2nd Edition. Gaskell, 1992.
3) Gordon RE, Hursch CJ, Gordon KK: *An introduction to psychiatric Research*. Cambridge, 1988.
4)笠原嘉『新・精神科医のノート』みすずライブラリー、一九九七年
5)塩江邦彦、久保田正春、篠原学他「大うつ病の治療アルゴリズム」、精神科薬物療法研究会

編『精神分裂病と気分障害の治療手順——薬物療法のアルゴリズム』星和書店、六三–七四、一九九八年
6)神庭重信「医学における科学性と臨床性」、『精神医学』四〇、六九〇–六九一、一九九八年
7)星野一正『インフォームド・コンセント』丸善ライブラリー、一九九七年
8)精神神経学会「臨床研究における倫理綱領」、『精神神経学雑誌』九九、五二五–五三一、一九九七年
9) Kanba S: Disparities in Drug Development: The Japanese Paradox. *J Psychiat Neurosci* 24(1): (Editorial), 1999.

(『臨床精神医学』二八巻一号、一九九九年。今回加筆)

第四章　精神医学のまなざし

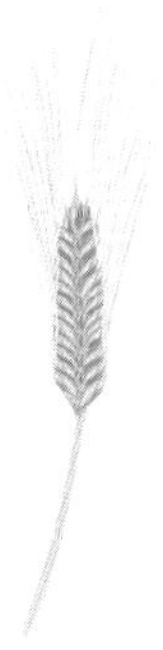

笑いと悲哀の医学

情動とは

情動とは、個体および種族維持のための生得的な要求が脅かされた、あるいは充たされた時の「感情体験」およびそれに伴う「身体反応」と定義される。[1)]
およそすべての生物は、可能な限り生き延びて子孫を残すことをプログラムされている。情動はこの仕事をうまくやってのけるために、生物が獲得した技であるとみなすことができる。
しかしながら、強い情動は、生体の恒常性を揺るがし、免疫機能にも様々な影響を与える。ここでは、快情動の代表として「笑い」を、不快情動として「悲哀」を取り上げ、その精神免疫学的意味を考えてみよう。

笑いと免疫

笑いは多くの哲学者によって語られてきたテーマである。そのいくつかを挙げてみたい。笑いは、笑い手の笑われる人に対する優越感として起こる。アンリ・ベルグソンの言うように「純粋知性」であり、「人間的でかつ見せ物をみるように相手への共感の無いところに存在する笑い」である。またこの種の笑いは、「生と社会が求める、身体と精神のしなやかさの欠如への社会的身振りとして屈辱を与える懲罰」でもある。[2)]

医学と医師とが徹底的に風刺されているモリエールの「病は気から」にみるように、[3)]権威をからかう笑いがある。痛烈な批判であると同時に、権威との摩擦や過度の緊張を和らげる意味がある。

さらに、優しさから相手を笑わせるユーモアとしての笑いがある。かつて上智大学で教授を務めたアルフォンス・デーケン神父は、「ユーモアとは、にもかかわらず笑うことである」というドイツのことわざを引用して、ユーモアとは、相手に対する思いやりのこころであり、ストレスの少ないあたたかい雰囲気をつくろうとしてほほえみを示すことであると述べている。[4)]また、自分自身がこころの平静を失わずに対処する術であり、いついかなる境遇の変化に見舞われようと、自分自身を客観的に眺めて笑うことのできるセンスは、こころの平静を失わずに対処していくために必要でもある、とも。

イマヌエル・カントは次のように述べている。

「笑うのも泣くもの両者ともこころを晴々とさせる。というのも両者とも感情を流出させることによって生命力を妨げるものからの解放をすることだからである。（だから人々は疲れ切るまで笑うと、笑って涙をこぼすようになりうるものである）」[5)]

彼の食卓での談話は有名である。そこでは、意図的に哲学談義は避けられた。彼は、快活でウィットに富み、そこに招かれた人が、著作から受ける印象とはかけ離れていたと報告している。[6)]カントは、笑いは横隔膜の健康的な運動であり、生命力を高めると信じていたのである。

横隔膜の運動が原因かどうかはともかく、笑いが免疫機能に与える好影響は医学的にも示されている。リウマチの専門医である吉野槙一ら[7)]は、リウマチの患者を無作為に二群に分けて、一群には落語を聞いてもらった。すると、落語を聞いた群は、痛みの自覚症状が和らぐだけではなく、血中のインターロイキン－6やインターフェロン－γなどの炎症性サイトカインやストレスホルモンのグルココルチコイドが有意差をもって低下した。

また、動物実験で、快中枢の一部とされる視床下部外側部を刺激すると、末梢のNK細胞活性が高まることが認められている（堀哲朗、私信）。

トマス・シデナムは「住民の健康を維持するのに、籠いっぱいの薬を積んだ二〇頭のロバよりも、一人のピエロが町にやってくるほうがよい」と笑いの効用を説き、さらには「医師は楽観的であれ」と述べた。オスラーは「医師に求められる資質は明晰な頭脳と優しいこころである」と言う。医の先哲の箴言には、情念の医学的深意が込められている。

悲哀、うつ病

二世紀のローマ医学の頂点にいたガレノスは、メランコリーの女性は乳がんになりやすい、というようなことを書き残した。これは抑うつ気分とがん発症との間に何らかの関係があることを先見したものだとしてしばしば引用される。はるかに時代は下り十九世紀、ロンドンがん病院では一連の登録患者二五〇〇名を調査し、その結果六割強の患者ががん発症の直前に何らかのトラブルを抱えていたことを見出した。二十世紀に入ると、大規模で長期の追跡研究が行われ、抑うつ傾向の強い人は対照群に比べてがんにかかり易いことも報告されるようになった。人はこころが傷つくことで病になる。

私たちは一生のうちに、数々の危機に直面する。多くの人に共通する、最も重大なストレスに、近親者の死がある。愛する人を失う対象喪失反応が病や死につながる精神的原因であることは古くから言われてきた。

対象を失った直後には、急性の情緒危機がまず訪れる。過酷な現実に直面することによる、いわゆるパニック状態であり、過剰な交感神経系の興奮とその反動としての副交感神経系の興奮が訪れる。この時期に、不整脈や心筋梗塞など、心血管系の病気におかされる可能性が高い。いわゆるbroken heart syndromeの時期である。

それが過ぎ去るとやがて、持続的な悲哀あるいは喪の心理過程に移行する。失った対象に対する思慕の情、くやみ、うらみ、自責、仇討ち心理を体験する。また、失った対象に対する愛と憎しみの感情を再体験する。不快な気分を和らげようと、アルコール、浪費、セックス、賭事などの手段をとることもある。このような、心理的な過程は半年から一年続き、やがて、その対象とのかかわりを整理し、喪失を受け入れるようになっていく。ジグムント・フロイトは、このこころの作業を「悲哀（あるいは喪）の仕事」と呼んだ。[8]

歴史的な研究としてよく引用される英国のヤングら（一九六三年）とパークスら（一九六九年）の論文[9][10]を紹介しよう。これは、五十五歳以上の、妻を亡くした四四八六名の男性を対象とした調査である。死別後半年以内に二一三名が亡くなり、同じ年代の妻が健在な男性の死亡率と比較して四〇％以上高率であった。その原因としては、心筋梗塞、インフルエンザ他の感染症、脳血管障害、がんなどであった。ちなみに感染症とがんは免疫機能の低下が関与する疾患である。

詳細は他誌にて述べたように[11]、対象喪失に関連して免疫機能の低下がみられることが、免疫学と精神医学の専門家で構成されたオーストラリアの研究グループにより報告された。彼らは、配偶者が病死したり、あるいは危篤状態に至った者二六名を対象に、対象喪失後の免疫反応を継時的に調べた。その結果、死別直後に比べて、悲哀反応が最も強まると考えられる六週間後には、死別体験のない対照者に比べて、T細胞の機能に著しい低下が認められたのである。

また、米国のシュライファーらは、妻が進行性の乳がんで治療を受けている夫を前向き調査して、死別の前後で、免疫反応を比較した。その結果、死別後一カ月目にはT細胞およびB細胞の機能が低下していた。しかも四〜十四カ月が過ぎた時点でさえ、これらの免疫反応は低いレベルにとどまっていた。死別体験がもたらす免疫機能への影響は予想外に長く続くものであるらしい。

これらの免疫学的変化が、対象喪失の直接の影響が神経内分泌系や自律神経系を介して起こるのか、あるいは対象喪失がきっかけとなる睡眠障害や摂食の障害、うつ病、さらにはアルコールやタバコ乱用を初めとする不摂生、などが間接的に影響しているのかどうかは定かではない。

ちなみにうつ病では、T細胞とB細胞の幼若化（分裂・増殖）反応ならびにNK細胞活性が低下することが知られている。

免疫反応の初期段階では、T細胞が、抗原提示細胞から抗原とサイトカインを提示され活性化される。続いて活性化されたT細胞は、免疫細胞の膜表面にインターロイキン－2（IL-2）受容体を誘導し、しかもIL-2を分泌する。IL-2が受容体と結合すると、T細胞、B細胞、NK細胞の活性化が起こる。

私たちは、大うつ病（未服薬）患者三五名と年齢・性をマッチさせた健常対象者三六名を対象に、IL-2産生能、IL-2受容体数、IL-2受容体刺激を介した幼若化反応（IL-2受容体反応）の程度を調べた。[12] その結果、うつ病の重症度とIL-2受容体反応との間に負の有意な相関が見られ、しかも重症のうつ病患者では、健常者あるいは、軽症および中等症のうつ病患者に比べて、有意にIL-2受容体反応が低下していた（図）。このように重症のうつ病では、初期段階の免疫反応に変化が起きている可能性が考えられた。

＊

小此木啓吾は、対象喪失を三つに分類して説明している。[8] 第一には、近親者の死や失恋などのような、愛情・依存の対象を失

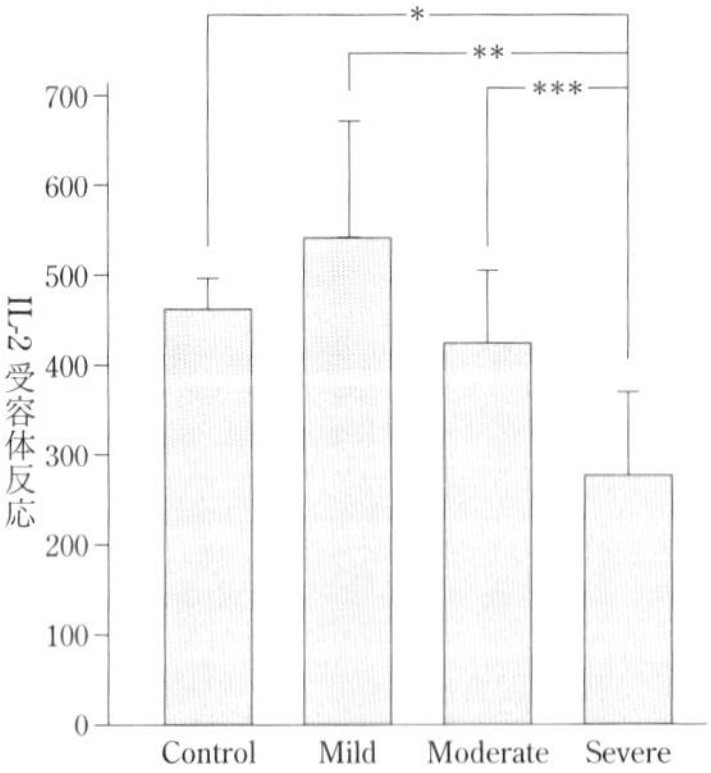

＊p＜0.0004，＊＊p＜0.0001，＊＊＊p＜0.006
（Anova with Fisher's PLSD）Error bars は 95%信頼限界

図　インターロイキン－２受容体刺激によるリンパ球幼若化反応とうつ病の重症度

う場合である。第二には、住み慣れた環境や地位、役割、故郷などからの別れのような環境の変化である。第三には、自分の誇りや理想、所有物の喪失がある。これにはアイデンティティの喪失、財産、病気・手術・事故による身体への怪我や能力の喪失がある。

人はさまざまなものを失い、失ったものが重要であればあるほど、悲哀による強い心身の反応を起こす。考えてみれば、人が日々経験する情動の多くは不快なものである。他人の要求とのぶつかりあい、他人との争いの連続である。競争意識やその裏腹の嫉妬心やねたみ、あるいは残忍の気持ちに縛られることもあろう。あるいは社会的な動物として、集団のなかで賢く生きようとしすぎたり、周囲に気を遣ったり、些細なことにこころを砕いたり、あらぬことまで心配したりする。

このようにして生きる私たちは、知らずうちに身を削り、消耗することになる。バートランド・ラッセルは、これに対する処方箋として創造的衝動と他者への尊敬の念を挙げた[13]。「怒りは動物の情、笑いは人間の情」という。確かに、笑ったり泣いたりするのは人間だけのようである。笑いこそ、最も高度に進化した、そして人間的な情動である。大脳皮質が発達した人であるからこそ、笑うことができるようになったのである。

私は、笑いやユーモアも、このような呪縛から解放され、可能な限り何者からも自由な存在であろうとして、新皮質が獲得した、もう一つの高度な技に違いないと思う。

〈文献〉
1)堀哲朗『脳と情動』共立出版、一九九一年
2)アンリ・ベルグソン（林達夫訳）『笑』岩波文庫、一九三八年
3)モリエール（鈴木力衛訳）『病は気から』岩波文庫、一九七〇年
4)デーケン・A、重兼芳子編『伴侶に先立たれた時』春秋社、一九八八年
5)イマヌエル・カント『人間学』理想社、一九六六年
6)中島義道『カントの人間学』講談社現代新書、一九九七年
7) Yoshino, S., et al.: Effects of mirthful laughter on neuroendocrine and immune systems in patients with rheumatoid arthritis, *J Rheumatol 23*: 793-794, 1996.
8)小此木啓吾『対象喪失』中公新書、一九七九年
9) Young, M et al.: The mortality of widowers. *Lancet 2*: 454-456, 1963.
10) Parkes, CM et al.: Broken Heart: A statistical study of increased mortality among widowers. *Brit Med J 1*: 740-743, 1969.
11)神庭重信他『精神神経内分泌免疫学』診療新社、二〇〇〇年
12) Kanda, S.et al.: Aberrant interleukin-2 receptor-mediated blastoformation of peripheral blood lymphocytes in a severe major depressive episode. *Psychol Med 28*: 481-484, 1998.
13)野村博『ラッセルの社会思想』法律文化社、一九七四年

（長谷川和夫監修『PSYCHO TOPICS』一一六、ファイザー製薬、一九九九年。今回加筆）

椿姫の愛と死

「椿姫」といえば、「モンテ・クリスト伯」や「三銃士」などで知られるアレキサンドル・デュマの愛人の子、デュマ・フィスの自伝的小説として知られる。後にヴェルディの作曲で歌劇「ラ・トラビアータ」として有名になる作品である。

上品で美しい娼婦のヒロイン、マルグリットが、貴族の生まれのアルマンと出会い、二人は純粋でひたむきな真実の愛におちる。結核に冒されていた彼女の体も一時は回復の道をたどったが、息子の将来を案じた父親の説得に押し切られ、マルグリットは自らを犠牲にし、本心を偽ってアルマンのもとを去る。しかしマルグリットはその後も愛に縛られ続け、悔恨と自己欺瞞に苛まれながら、深夜におよぶ酒とご馳走と空騒ぎの日々を送る。結核は悪化の一途をたどり、彼女はやがて死の床につく。真実は、彼女の死後、手記という形で初めてアルマンに明かされる――そのような物語である。

マルグリットの遺した手記のなかに、死を覚悟したかのような印象的な一文が書き残されている。
「あのときにもし、あなたの手足まといになるのも、せいぜいあと一年だと分かっていましたら、その一年をあなたとごいっしょに暮らしたいという望みを、むりに振り捨てはしなかったでしょう。（中略）もしあたしたちが今年もいっしょに暮らしていましたら、あたしはきっと、こんなに早くは死なないかも知れませんね。なにごとも神さまの御心のままです」（新庄嘉章訳、新潮文庫、一九五〇年）
失意、絶望、失脚、裏切り、喪失、そして抑うつのなかで、病に冒され死んでいく。人々は文化や習慣を越えて、古くから、悲しみや絶望などの激しい情念と病との親密な関係をさほど抵抗もなく受け入れている。病や死は悲劇の味つけとしてふさわしいだけなのか、それとも誰もが納得できる現実なのだろうか。だとすれば、そこにはどのような医学的な根拠があるのだろうか。

ユダヤ人の精神医学者であったヴィクトル・フランクルは、ナチのアウシュビッツ強制収容所での自らの体験を「夜と霧」のなかに書き残している。そこには、次のような記述をみることができる。
「一つの未来を、彼自身の未来を信じることができなかった人間は、収容所で滅亡していった。未来を失うと共に彼はそのよりどころを失い、内的に崩壊し、身体的にも心理的にも転落

したのであった」（霜山徳爾訳、みすず書房、一九六一年）

また、別の箇所には次のような重要な観察が残されている。

「クリスマスと新年との間に収容所では未だかつてなかった程の死亡者が出ているのである。（中略）この原因は単に囚人の多数がクリスマスには家に帰されるだろうという、世間で行われる素朴な希望に身を委せた事実のなかに求められるのである。クリスマスが近づいて来るのに収容所の通報は何ら明るい記事を載せないので、一般的な失望や落胆が囚人を打ち負かしたのであり、囚人の抵抗力へのその危険な影響は当時のこの大量死亡のなかにも示されているのである」

「夜と霧」は架空の小説ではない。精神科医が観察したアウシュビッツである。同じように過酷な強制収容所に閉じこめられながら、最後まで健康を保ち、無事生還した人たちは、そうでなかった人たちよりも単に肉体的に強靭なだけだったわけではなさそうである。同じ苦境に置かれながら、なぜある人たちだけが誰よりも先に、精神的に、そして身体的に参ってしまうのだろうか。

失望や落胆といった情念は、個人的で主観的なものである。そもそも情念は、脳のどの部位でどのようにして生まれ、どのようにして体に影響を与えるのだろうか。

こころと体の関係を、脳と免疫系を中心とした生体防御機構に焦点をあてて研究する学問を精神免疫学、あるいは精神神経免疫学、精神神経内分泌免疫学などと呼ぶ。本書では、簡便な精神免疫学という言葉を使うことにしよう。「椿姫」や「夜と霧」が投げかける疑問は、精神免疫学が扱う問題の代表的な例に過ぎない。

医学が人のこころを取り扱う場合、人の脳を問題にせざるをえないが、脳は、そのあまりの複雑さゆえに、二十一世紀を目前とするまで、科学の対象としては不向きなものとしてとらえられる傾向にあった。まして、こころを扱うことなどは、まともな科学者は不可能であると考えていたに違いない。自然科学が要求する条件は、純粋に物質的な世界観であり、普遍性であり、対象の一義性、客観性、そして非個人だからである。

ところが、DNAの構造を解明したフランシス・クリック(一九六二年ノーベル生理学・医学賞受賞)、遺伝子暗号を解読したマーシャル・ニーレンバーグ(一九六八年同賞受賞)、抗体の構造を解明したジェラルド・モーリス・エデルマン(一九七二年同賞受賞)、抗体の多様性の分子機構を発見した利根川進(一九八七年同賞受賞)らに代表されるように、分子生物学や免疫学の分野で才能を認められた優れた科学者たちは、つぎに新たな大発見を求めて、脳やこころの謎に挑戦した。

一方、現代免疫学の源流は古く、近代医学の父、そして免疫学の父とも呼ばれているルイ・パスツール(一八二二-一八九五)にさかのぼることができる。免疫と聞けば、読者はまず、人の体に自然にそなわった病気に対する抵抗力、治癒力のことを考えるだろう。あるいは、もっと具体的に、病原菌やがん細胞などを攻撃している免疫細胞の姿を思い浮かべる人もいるかもしれない。

免疫学の分野では、二十世紀初頭に数々の重要な発見が行われ、やがて、さまざまな免疫細胞などからなる免疫系が、一つのシステムとして機能していることが明らかとなった。その後二十世紀後半に目覚ましい発展をとげた分子生物学や細胞生物学が免疫学の研究に導入されると、免疫が自己と非自己を識別していること、個および種の生存にとっての基本的な防御機構であること、そしてその機構が複雑かつ精緻に調節されていることなどが、次々に明らかにされてきたのである。

問題は脳と免疫系の関係である。過去には、免疫系は病原微生物や腫瘍などの非自己（抗原）に対する生体防御機構として、生体のなかで唯一、脳の支配下にないシステムではないかと考えられたことがあった。しかしその後、免疫系も、決して自律的に営まれるシステムではなく、少なからず脳の支配を受けていることがわかってきた。

脳と免疫系とがネットワークを形成しており、相互に情報をやり取りしていることが明らかになってきたのは、じつに過去二十数年間のことである。すなわち、免疫学の進歩に遅れながらも、脳科学は独自の発展を遂げ、やがて両者は思わぬ邂逅を迎えた。ここに精神免疫学が誕生したのである。

精神免疫学は、私たちの免疫機能がこころの影響を少なからず受けていることを明らかにした。免疫系が関与する疾患、例えば、感染症、慢性関節リウマチなどの自己免疫疾患、花粉症や喘息などのアレルギー疾患、さらにはがんの発症や治療の予後にすら、ストレスに対する個人のとらえ方や感じ方（これを情動認知スタイルという）が無視できない影響をもつことがわかったのである。

がんの患者の治療にこころの支えが重要であることは論を俟《ま》たないが、これは単に心理的、社会的な支援にとどまらず、がんそれ自体の医学的治療の上でも重要であることがわかり、腫瘍学と精神医学の交流が、新たな学問領域として、さかんに研究されるようになった。

また逆に、脳機能が免疫系の影響を受けつつ営まれていることもわかってきた。脳には、視覚・聴覚・嗅覚・触覚・味覚に対応する感覚器を介して、生体の内部環境や外界を知覚し、認知し、記憶し、そして行動する機能がそなわっている。ただひとつ脳が感覚受容できない存在、それは病原微生物の侵入や腫瘍細胞の増殖である。そこで、こうした抗原に対しては、免疫系が装備されており、発見し、記憶し、そして反応する。その情報は、免疫細胞がつくりだす情報伝達物質によって脳に伝えられる。

例えば、私たちがインフルエンザに罹り、熱を出したり、食欲がなくなるのは、ウイルス自体の作用によるのではなく、インフルエンザ・ウイルスの侵入に対抗しようとして、私たちの免疫細胞が作り出す物質のある種のものが、脳の発熱中枢や食欲中枢に作用して起こる生体反応の結果なのである。

本書は、脳科学、精神医学、心理学そして免疫学の諸科学が明らかにした事実に基づいた科学的、理論的枠組みのなかで、この古くて新しい、こころと体の対話の秘密がどこまで明らかにされてきているのかを紹介したものである。

こころをもつ私たちの生命システムは、物理・化学的な意味だけでなく、心理・社会的な意味でも、集団、社会、文化、世界、そして宇宙へとつながりをもち、これらの環境と独立では存在し得ない。生命は同時に、下位のレベルでは、臓器、組織、細胞、遺伝子、分子、量子のレベルにいたるまで、すべて連鎖のなかでその営みが進む。こころと体の対話は、多くの因子が構成する多様な全体のなかで営まれているのである。

それだけに未知の、あるいは不確実な事柄が数多く残されており、人の性格やこころのありようを安易に身体の健康に結びつける、一見もっともらしい教義、俗信、嘘、狂信性が入り込みやすい分野でもある。社会生物学者のエドワード・ウィルソンが述べているように、そもそも人は知ろうとするよりも、信じようとする動物なのだろうから。

私は、本書をまとめるにあたって、そのような傾向については、これを厳しく排斥する姿勢を貫いたつもりである。

（「序にかえて――椿姫の愛と死」、『こころと体の対話――精神免疫学の世界』文春新書、一九九九年。今回加筆）

脳とこころ――その生得性と可塑性

脳の生得的・普遍的な生成プロセスが、文化や風土を内在化しつつ自ら変形していくとき、こころはその姿を現してきます。逆に文化は、こうしたこころの歴史的集合体として生まれてくる。こころを科学の俎上に載せて研究しようとするならば、脳科学を基軸としながらも、その枠を超えて、発達心理学、文化心理学、社会学、人類学、進化生物学、発達遺伝学、さらにこころの哲学的論考へと広がっていくことになります。

人の脳の普遍性の正体は、脳の来歴、すなわち生物進化の過程に求めることができるでしょう。三八億年の生物進化の歴史は、私たちのゲノムに塩基の配列として刻印されています。人類学、霊長類学、古生物学は、断続的ではあるものの、その形質進化の系譜を私たちの眼前に示してくれます。

人において顕著にみられるこころの多様性の説明は、ゲノムの個体差は言うに及ばず、それ以上に、他に類をみないほどに長い時間が用意されている、脳の成熟過程に求めることができるかもしれません。進化した動物ほど未熟に生まれ、ゆっくり育つという傾向（ネオテニー）があるからです。人類は、こころの多様性を確保する手段として、ゲノムの突然変異に依拠しない第二の手段を獲得したともいえます。

　脳の遺伝子情報が表現される場は、ミクロなゲノム環境からマクロな文化にまで及びます。またその逆に文化や社会や風土は、ミクロなレベルに及び、脳の遺伝子に働きかける。遺伝子と環境との間に働く相互両帰的な力学が、長い螺旋の道程に展開されながら、念入りにこころを作りあげていきます。

　ここで、精神病理をこころの多様性の端に位置するもの、と読み替えて、その発生に少しだけ触れてみましょう。虐待などの早期体験がその後のこころの発達を左右するという考えは、発達心理学において中心的な位置を占めてきました。いま、脳科学は、認知・感情・行動を支える神経ネットワークの臨界期を問題として、早期体験が長期に影響する神経生物学的な現象を明らかにしつつあります。私たちの動物研究でも、早期環境が神経幹細胞の特性を変え、学習能力や情動反応に色濃く影響すること、しかも影響の現れ方は、個体の生得的な遺伝的背景により異なることがわかりました。

　脳とこころはどのように発達するのか、そして不幸にも十分な発達が育めない環境を体験したとき、どのようにすれば失われたものをレスキューできるのか……。脳とこころの生得性と可塑性を明らかにすることは、〝人とは何か〟を考えることであり、さらには精神病理の発生とその予防を考えることでもあるのです。

〈参考文献〉

・神庭重信『こころと体の対話――精神免疫学の世界』文春新書、一九九九年
・神庭重信他「こころとその病理の構造」、松本元、小野武年編『情と意の脳科学――人とは何か』培風館、一九〇一―二一五、二〇〇二年

(「Reseacher's Eye」、『三田評論』一〇五八号、二〇〇三年。今回加筆)

人とは何か

ヒトはヒトからしか生まれない。これは人が宿命としてもつ進化生物史上の必然である。しかしまた「人は人として生まれるのではなく、人になる（森有正）」存在でもある。人に備わった遺伝子は、人を育てる環境無くしては人を作り得ない。

人の一生は、遺伝子に起きる突然変異、減数分裂の際の染色体間の乗り換え、受精卵の着床の成否、妊娠中の胎内環境、出産時の条件、そしてその後の長い年月をかけた成長過程で出くわす出来事、これらすべては偶然と必然とが交差する世界である。その誕生の時から、生命を終えるまで、不幸な偶然に弄ばれ、あるいは幸運をはずみとして生きる存在である。

「私は私が出会ってきたものの一部である」というテニスン・Aの言葉にも現されているように、人は、その人が生きる社会の歴史とその人が生きてきた個人の歴史の合一した流れの中を生きる存在である、と言い換えることもできる。

人とは、身体の機能が良好な状態にある時に、鮮明な意識、明晰性、合理性を保つことができ、現象としての世界を客観的にとらえることができる存在でもある。しかし人はこれらの知を獲得する以前に、植物神経機能に加え、唯一情動のみを備えて生まれてくる事実を見逃すわけにはいかないだろう。情動は、個の生存と継承を保証しようとする装置であり、個の適応に適ったものである。しかし人の情動は、適応のための単純な道具にとどまらなかった。人は人をもとめ、共同して困難に立ち向かうことを身につけた存在でもある。このために情動は間主観コミュニケーションの道具として使われ、ワロン・Hが主張したように、やがて、相同形質としての言語へと進化したのかもしれない。

人はまた、高度にとぎすまされた知と情を兼ね備え、超自然的な存在を概念化し、善と悪、真と偽、美と醜を甘受できる存在である。

そして「人とは何かを問いつづける存在」、それが人である。

（領域探索プログラム平成十二年度報告書「情と意を科学する――〝人とは何か〟」科学技術振興事業団、二〇〇一年より抜すい。今回加筆）

レジリエンスの精神医学

同じような虐待を受けた子どもたちの中でも、精神病理を表してしまう子と健康に育つ子とがいる。事故や災害によるＰＴＳＤもそうである。誰もが手ひどい影響を受けてしかるべきなのに、結果が分かれるのはなぜなのか。

脆弱性ストレスモデルを中心とした発症論は、どうして深刻な影響を受けるのかという見方であり、これまで一定の成果を挙げてきた。一方で、どうして影響が少なくてすむのかという疑問は未解決なままであった。この現象は、レジリエンスという、ある衝撃が加わった場合にそれを跳ね返す力（回復力をもった状態）を表す動的な概念の導入によって、さらに接近しやすくなった。レジリエンス研究のターゲットは虐待やＰＴＳＤを超え、いまや精神疾患研究の一般的なパラダイムになりつつある。

発症の予防やとくに回復の促進について考える際には、レジリエンスモデルのほうが好都合である。その際に、レジリエンスの概念を限定的に用いるのではなく、人間本来の回復力・抵抗力をどう引き出すかといった研究として捉えて、細胞（cell）から文化（culture）までの多階層にわたり相互誘発的な研究が行われていくことが望ましい。

いくつかレジリエンス研究の結果を紹介してみたい。遺伝子レベルではうつ病の発症に関わる遺伝子環境相関が興味深い。セロトニントランスポーター遺伝子のＬタイプをもっている人は、Ｓタイプの人に比べて、養育環境や成長後のライフイベントのうつ病発症に及ぼす影響が少ないといわれている。

エピジェネティック研究では、質の悪い養育によって、グルココルチコイド受容体遺伝子のＤＮＡメチル化が誘発されることが報告された。つまり、環境が遺伝子の発現を修飾するらしいのだ。この受容体はＨＰＡ系（視床下部－下垂体－副腎皮質系）のストレス応答にフィードバック的に関わるので、遺伝子がＤＮＡメチル化されて機能が低下するならば、将来のうつ病や不安障害などの精神病理につながる可能性が出てくる。であるならば、よりよい養育環境を準備することで、将来の精神病理に対するレジリエンスを高めることが期待できる。脳は可塑性が環境に大きく開かれる時期があり、それを臨界期（critical period）という。脳科学研究の新たなターゲットは、この臨界期を中心にして、どのような環境が、どのようなメカニズムで、脳にレジリエンスを与えるのかという問いである。将来は、環境により生じるエピジェネティックな変化を修復する薬理学的介入も可能になるかもしれない。

また、神経伝達物質のレベルでも研究が展開されている。ストレスが加わると、それに対する適応的な反応としてＨＰＡ系が亢進して、コルチゾールが放出される。このときに dehydroepiandrosterone（ＤＨＥＡ）というホルモンが副腎から放出される。コルチゾールは過剰に産生されると神経傷害を起こすが、このＤＨＥＡは、ＨＰＡ系の過剰活動を調節し、神経保護に働いているらしい。脳内の情報伝達機構では他にも、ΔFOSB、ニューロペプチドＹなどのレジリエンス作用が注目されている。

つまり生体は、ストレスを導く物質と抑制する物質を動員して防衛反応を制御しているのである。しかし、抑制物質の研究はこれまで十分に行われてこなかった。これをさらに明らかにすることで、レジリエンスを高める治療手段が開けてくる可能性がある。

最後に文化のレジリエンス機能について触れる。共感、互恵行動、自己犠牲などの、人類において特に進化した社会的情動により築かれてきた下位文化には、これまで人類の生存に貢献してきたといえるものを見つけることができる。

具体的な例でいえば葬儀や初七日といった儀式である。親しい人を失って悲哀反応を起こしている遺族の存在を周囲に知らせることで、脆弱な遺族たちを自然と周囲が支え、協力する、埋葬の風習は普遍的にみられる。この風習は遺族たちをうつ病の発症から予防する文化装置としての側面をもつ。

ところが近年、日本人が築き上げてきた相互扶助的・互恵的な文化装置が、個人主義とも利己主義とも言われる流れの中で、社会から少しずつ失われてきた。その一方で高度経済成長を遂げた日本では、若年者のモラトリアム延長を容認する風潮が生まれた。自立が不十分のままに社会へ出て行く若者達を待ち受けているのは、文化装置が劣化し、その上にグローバル化の波に飲み込まれた、甘えのきかない競争社会である。社会に出た直後に不適応を起こす人たちが増えても不思議ではない。実際にWHOの一般住民の疫学研究でも、我が国の若年者の大うつ病発症のリスクは、六十五歳以上の約二四倍と高値である。

文化装置に取って代わったのが、精神科の受診者数の増加に見るように、人の悩みを精神医学の言葉で語り、精神医学によって癒されようとする「悩みの精神医学化」ではなかろうか。

レジリエンスを高めるためには、よい体験・成功体験を積み重ねて、自信や自己効力感を高めていくことが重要である。私たち精神科医は、精神疾患を抱える患者さんに向き合って、薬の力を援用しつつも、精神療法を放棄することはない。ここには、自己治癒力、自己効力感の回復をめざして、bio-psycho-social にレジリエンスに働きかけようとする、古くて新しい医学の姿がある。

（本稿は医学界新聞の座談会発言二〇〇九年五月十九日をもとにまとめたものである）

（「寄稿」、『先進医薬年報』一〇号、二〇〇九年。今回加筆）

文化のもつ生存力

個人には社会が至る所に浸透している、と言ったのはデュルケム・Eであった。今風に言えば、人の脳は、遺伝子が作るハードワイヤーと社会や文化が刻み込むソフトワイヤーから成る、ということであろうか。人は、与えられた遺伝子と生まれ持った文化に二重にコードされて生きていく。

文化には、個人や集団の生存力を高める機能がある。共感、互恵行動、自己犠牲などの、高度な感情や行動により築かれてきた習俗や儀式などには、これまで人の生存に貢献してきたといえるものを見つけることができる。たとえば死者の埋葬である。人類は二万年も前から死者を弔ってきた。やがて人は宗教のもとに「人の死」を儀式化してきた。それは、親しい人を失って悲哀反応を起こしている遺族の存在を周囲に知らせ、脆弱な遺族たちを自然と周囲が支え協力する、普遍的なしきたりへと姿を変えた。同じように、戦後の復興とともに築き上げてきた、終身雇用・年功序列、家族的経営という日本の企業文化は、就労者やその家族の生存力を高めてきたはずだ。

一九九〇年代に入り経済が低迷すると、グローバル化とＩＴ化の波にも後押しされ、職場や地域から共同体的雰囲気が徐々に失われていった。どの組織も生き残りをかけて自由競争の中で目的を追求する、優勝劣敗の時代へと姿を変えてきた。就労者も以前のように企業に対する愛社精神や牧歌的な忠誠心をもてなくなり、資本主義の成立期にあったような、失業の恐怖と隣り合わせで働くようになった。ちなみに、エリザベス朝から産業革命にかけて、イングランドではうつ病が大量に発生したことをご存じであろうか。大陸ではこれをla maladie anglaise（英国病）と呼んだほどである。

日本でも、うつ病という診断名での受診者数が十年で二倍に膨れあがり、二〇〇九年には年間百万人を超えた。それもとくに若年成人での増加傾向が突出している。このうつ病の増加と日本社会の急速でしかも方向の定まらない動揺とは無縁ではないように思う。私たちは、新たな社会に適した文化装置の建設に間に合っていないのだ。そこで取って代わったのが人の悩みを精神医学の言葉で語り、精神医学によって癒されようとする、悩みの精神医学化である。苦難を象徴化し、うつ病として語ることは、その者が苦難に押しつぶされないための無意識の作業となったのかも知れない。彼らは様々な症状を抱えながら、精神科を訪れ続けている。

一方で人は、何十万年ものあいだ飢餓の淵を生き延びてきた心性を獲得している。抜け駆けや独り占めなどの利己的行動は、集団全体を生存の危機に陥らせる可能性があった。更新世に生まれたこの行動原理は、やがて部族社会の掟（ハイエク・FA）となった。疾患と苦難の表現との区別が明確でないうつ病では、誰彼の区別無く、〝苦境において苦難を引き受けようとしない者〟であるかのように見なされ、冷ややかな視線が向けられやすい。この生得的な行動原理は、ときに私たちをして弱者に対して冷たい集団としかねない危うさを含んでいる。だからこそ私たちは常に、「強いものには強く、弱いものにはやさしく」（小泉信三）ありたいと思う。

人のこころは進化も進歩もしていない。目を見張るような科学技術も、人の道具を使う能力が進歩してきただけに過ぎない。いつの時代も人の魂は「根をもつこと」（ヴェイユ・S）を切実に欲するのである。だから、共同体の弱化は深刻な問題をもたらす。経済的に同程度に豊かな諸外国に比べて、日本では、国民の幸福感が低く（一四八カ国中五九位）、自殺率も高い（米国の約二倍）。うつ病と自殺で、年間に約一・七兆円もの損失が生じている。

私たちには、今に相応しい、生命的かつ人間的な、社会の制度化が必要である。私たちには、集団文化の創生を得意としてきた長い民族史がある。にもかかわらず私たちは、経済の新成長に躍起になるあまり、文化のもつ生存力のことを忘れがちなのではなかろうか。

（「丘の上」、『三田評論』一一四一号、二〇一一年。今回加筆）

第五章　書評：本との出合い

『野の医療——牧畜民チャムスの身体世界』

（河合香吏著、東京大学出版会、一九九八年）

過酷な自然の中で人はどのように病と向き合ってきたのか

牧畜民チャムス（Chamus）は、ケニアのバリンゴ湖周辺に住む、人口約一万六〇〇〇人の小さな民族である。本書は、一人の人類学者が、一九九〇年から二年にわたりチャムスと生活をともにしながら、詳細な観察と民族知識を動員して、この民族に伝わる医療を体系的にまとめあげた貴重な著作である。

チャムスには、なぜか医療の専門家がいない。「ロイボーニ」と呼ばれる呪医もいるが、自家治療が中心であり、日常の会話では、病気の話が必ずといっていいほど頻繁に登場する。一人一人が、症状があるとないとにかかわらず、自分の体に常にまなざしを向けており、医療が日常生活の一部となっている民族なのである。

最も印象的なことは、徹底した観察と自らの研ぎすまされた身体感覚を頼りとして、現代医学が基本とするいくつもの重要な疾病概念や構造を、彼らなりに見出していることである。以下にその一部を紹介したい。

例えば、「ンケエヤ・オ・ロドゥワ（胆のうの病気）」では、次のように説明される。「吐き気がしたり、吐いたりする病気だよ。このときに苦い味がするんだ。（中略）胆汁が脾臓にまでくると脾臓がひどく熱く感じるんだ」。

またある場合、例えば「エトドイイェ・ガムルニュイ（みぞおちがおちる、の意味）」では、「身体全体が白っぽくなり、痩せる。血が黄色っぽくなっているからなんだ。外から見て、みぞおちがくぼんでいることがわかるし、さわってみるとやわらかくて、指をいれなくともたやすく腹のなかに入りこんでいく。この病気は繰り返さず伝染もしない。男女ともにかかり、かかりやすい年齢は特にない」と説明される。

彼らは、外部はもとより、体の内部についても解剖用語をもっており、症状を訴える際には、部位を特定し、実に具体的な説明をする。病気には特異的な症状があり、これが診断の決め手となる。前者の場合は苦いおう吐物であり、後者ではみぞおちの所見がそうである。このようにして基本的な病因を同定し、植物やマッサージ、湿布や灸、時に瀉血《しゃけつ》を駆使して、根治的な治療を施そうとする。すなわち、疾病に病因症候特異性を想定していることになる。

病気の多様性は、症状、経過、原因、好発年齢、性差、伝染性の有無、治療法に基づいて、六〇のカテゴリーに分類されて理解される。しかも病気の原因は、知覚できないが「何らかの実体」である外因と「親族から伝わることもある」体質が出合うことで作られるとする。

おもしろいことに、経験主義的な疾病観は異質な責任論とも共存している。チャムスの世界では、誰のせいで病気になったかという、責任問題が問われる。それは「自分のせい」「他人からもたらされた」「カミの病」に分類される。この診断はロイボーニに任されるが、そこで行われる対処法は儀礼的なものにすぎない。多くの病は「カミの病」、すなわち不可避な運命としてとらえられるという。

本書の内容は想像を超えた驚きに満ちていた。一方、チャムスが病気を語る時には、苦痛や悲しみなどの共感を求めないという。彼らはどのような死生観をもち病と向かい合っているのだろうか、こころをどのようにかよい合わせているのだろうか。こころの病理をどう理解し、どのように治療しているのだろうか。精神科の臨床医としての評者の疑問もわき上がってくる。

著者が再び研究室を出てフィールドに戻ることがあるならば、ぜひとも新たな調査の対象としてほしいと願う。

（『日経サイエンス』一九九八年十一月号。今回加筆）

『摂食障害――食べない、食べられない、食べたら止まらない』

（切池信夫著、医学書院、二〇〇〇年）

このたび、摂食障害の第一人者である切池信夫氏が、「摂食障害」と題された本をまとめられた。その歴史、疫学、病因論、診断、治療にわたり摂食障害を広く取り扱った本である。しかしよく見ると三分の一は治療に当てられている。すなわち本書は治療者のための指南書としてまとめられているのである。

第Ⅶ章〝治療は難しい〟では、まず、「治療に唯一特効的な治療法はない」と切り出す。「精神療法、行動療法、身体療法に広く通じ、適宜組み合わせて、患者の状態に対応せよ……」と氏は述べる。「もっとも重要なことは何かといえば、治療以前の問題、すなわち治療への動機付けをして、これを強化、維持するためのプロセスである」と歯切れのよい文章が続く。さらに読むと、親のみ診察に来た時に患者を受診させる方法、初診時における患者への接し方、重症度の評価と入院・外来治療の決定、食事指導などについて、経験に裏打ちされた、ひと味違う実践的で具体的な解説が現れてくる。最後には各種治療法の紹介と家族への接し方が加わる。

ここで切池氏の技法をいくつか拾ってみよう。初回面接では、治療者がこの病気をよく知っており、患者に対して温かい関心を持っていることが伝わりさえすればよいと言う。大切なことは、医師と親が共謀している印象を与えないこと。まず患者から面接を始め、親の同席について患者の意向を確かめること。最初から症状や嘔吐や下剤の乱用を追及せず、患者の語るところに真剣に聞き入ることであるという。一方、罪の意識や後ろめたさを抱きがちな親に対しては、「この病気は誰の責任でもない」「子どもをこの病気になるように育てることなど到底できない」と語りかけることを奨める。

切池氏は患者に、病気について図説したパンフレット（本書に掲載）を用いて、身体症状や精神症状をわかりやすく説明する。治療者はとかく体重の話をしがちなものであるが、治療の目標は、正常な食事パターンの回復と日常生活に支障を来さない体力を得ることであると強調する。

食事指導の項では、家族と同じ内容の食事を家族とは別にとらせる、料理の内容は母親に任させ、食べることや体重を指示するのは治療者に限り、家族にはさせないようにする、食事量については食生活日誌をつけさせ、一週間のパターンを観察し、一週間の平均摂取量を二〇％ずつ増量するのがよい、と教えてくれる。

摂食障害は私たちの文化の持つ何かが動因となっている障害である。しかしそれが一体何なのか、どのように我々の遺伝子や心理とかかわり合うのか。いまはわからないことばかりであり、その謎は魅力に溢れている。しかし一方で、摂食障害ほどに治療が困難で時間がかかり、治療者の力量が試される障害もないだろう。私たちは随所に工夫が凝らされた本書を通じて、切池氏の治療の実際を手に取るように知ることができる。否、こうした本でなければ、治療を身につけることができないのが摂食障害なのだろうと思う。

（『精神医学』四二巻九号、二〇〇〇年。今回加筆）

『エビデンス精神医療――ＥＢＰの基礎から臨床まで』
（古川壽亮著、医学書院、二〇〇〇年）

ＪＡＭＡがＥＢＭのレクチャー・シリーズを開始したのが一九九二年のことである。その頃からであろう、精神医学の国際誌をめくっていると、目新しい解析法や用語につまずき、もどかしい思いをすることが多くなった。メタアナリシス、intention-to-treat analysis、effect size、odds ratio、likelihood ratio などの言葉が、最初はぽつりぽつりと、やがて一流誌のほとんどの論文に登場するようになってきた。ぼんやりとではあるが臨床研究の流れが変わってきたことを感じた。〝このままじゃまずいな〟という気持ちを抱きながらも、当時は、これらの用語を調べようにも適切な解説書が身近になかった。

しかし今日、状況は一転した。ＥＢＭは医学の一用語として定着し、一般的な解説書の数も多くなり、どれを手に取ったらよいか迷うほどである。だがＥＢＭが身体医学を基礎に発展してきたために、どの本を見ても、高血圧とか心筋梗塞をめぐる議論で終始するので、専門外の私としては読み飛ばしたり、辞書のように用いることはあっても、とうてい読み通すことはできなかった。

古川壽亮氏がまとめられた『エビデンス精神医療』は、従来のＥＢＭ解説書のイメージを払拭した傑作である。私がこれほどまでに熱中して読めた解説書はほかになかった。身体疾患の例に加えて精神科の例がふんだんに用いられており、難解なＥＢＭをこれ一冊で理解し、応用できるようにと、随所に工夫が凝らされている。明晰な文体は、「あなたならば、どちらの治療法を患者に勧めるか……」などと、医師のプロフェッショナリズムを挑発する巧みさをも兼ね備えている。四〇〇ページを越す大著であるが、最後まで興味を持って読み続けることができ、ＥＢＭの世界の全体像を理解できる。

研修医がアルツハイマー病の患者を受け持ち、その幻覚妄想を治療しようとしている。その研修医があるオーベンに尋ねると、「老人だからハロペリドール１㎎以上使うことはできない」と言われ、他のオーベンに聞くと、今度は、「副作用が現れないかぎり、３㎎くらいまでならいいよ」と言われる。研修医は異なる意見の間で一人悩むことになる。一体どうしたら最善の治療法を見つけることができるのだろう。これは本書に出てくる一例である。ごくありふれた精神科の臨床現場をうまく写し取ったスナップである。

目の前にいる患者さんの抱える臨床的な問題を回答可能な疑問形に定式化する、そしてその疑問解決に参考になるエビデンス（論文）を検索し、そのエビデンスを批判的に吟味し、患者のケアにその結果を最良な形（現時点での）で反映させるにはどのようにするのがよいかを考える。ＥＢＭはこの一連の臨床判断を導いてくれる。むろんＥＢＭの対象は、診断、検査、予後、副作用などにわたり、治療法に限定されるものではない。

本書からは、〝経験医学の最たるものとされてきた〟精神医療にもＥＢＭが必要であり、すでに誰にでも実践できることを伝えようとする古川氏の並々ならぬ熱意が伝わってくる。しかし一部には、ＥＢＭによって、裁量権は言うに及ばず、その医師がこれまで受けてきた医学教育や臨床経験、それらすべてが否定されるような気にさせられる医師もいるだろう。経験豊富な医師たちほど、自分のスタイルを変えることが難しいものである。しかしＥＢＭを誰よりもうまく臨床に活用できるのもまた、経験豊富な医師たちにほかならないのである。これが、本書に織り込まれた著者からのメッセージである。

（『精神医学』四三巻二号、二〇〇一年。今回加筆）

『天才と分裂病の進化論――The Madness of Adam & Eve』
（デイヴィッド・ホロビン著、金沢泰子訳、新潮社、二〇〇二年）

創造性と精神病理の問題は、古くはヤスパース、クレッチマー、ランゲ・アイヒバウム、そして本邦では内村祐之、土居健郎、飯田真、中井久夫ら精神医学者により注目されてきたテーマである。また、精神機能そして生活能力を著しく障害する統合失調症が性淘汰されてこなかった謎についても、その生態学的有利性をめぐって進化論に根ざした様々な仮説が提唱されてきた。他の大型類人猿にみられないこの障害の生物学的病理を、脳の進化に求めようとする試み自体は、クレペリンをはじめとする十九世紀の精神医学者達によってすでに論じられてきたことである。

してみると本書の画期的な論旨は何であろうか。それは著者が、高度の機能を獲得した脳をもつ現世人類への進化は、脂肪の代謝に関わる遺伝子に突然変異が起きたためではないか、と主張している点にある。この点をもう少し説明してみよう。

脂質は脳の構造と機能の維持に大きな役割を担っている。このことから著者は、アラキドン酸、ドコサヘキサエン酸、エイコサペンタエン酸などの必須脂肪酸とその誘導体に人類の進化と統合失調症の謎を解く鍵が隠されているのではないか、と考える。

これらの物質は主に動物性食品から摂取される。したがって、類人猿のある群が、肉微小藻類、水棲動物、魚、昆虫、卵などが豊富でしかも比較的容易に採取できる川辺に定住したことは大きな脳を生む土壌となっただろう。しかしいくら脂肪が豊富に摂取できても、脳の大きさは遺伝子で決められた以上に大きくはならないはずである。そこで著者は、やがてそれらの群の少数のものたちに生存に有利ないくつかの突然変異が起きたはずであると推考する。脂肪を豊富に摂取できる環境に暮らし、それを有効に利用できる突然変異を得たものたちがさらに大きな脳を獲得する。アダムとイブが人類への道を歩みだした瞬間である。

ではいつ統合失調症が人類に入ったのか。この問いに対して、著者は統合失調症に関するWHOの調査結果を引用する。有病率は、文化圏が異なる一〇の地域での調査の結果ほぼ同率(〇・八%前後)であった。このことから、進化精神医学で言われるように、人類は一五～一〇万年前の出アフリカ以前に統合失調症に関わる遺伝子を保有しており、人類の移動とともに統合失調症の遺伝子も全世界に伝播したに違いない。

そして統合失調症の原因に関しても大胆な仮説を展開する。臨床的事実(評者にはさほど印象的ではなかったが)を数多く紹介しながら、統合失調症は脳の脂質の代謝に関与する遺伝子がうまく働かないために起こる代謝疾患ではないかと論証していく。

最後に、天才の精神病理がどのように論じられているのかをみてみよう。統合失調症の患者さんの家族には分裂病型人格が多い。学問的創造、衒学、魔術的思考、パラノイアが分裂病型人格の特徴である。ニュートン、アインシュタイン、ヴィトゲンシュタイン、例を挙げればきりがない。しかもアインシュタインの息子が統合失調症であったように、臨床的にはシゾイド人格、分裂病型人格から統合失調症にいたるスペクトラムとしてみることができる。分子遺伝学の研究が進んでいる現在、統合失調症はほぼ間違いなく多遺伝子疾患であると考えられている。したがって統合失調症スペクトラムは個人が保有する遺伝子の数（むろん環境を無視することはできないが）の違いではないか、と筆者は考える。この考え方は進化精神医学でよく言われる仮説である。

筆者は、脂肪の代謝に関わる遺伝子に起きた突然変異は、人類を他の霊長類から進化させ、それはまた狂気と近接した創造性とも結びついていたために、結果として今日の文明・文化を築き上げてきたのだ、と述べているのである。

（『日経サイエンス』二〇〇二年十一月号。今回加筆）

『エモーショナル・ブレイン――情動の脳科学』

（ジョセフ・ルドゥー著、松本元・川村光毅ほか訳、東京大学出版会、二〇〇三年）

崇高な人の精神を、動物との共通性を残す身体から切り離そうとしたデカルトにみるように、動物的で身体的な「情動」は、人が下等な動物であったときの痕跡であり、理性に遠く及ばないものとして位置づけられてきた。例えば、ダーウィン進化論の一つの柱となった研究〝人及び動物の感情表出（一八七二）〟が、情動の古い系譜を浮き上がらせ、ヒトの由来を生物進化以外に求めることが困難であることを示したように。しかし一方には、スピノザやヒューム、ラッセルに代表されるように、「理性の真の支配者は情動である」と考えるもの達がいた。著者のルドゥー・Jも、〝実存主義者でなくとも、絶望、苦悩、畏怖、怒り、喜びなど、情動以上に私たちにとって重要なことがあるだろうか、脳を理解する上で重要な研究テーマがあるだろうか〟と述べている。

脳科学は、コンピューターをモデルとして、長いこと〝高次〟脳機能である「記憶や認知の謎」を主たる研究対象とし、皮質の構造と機能の解明に取り組んできた。実証科学の対象としにくい「意識の謎」は、もっぱら理論脳科学者達を虜とした。しかし、Rolls, E., Gray, J., Damasio, A. そして著者のルドゥーらのように、「情動の謎」への探索を進めたものは、そこに予想もしなかった豊かで魅力あふれる世界が広がっていることを発見した。ルドゥーは、刺激の情動的意味を脳が処理するメカニズムの解明にゴールを定め、扁桃体の理解に大きく貢献したことで知られる研究者である。

こころを傷つける体験は、そのことによる直接の影響を生むだけでなく、その体験をしたという記憶を残す。この記憶は、深く刻み込まれ、その姿形を変えながらも長期に影響を与え、我々の思考、判断、行動、感情を縛り続ける。意識がアクセスできない無意識の舞台を（非宣言的）情動記憶と置き換えて眺めるならば、著者は、フロイトの有名な症例である〝アンナ・O〟や〝ハンス少年〟の分析的解釈と情動科学との間には共通のテーマが横たわっていると考える。さらに精神療法とは、意識に働きかけることで、無意識に刻印された（条件づけられた）記憶を修正しようとする試みであり、新皮質が進化的に古い情動系を制御することを学ぶ過程である、とも言う。まるでフロイトが予想した時代が到来したかのように、精神分析理論が脳科学の言葉で説明されだしている。

恐怖感情にみるように、情動はまた、〝自分の内的位置（立場）に関する直感的認知〟である、と言い換えることができる。乳幼児は、誰から教わるわけでもないのに、養育者から離れることや高所を恐れる。特定の危険については生得的な回路が準備され、より早くよりよく学習できるような記憶システムが進化しているらしい。〝認知がかつて考えられていたほどには論理的なものでないように、情動もつねに非論理的とは限らない〟のである。しかしこれらの生得的・獲得的システムが過剰に作動するならば、我々は恐怖症へと引きずり込まれてしまうのかもしれない。ちなみに、恐怖症は最も有病率の高い精神疾患である。

さらに別の箇所を見てみよう。進化は将来を見通す洞察ではなく、過去を振り返る知恵にすぎないとのドーキンス・Rの言葉を前置きしながらも、著者は脳の進化について、次のような見方を披露する。大脳皮質から扁桃体への結合投射は、扁桃体から皮質への投射に比べて少ないことが明らかにされている。このことが、我々の意思が情動や情動障害を制御しづらくしている。しかし他のほ乳類と比べてみるならば、霊長類でずっと強く発達しているのである。現在もゆっくりと進行している進化が、両神経路が一方に偏らずバランスがとれる方向へと向かわせるならば、認知と情動は別々ではなく、より効率的に共同して働き始めることになるかもしれない、と。

『エモーショナル・ブレイン』の原著が出版されたのは一九九六年である。しかし本書は今もって全くと言ってよいほど色あせていない。このことは、情動のもつ基本的・普遍的な特性とその神経基盤との両者において真実を見抜いたルドゥーの洞察力によるものである。しかも本書は、彼が該博な教養を駆使し、「人とは何か」を問いかけてくる、科学と哲学の書であると言えよう。

本書の筆頭訳者である松本元氏は翻訳書の出版を見ることなく過日他界した。長く闘病しながら、理化学研究所において人型コンピューターの開発に携わり、認知科学がもてはやされている時代にあって、情動の意義を再発見した。彼はまた、独創的な発想力と、会う人をして直ちに魅了する気さくで大きな人柄の持ち主であった。松本氏は死の淵にあって校正を重ね、本書を日本の読者のもとに届けようとした。松本氏とともに訳出にあたった川村光毅、小幡邦彦、石塚典生、湯浅茂樹は、それぞれ専門領域こそ違え、いずれも第一線の脳科学者たちである。松本氏とともに人間の存在を深く考えた集団である。彼らは、情動に魅せられ、本書に魅せられ、自ら筆を執り出版作業に取り組んだ。今本書を手に取るものの中に、彼らと同じように、情動に魅せられ、情動研究へと歩み出すものの多からんことを願う。このことを、松本氏への追悼の言葉として添えておきたい。

（『日経サイエンス』二〇〇三年八月号。今回加筆）

『とらわれの脳』

（ブルース・S・マッキイエン、H・M・シュメック著、加藤進昌監訳、定松美幸訳、学会出版センター、二〇〇三年）

脳科学は虜となった脳を解放できるか

The Hostage Brain という原書のタイトルをみても、あるいは訳書のタイトル「とらわれの脳」をながめてみても、タイトルだけからその内容を推測するのは容易ではない。その意味を見つけ出そうとして中へと読み進むうちに、さらに深い謎に満ちた脳の世界へと引き込まれ、ぼんやりしていたタイトルの真意が少しずつ鮮明になっていく。読者は推理小説の謎解きのような面白さを体験するだろう。

本書は、北米神経科学会の会長を務めたことのある神経内分泌学の世界的権威マッキイエンと彼の長年の友人でありニューヨークタイムズ紙サイエンスライターのシュメックの合作である。だからであろうか、魅力あふれる脳の事実が、興味あふれる多くの人物のエピソードとともに、巧みで薫り高い筆致をもって描き出されている。

我々は、身体は捕らわれることがあっても、精神や意志だけは自由であり、何者も侵すことのできない最後の砦だと信じてはいないだろうか。しかし、こころを脳と置き換えて実証的に研究を進める脳科学は冷厳な事実を押しつけてくる。脳は、決して我々の意のままにならない脆さをもった臓器の一つにすぎない。そしてそのことを知らないでいることがすでに、「無知」という相手に人質として脳をとられていることに他ならない。

脳が虜になる相手は数多い。犯人は、脳への外傷や感染などよく知られたものから、コレステロールや脂肪という意外な血中成分だったりする。ストレスホルモンと呼ばれるコルチゾールや性ホルモンも例外ではない。これらの物質は、恒常的に、周期的に、あるいは脳発達の臨界期に、脳に働きかけ、無意識と呼ばれる領域で情動や判断を揺さぶり、こころの様相を変える。

脳は、実態のないものによってても捕らわれてしまう。それは「思考」であり、思考により呼び起こされる「情動」である。脳が、置かれた状況を危機と判断するならば、不安や恐怖の反応が引き起こされ、身体に変化や障害が及ぶ。ここまでは、心身医学が古くから明らかにしていたことだ。ところが、これらの情動の影響は身体にとどまらない。脳は自家撞着のうちに閉じ込められている、とでも言えばよいのだろうか、脳は自らをも傷つけるという選択を取りうるのである。

例を拾ってみよう。ボスザルの威喝行為を受けた下位のサルの脳には、海馬において神経細胞の脱落や委縮が起きてしまう。人では、心的外傷後ストレス障害（ＰＴＳＤ）の患者の海馬に委縮が報告されており、ストレスを受けたサルと類似の現象が起きているのではないかと推測されている。ちなみに海馬は、記憶を固定する機能だけでなく、脳と身体とのインターフェイスとして、情動ストレスを適度なレベルに調節する役割をもつ。

また、発達しつつある脳も環境の虜となる。ＰＴＳＤほど強い恐怖体験でなくとも、劣悪な養育環境が感受性の高い時期に持続するとき、発達する子どもの知的・情緒的発達は阻害される。環境の重要性は脳が老化していく高齢者とて違いはない。こころを育み、その機能を衰えさせないためには「こころの栄養」が必要なのである。詳細は本書にあたられたいが、これらすべては、可塑性と呼ばれる神経系のもつ性質に由来する。

脳には脳を正しく扱うための仕方がある。脳を育むよい環境とは何か。いったいどうすれば、〝とらわれの脳〟を解放することができるのだろうか。この答えを与えてくれるのは脳科学であり、本書は脳の解放を願った研究の足跡を記したものである。

（『日経サイエンス』二〇〇四年一月号。今回加筆）

『精神科リハビリテーション・ケースブック――Back to the Community!』

（野田文隆・寺田久子著、医学書院、二〇〇三年）

精神科リハビリテーションの世界はここまで進んだ！

読者は、精神科リハビリテーションの世界がこれほどまでに深まりと広がりを見せていることに驚きを隠せないに違いない。しかも、至るところに見て取れる筆者らの工夫の跡や精神科リハビリテーションの何たるかを伝えようとする熱い意気込みからは、本書が単なる真新しいテキストではなく、心憎いばかりの愛着が塗り込められた作品であることを感じるだろう。

まず目を引くのはその構成である。全体の七割が事例研究で占められている。しかもその事例は、著者らが東京武蔵野病院社会復帰病棟において出会った幾多の患者の記憶を断片化し、組み合わせ、合成した創作事例である。事例が同定される可能性を完全に払拭するために、彼らはあえてそうしたのである。事例に目を通すと、次に読者は、「あなたならどう考えるか」

と問いかけられる。患者のもつ資源、適応能力、心理的・社会的機能度、精神科リハビリテーション診断、そもそも今この患者にリハビリテーションが必要あるいは可能なのか、などについて読者の臨床能力が試される。その後で彼らが用意した解答を読むことになる。さらに事例の経過が記述され、再び「あなたならどう考えるか」、「私たちはこう考えた」と進む、という段取りである。

そのとき担当医師はどう動いたのか、ナースは、PSWは、OTは、CPは何を感じ取ったのか、それぞれの立場の動きがリズミカルに記述され、その巧みな筆致は、読む者をして彼らのチーム・カンファレンスに参加しているかのごとき錯覚に誘ってくれる。

筆者らは、精神科リハビリテーション・サービスを「その結果として、クライアントに最も暮らしやすい空間を提供すること」と考えている。それは、自己実現の満足感や希望や可能性を抱けるような生活である。また「周囲が満足しない処遇は、結局は本人のためにならない」ともいう。とかく形式的で画一なサービスに流れがちなリハビリテーションという治療行為に、実に明快で、臨床的な定義を与えている。このように目的を定めることで、リハビリテーション・サービスは具体性を帯び、チームは必要な準備を整えることができる。しかもその計画は一年以上先の目標に向かって進められていたりもする。ここでもチームのスピリットには脱帽である。

著者らの強調するもう一つのこと、それは、チーム医療としてのリハビリテーションである。

患者の人生の再設計ともいえる、この途方もなく遠大で責任の重い取り組みは、各領域のプロフェッショナルのもつ経験と知識を縦横に活用することが不可欠である。そのためにチームは統合されなければならない。統合されたチームの力で、患者―家族―社会の関係の底流が読み解かれ、それぞれの豊かな経験が共鳴し合うとき、チームは、患者や家族にとって心強い援軍へと変身する。

かように、「あとがき」までを一気に読み終えたとき、評者は、精神科リハビリテーションの進化を垣間見られたことに率直な感激を覚えた。

（『精神医学』四六巻三号、二〇〇四年。今回加筆）

『不安と葛藤――神経症性障害と身体表現性障害』

（田代信維著、九州大学出版会、二〇〇四年）

「不安と葛藤」と題された本書は、情動と神経症とに通暁した著者が自ら書き綴ったものである。脳生理学の研究者でありかつ森田療法家でもある著者が、神経症患者を前にして、どのように病理を理解し、どのような治療を行うのか、関心を抱きつつ本書の誕生を待っていた方も多いと思う。

読者ははじめに情動の神経生物学と神経症の理論に触れ、後半の神経症の治療論へと導かれる。まず前半のあらましを紹介する。第一章「神経症の歴史的展望」では、主に精神分析理論と森田理論が説明される。第二章では、葛藤の諸理論が紹介され、人の葛藤に疑似した動物モデルとその理論があますところなく網羅される。神経症性不安の誘発因としての〝葛藤〟を問題として取り上げた後には、神経症の理解に欠かすことのできない不安・恐怖をめぐる考察が二章にわたって展開される。この部分は、他に類をみない博識に裏打ちされ、不安を考え抜いた著者ならではの内容を誇っている。続いて「不安の脳内神経機構」、さらにフロイト、ユング、マクリーンの理論が紹介される「こころの構造」へと移る。ここにきて初めて、情緒危機が病的反応へと変質する過程を描き出した、著者独自の仮説、「精神機構モデル」が登場する。

第九章以下の後半は、パニック障害、対人恐怖、全般性不安障害……と続き、身体表現性障害と解離性障害で終わる。各章では症例が呈示され、著者がその病理をどのようにとらえ、それに対応してどのような治療を行ったかが詳しく紹介されるのであるが、マズロー・AHの五階層要求理論を組み込んだ「精神機構モデル」を理解していることが、症例記述を読解していくために必要となる。実はこの各論からなる後半には、著者の提唱する「精神機構モデル」をもってして、神経症の病理を明晰に理解し適切な治療を構築できることの実証としての性質が与えられている、という仕掛けなのである。しかしそれは証明のために押しつけられ塑形されたものではない。臨床的な感覚に照らして至当なものであり、時に援用される森田治療論は、その臨床をきめ細かなものにしている。

著者は、本書の出版に先立って、『情動とストレスの神経科学』を編集し、同じく九州大学出版会から刊行している。これは著者の退官記念誌であり、氏の指導を受けた医師たちの手による論文集である。かつてこの本を手にしたとき、その深さと広がりに目を奪われたことを覚えている。今回出版の『不安と葛藤』とその姉妹本とも言える『情動とストレスの神経科学』とにおいて、精神科医が知っておくべき情動と神経症のことは書き尽くされたのではなかろうか。

（『臨床精神医学』三三巻一〇号、二〇〇四年。今回加筆）

『精神疾患と認知機能』
（山内俊雄編集統括、精神疾患と認知機能研究会編、新興医学出版社、二〇〇九年）

「精神疾患と認知機能」を読みあげるのにおよそ二カ月を要した。私はもっぱら情動を研究しており、認知のことは門外漢に近いからである。しかもまとまって本を読む時間がとれないので、他の本と並行して少しずつ読み進むしかなかった。しかし全章を読了した今、精神疾患の認知研究がかくも進歩していることを知り、強い感動を禁じ得ないでいる。

認知科学（狭義）は、記憶、言語、思考、方略、遂行、覚醒、注意、知性などの認知要素を主な対象とする。これは言い換えれば、「意識」と「言葉」という、我々の「思索の武器」を対象としているといえようか。もっとも、脳は階層性と局在性を持ち連合して働くものなので、情動や無意識を除外して認知の真の姿に迫ることはできないだろう。例えば社会的認知はまさに情動と一体となった認知である。知の極みともいえる数学ですら感情をいれなければ成立しないと言ったのは岡潔である。これはいったいどういうことかと思う。また、認知科学が脳を問題とするときには、情報のシステム系としてとらえることが多く、神経回路レベルでとどまり、薬物の影響などは別にして、物質を取り扱うことは少ないように思う。いずれは回路機能を担っている物質と認知の関係にまで踏み込んでほしい。

近年とみに認知科学が盛んになったのは、二種類の測定法の進歩に負うところが大きいと思う。一つは、意識の要素的働きを測定しこれを数値に置き換える、巧妙に工夫された心理テストの開発である。他方は、生理学や画像の技術革新により、脳の活動や構造をかなりの精度をもって測定できるようになったことである。つまり認知科学は、心身並行論を前提として、二つの測定値間の関係を研究する科学へと姿を変えつつあり、ついには、ベルグソンが不可能と考えた、脳と精神の関数の発見も可能ではないか、という期待すら抱かせるまでに至っている。このことは、ＩＱに対してＷＡＩＳ、脳機能に対して脳波計しかなかった時代では全くの夢であった。

ここで忘れてならないことは、心理テストが測定しているものはいったい何かと考えることである。むろん同じことが脳の測定についても言える。言うまでもなく、すべての測定値は〝測定時の諸条件〟の中で観察されて得られるものだからだ。しかしそれを踏まえても疑問は尽きない。我々の関心事である統合失調症を例にとるならば、作業記憶や遂行機能の障害が近年注目されているものの、それ以前からミリセカンドでの知覚処理に異常があることがわかっている。はたして前頭葉の障害を、知覚過程の障害と独立した問題としてよいのだろうか。注意や遂行機能は、幻聴などの異常体験や精神病水準の情動の障害に左右されないのだろうか。

とまれ、精神疾患を対象とした認知研究を克明に取り上げた本書は、山内俊雄氏を中心に一級の精神科医により巧みに編集され、多数の気鋭の研究者の手で書かれたアカデミックな本である。私のように認知科学の基礎のないものはきっと随所で難儀することであろう。しかし時間をかけてでも、認知科学の基礎から精神疾患の研究にわたる全章を読み通してほしい。きっと精神疾患の見方が変わるはずである。

（『精神医学』五二巻七号、二〇一〇年。今回加筆）

『カプラン臨床精神医学Q&Aレビュー』

（融道男・岩脇淳・渡邊昭彦監訳、メディカル・サイエンス・インターナショナル、二〇〇九年）

数ある精神医学の教科書の中でも、詳細を究めて記述され、圧倒的なボリュームを誇っているのがカプラン・サドックの精神医学書シリーズである。頂点にはComprehensive Textbookがあり、それをコンパクトにしたのがSynopsis（邦訳有り）である。さらに姉妹書として、Concise Textbookと四種類のPocket Handbookシリーズ、そしてこのたび融道男氏らの膨大な努力で訳出された本書Study Guide and Self-Examination Review in Psychiatryが備わっている。評者自身もPocket Handbook of Psychiatric Drug Treatment（邦訳『カプラン精神科薬物ハンドブック』）を訳出しており、Pocket Handbookとはいいながら、記述が精緻でかつ実践的であることに感銘を受けた覚えがある。

本書は全六一章を抱える重厚な本である。患者医師関係を第一章として、面接技法、正常とは何か、人間の発達、脳と行動などの総論から始まり、せん妄、統合失調症、気分障害、摂食障害、適応障害、虚偽性障害などと精神疾患の各論が続き、小児期に関する諸問題が一六章にわたって解説される。最後に、老年精神医学、終末期ケア、司法精神医学、精神医学における倫理を取り上げて終わる。

各章は一定の形式で構成されている。まずテーマの要旨が一ページほどでまとめられ、続いて理解しておくべきキーワードが一〇〇近く列挙される。そしてQ&A形式で読み進む本文が現れる。要旨とキーワードは、章の全体を漏れなく勉強するための、あるいは理解しているかを確認するための、物さしとなっている。またQ&A形式は、米国医師国家試験（USMLE）および米国精神科神経内科専門医試験の準備に役立つように考えられたものだ。さしずめ日本なら、精神科専門医試験の受験対策に格好であろう。

しかし本書は単なる受験参考書ではない。原文題名にStudy Guideとあるように、膨大な精神医学の知識が、上手な設問と要を得た解説により自然と身につくように工夫されている。例えば、統合失調症では、遅発統合失調症について五択で正解を選ばせる問題があり、これを説くことで遅発統合失調症についての最低限の知識を確認できる。Q&A形式になっているため、クイズ感覚で読み進むことができ、間違えたときほど熱中して解説を読んでしまう。解説が不十分な場合には、Comprehensive Textbook あるいは Synopsis にあたり、さらに調べるとよい。また設問の中には、ヤスパース、エリクソン、ピアジェなどが問われたり、ailurophobia や

cynophobiaの意味が聞かれたりと、若干ハイブロウな知識を問うものもある。発達心理学、精神分析学、精神病理学、生命倫理、脳科学、精神薬理学など、米国の精神科専門医には極めて幅広い教養が求められているのである。ＤＳＭのテキストが米国精神医学のすべてだと思っている人にはぜひとも本書をこそ手にして欲しい。

さらに章立てをみてみると、神経衰弱、虚偽性障害、身体表現性障害、解離性障害、虐待など、誰もが最低限の知識はもっているものの、得てして知識が体系化されていない障害が扱われている。これらの章では、日本の教科書には記載されていない意外な事実と出会って嬉しくなる。また気分障害や統合失調症など、日常的に患者さんを診察し、症例検討会などで盛んに議論する障害であっても、いざ問題に挑戦してみると、いかに自分が知識を正確に身につけていないかがわかる。臨床経験年数の長短にかかわらず、この機に、精神医学の新旧の知識を整理してみてはいかがだろうか。

（『臨床精神医学』三九巻七号、二〇一〇年。今回加筆）

『双極性障害 第2版──病態の理解から治療戦略まで』
（加藤忠史著、医学書院、二〇一一年）

　双極性障害は、若年で発症し、慢性に経過しやすい疾患である。うつ病相は治療抵抗性で遷延しがちである。そうかと思えば、たちまち躁転してしまい、浪費を重ねたり、上司や家族に向かって怒鳴り散らしたりして、家族が困って急に連絡がきたりもする。治療がうまく進み、何年も安定していたからといって気分安定薬を中止すると、しばらくして多弁となり、あちこち旅行に行き出したりして、あわてて投薬を再開することになる。しかも双極性障害は、寿命・健康損失の大きさ（DALY）では、うつ病、認知症、統合失調症に次ぐ精神疾患である。精神科医にとって、双極性障害の診断のための知識は必須であり、気分安定薬を使いこなせることは最低限求められる技術であろう。

　著者の加藤忠史氏は、ここで紹介するまでもなく、我が国を代表する双極性障害の研究者である。彼のトップクラスの研究から導かれたミトコンドリア機能障害仮説（酸化ストレス仮説）は、国際的に高く評価されており、病態仮説に則った新薬の臨床開発が進められている。一連の研究の発端は、双極性障害の患者の脳内にミトコンドリア機能の異常と一致する所見を見いだしたことに始まると聞く。本書のおよそ三分の一が臨床精神薬理学と神経科学の病態仮説で占められているのも、彼の本ならではの特徴であろう。加えて、本書を一読するならば、加藤氏が双極性障害の臨床にも精通していることがよくわかる。その豊富な経験から、心理社会的治療の重要性が幾度となく強調されており、疾患教育なくして双極性障害の治療は成り立たないと言い切る。

初版から十二年を経て改訂された本書は、臨床のエビデンスと基礎的知見を盛り込んだ、三三〇ページに及ぶテキストとなっている。広範なトピックスが、簡潔かつ正確にまとめられており、しかもそのレベルは妥協を許していない。もう一つの特徴は、生き生きとした自験例が全章にわたりちりばめられ、本文の記述を補っていることである。読者は、症例を読みながら、悪戦苦闘する著者の姿に同感したり、あるいは見事に難局を切り抜ける著者に拍手を送りたくなるだろう。

なかんずく珠玉の章は、治療戦略と題された第五章である。基本的にはエビデンス重視で治療論が展開されるのだが、随所にエビデンスからは決して生まれない著者の臨床の技が披露されている。入院したがらない躁病の患者をどのように入院へと導くか、長期にわたる服薬をどう続けてもらうか、病状が不安定になり自分が何をしているかわからなくなったときどうするかなど、臨床の知が次から次へと紹介されている。

このように、本書は、双極性障害の入門書としてまぎれもなく秀逸なだけでなく、経験ある精神科医にとっても、重要な最新情報をもれなく知っておくうえで格好な文献となっている。いずれにせよ、本書を読み終えたとき、読者は双極性障害のフロントラインをくまなく眺望したことになる。

（「週刊医学界新聞」二〇一一年十月三十一日。今回加筆）

『抗精神病薬完全マスター（精神科臨床エキスパート）』
（中村純編集、医学書院、二〇一二年）

新規の抗精神病薬が出そろった観がある。通称として、第二世代とも非定型とも呼ばれるこれらの薬剤は、従来の抗精神病薬と比べて、パーキンソン症候群、ジストニア、遅発性ジスキネジアが出にくいことは確かである。これは、統合失調症の治療が、チーム医療となり、病院から地域へと広がり、患者の社会復帰を実現させていく上で、極めて好都合なことであったと思う。

しかしながら一方で、東アジア六カ国における統合失調症患者の処方調査（二〇〇一年七月時点）によれば、向精神薬数、抗精神病薬の処方量ともに、日本が断トツ一位である。多剤・大量療法の問題がマスメディアによる辛辣な糾弾を受け、厚生労働省から「向精神薬等の処方せん確認の徹底等について」と題された課長通知（二〇一〇年九月）が出されるに至っている。平成二十五年度から始まる地域医療計画で実施される医療連携の中でも、抗精神病薬の単剤化率が病院機能を測る指標として用いられている。また睡眠薬の併用数が三剤を超えると診療報酬が減額されることが決まったと聞く。このような〝外圧〟を受けて医療を変えざるを得ない状況に至ったことは、精神医学に身を置くものとして不名誉なことである。

昨今、精神療法の習得が精神科研修の中で重要視されているが、同様に臨床精神薬理学の基礎知識と技術の習得も、卒前、卒後の教育を通じて、さらに徹底される必要がある。いかに良い薬が誕生し、治療ガイドラインが作られてきても、治療が技であることは昔も今も変わらない。薬物を知り尽くし、自家薬籠中の薬とし、しかも服薬の心理を理解し、アドヒアランスを維持することは並大抵の技量ではないと思う。

本書は、基礎から最新の応用にわたる実践的な情報からなり、新規抗精神病薬を適正かつ縦横に使いこなすための格好の資料ともなっている。新規抗精神病薬を薬剤ごとに取り上げて、その特徴をつぶさに紹介した箇所が三分の一を占めている。これは類書にない内容であり、臨床精神薬理学を専門として治療経験を豊富に持っている中村純氏ならではの編集であろう。薬剤の添付文書から重要な記述が転載されており、薬剤ごとに知っておかなければならない注意事項を喚起してくれる。新規抗精神病薬には気分の安定化作用も認められているが、これらの効果についても説明されており、「完全マスター」というタイトルにふさわしい内容を備えている。

新規抗精神病薬は、さまざまな状態に応用されるスタンダードな薬剤となっている。幅広い層の臨床医が読んで、得るところの大きい一冊である。

（『精神医学』五四巻九号、二〇一二年。今回加筆）

『双極性障害の心理教育マニュアル――患者に何を、どう伝えるか』
（Colom, F., Vieta, E. 著、秋山剛・尾崎紀夫監訳、医学書院、二〇一二年）

サイコエデュケーション（ここでは心理教育とする）が注目されだしたのは、一九八〇年代に入ってからのことであり、それは統合失調症の治療においてであった。家族の表出感情の強度と再発頻度との間に関連が示され、しかも表出感情を軽減することで再発を減らせるという、印象的な結果が報告された。そのころから〝内因性疾患〟という疾病観は、脆弱性ストレスモデルに取って代わられ、ストレス・マネジメントや服薬アドヒアランスの重視などが、理にかなった再発予防策として位置付けられた。やがてSSTのように心理教育がプログラム化されるとともに、社会復帰に向けて、患者自らが障害を理解し、治療へ参加することを促す流れがさらに盛んになった。

一方、我が国ではうつ病の心理教育としての「小精神療法」が根付いていたが、近年では、社会復帰・復職をめざして工夫を凝らしたリハビリ活動が盛んに展開されている。ちなみに「小精神療法」や「復職リハ」は、統合失調症の「生活臨床」とともに、日本独自の活動である。しかるに双極性障害の心理教育は、個人精神療法の中で主治医の工夫に任されてきており、体系化されたものはなかった。この理由として、統合失調症と違い、双極性障害を集約的に治療する専門施設が少なかったこと、また薬物療法への依存度が高かったことなどが挙げられる。

本書は、このような日本の治療風土にはじめて紹介された、双極性障害に特化した心理教育マニュアルである。国際的にバルセロナ・メソッドとして知られていた待望の治療法が訳出されたことで、幅広い層の読者がこの資料を手にすることができるようになった。バルセロナ・メソッドは、同じく比較対照試験で有効性が示されている、対人関係社会リズム療法（Frank, E.）、すなわち規則正しい生活習慣と対人関係の改善を目標とする治療と双璧を成すもので、双極性障害の治療にあたる者は、この両者について一定程度の知識を身につけておく必要があろう。

本プログラムの特徴は、患者同士が相互支援、相互学習できるように、グループを舞台として心理教育を行う点にある。目標は、障害についての理解を深め、治療へのアドヒアランスを高め、行動を修正し、再発の初期症状への気付きを高めることだ。著者らは「病気に対して無知であることは、日和見感染に罹ったかのように、精神障害の経過を悪化させる」と言い、「自分の病気を理解していない患者は、自分の人生を理解していないので、将来の計画をたてることができない」とも言う。的を射た言葉ではないか。

一回のセッションは、九〇分で、最初の一五分はウオームアップの会話、続く四〇分は双極性障害の講義、そして最後の三〇分は質疑応答からなる。このセッションが毎回テーマを変えて、週に一回、合計二十一回行われる。マニュアルは、セッションごとに、テーマと目標、セッションの進め方のコツ、参加者への配付資料、次回のセッションテーマに関する宿題（事前の自己学習）から構成されている。

取り上げられているテーマは、各病相や経過の特徴、治療薬、ストレス・マネジメント、問題解決技法、遺伝カウンセリング、海外旅行をする際の注意、それぞれの患者で異なる前駆・初期症状への気付き、病相の最中の社会的・対人活動の改善、規則正しいライフスタイルの確立、自殺行為の予防、健康増進とＱＯＬの向上などであり、どの章もないがしろにできない問題を含んでいる。

ただし評者としての疑問を述べるならば、ここまで割り切って説明することが果たして適切なのかどうか、と躊躇する記載にも出合う。例えば、うつ病相では、睡眠時間を短くし、多少の無理をしてでも昼間の活動性を上げ、逆に躁病相では睡眠時間をしっかり確保して、自分の活動を可能な限り抑制することを患者に求めている。また運動は〝自然の抗うつ薬〟であるとして、うつ病相では多少億劫でも運動することを勧め、（軽）躁状態では逆に控えさせる、などの指導が行われる。我々もつい口にしてしまいがちなことであるが、果たして根拠があるのか、ということ定かではない。若干トーンを抑えて伝えるほうがよかろう。加えて「病気の原因が大脳辺縁系の気分調整の障害である」と、科学的に未解明な事柄を割り切って説明することには抵抗感を持たざるを得ないが、これなどは「あくまで仮説として」と前置きして伝えるのが良いと思う。

この半年にわたるフルセッションをマニュアル通りに行える施設は、双極性障害に特化した数少ない専門施設に限られるだろう。治療者（医師に限らない）は、グループ療法に通じていなければならない上、双極性障害を熟知していなければならない。これは相当に高いハードルである。

しかしながらマニュアルは、二十一項目のどこを取り出しても貴重な情報に満ちている。高度な医学情報を広範に知悉するColom, F. とVieta, E. の手により、基礎研究から臨床のエビデンスにわたる情報が簡明かつ実用的に要約され、しかもそれらが豊かな経験に基づいた珠玉のアドバイスに塗り固められている。本書はいわば、「双極性障害のすべて」を載せた教科書ともなっているのである。個人治療の場にあっても、これらの内容を熟知している治療者は、多くの有益な助言を与えることができるに違いない。

あるいはまた、患者のためのテキストとしても利用できる。患者の抱えている問題を扱った章を自習してきてもらい、診察室で疑問に答えていく、というやり方も、本書を生かす方法ではないだろうか。

この貴重な本を訳出するという労を執ったのは我が国を代表する気分障害の専門家たちである。正確で読みやすい和訳に、読み応えがあるコラム「ワンポイント・アドバイス」が書き加えられ、仕立ての良い訳本となっている。彼らの熱意と努力に感謝したい。

（「週刊医学界新聞」二〇一二年十月一日。今回加筆）

第六章　贈る言葉：先生方へ

フレマンの髭闘争（保崎秀夫教授退職記念）

こうして振り返ってみると、無鉄砲でわがままで、常識はわきまえながらもあえてそれを無視していた入局当時の私は、保崎秀夫先生と話をする度に、先生に不愉快な思いをおかけしてきたような気がします。まず、この場を借りておわびしたいと思います。

今だから打ち明けますが、そもそも私が精神神経科を選んだのは、かっこよく言えば精神と物質との関係性を追求してみたかったからであり、当時は、先生が専門となさる臨床精神病理学にはまったくと言ってよいほど無関心でした。そこで、フレマン時代に上の先生方から〝臨床を一生懸命やっていればいいのだ〟と口を酸っぱくして言われていたにもかかわらず、暇を見つけては北里図書館に潜り込んで、その方面の雑誌を読み漁っていました。

口髭を生やし出したのも、ひとりよがりの反骨精神の表現だったのです。回診では例の軽やかなフットワークで部屋から部屋へと移っていかれる先生ですが、私の前を移動される際に小声で、〝伸びた〟とささやかれていく。これが回を重ねるごとに、〝また伸びた〟から〝あっ、また伸びた〃になってくる。最初は臨床医としての実力のことをお褒めいただいたのかなと身勝手に解釈していましたが、次第にこれは、冗談とも本気ともつかない、また誰に向かって言っているのかも分からない、それでいて本人にはズキンとくる、先生一流のメッセージだと分かりました。つまり〃口髭がけしからん〃ということ。当時は男もロングヘアがもてはやされる時代で、髭を生やしているフレマンなど一人としていませんでした。しかしこうなると、こちらもますます意固地になります。髭を引っぱってみたり、ミクロゲンパスタなる養毛剤を塗りたくったり、回診ではわざと目立つところに立ったりして、ゲリラ的心理戦を展開する運びとなりました。そのような私を見かねてか、故伊藤斉先生が留学を薦めてくださり、渡りに船と米国へと逃げ出したわけです。留学に際して先生にご挨拶に伺った際に、〃鉄砲玉のようなもので、どこへ飛んで行くか皆目見当がつきません〃と申し伝えた時の、先生の驚かれたような、がっかりされたような表情が思い出され、今でも少し胸が痛みます。

私が進んでいきたいと思っている方向に先生はまったく理解がない、と思い込んでいたことが間違いだったと思い知らされたのは、帰国後のことでした。たとえそれが小口の研究費でも、先生が関係なさっている研究基金では必ず有利になるような決定をして下さいましたし、厚生省の躁うつ病研究班や諮問委員会への御推挙を賜わり、励ましの言葉を頂戴しました。そのようなとき先生は〃ぜひがんばってください〃とは言われるが、何をどうがんばれとは、決しておっしゃらないことも分かってきました。

先生は教室に自由な雰囲気を作ってこられたので、私を含めたはみ出し者がひどい不適応を起こさずにすんでいるのだろうと思います。今後も慶應が臨床はもとより、研究においても広い分野にわたり一流でありつづけるためには、先生がお作りになったこの教室の自由な雰囲気を、われわれのような若い者がいかに受け取るかが重要なのでしょう。自由なのをいいことに、いいかげんに済ませることもできるでしょう。逆に、若いセンスとエネルギーで世界的な業績を生みだすことも可能かもしれません。

方針を明確に打ち出されないため、フレマンの頃の私がそうしたように、先生が何を考えていらっしゃるかを他人は勝手に解釈しがちです。しかしながら私個人は、先生のその一貫した姿勢から、二つのことを伝えられたと信じています。それは、臨床家である限りは臨床をしっかりやること、そして人として恥じない生き方をすること。先生の天性の頭の良さはとうてい真似できるものではありませんが、先生のそうした姿勢だけはできる限り見習うようにしてきたつもりですし、今後もそうありたいと思います。

長年にわたりご教授ありがとうございました。

（『保崎秀夫教授退職記念誌』慶應義塾大学医学部精神神経科教室、一九九一年。今回加筆）

ねちこく、辛口な、川村光毅先生の退任によせて

川村光毅先生は、誰もがご存知のように、とにかく知的好奇心の強い人です。

ある時、岡崎の生理学研究所で泊まり込んでの研究会が開催され、午前中から白熱した議論となり、懇親会でも至る所で盛んに議論が交わされました。いささか疲れて、一刻も早くベッドに潜り込もうと安宿へ戻ったのですが、運悪しく同じ宿に川村先生もお泊まりになっていたようで、フロントで姿を見かけられてしまいました。こちらが先手を打つ間もなく、〝まだ早いよね（確か十一時はまわっていたが……）。僕の部屋へ来て、ビールでも飲みながら少し話そうよ。先生に教えてほしいことがあるんだよね〟と切り出されてしまったのです。

教えてほしい、と大教授から言われれば、断れるはずもありません。自販機が故障しているとか、ビールが売り切れているとか、望み薄い幸運にひたすら期待しましたが、それも虚しく、缶ビールは勢いよく転がり出てきてしまったのです。

アンビバレンツをどう考えるか、自我は脳のどこで生まれるのか、それが分裂するのが分裂病の本質なのではないか、病識はどうして損なわれるのか、人は言語をどうして獲得したのか、人はなぜ神を信じようとするのか、などなど……。もう少し具体的なテーマとしては、ノルアドレナリンが増えた減ったではなにも解決しない、それは脳のどこに局在し、どのような回路でどの領域と関連して起こるのか、と問われ、機能を生み出す回路を問題にしない限り理解は深まったことにならない、と強調されました。神経回路の研究に生涯をついやされてきた先生ならではの確信なのでしょうが、真っ正面から突きつけられたことがきっかけで、今の自分の研究の方向性が見えてきたような気がしました。脳の科学は、脳の発生・発達の過程から、詳細に回路の設計図を明らかにしつつあり、今後の精神医学領域の研究も回路の視点を取り入れなければ、十分な理解に達しないでしょうから。

僕が神経解剖学者なる人と身近に接したのは、このときが初めてでした。そして、その体験は衝撃的でした。なぜ解剖学者がそれほどまでに、深く広く、精神のことを考えているのか。本来、精神の専門家である僕たちが突き詰めて考えなければならないはずなのに、毎日の多忙な診療に流されがちで、わかりきったこととして片づけていたり、あるいは考えてもしょうがないようなこととして受けとめていたことを気づかされたからです。川村先生は、どのような問題であれ、たとえ今答えが出せず、論文にならなくても、重要なことはあくまで粘り強く考え続ける姿勢が必要だと教えてくださったように思います。

考えることと、それを発言することとは区別しなければならない、と教えてくださったのも先生でした。聞きかじりの話をさも決まったことであるかの如く研究会で話したとき、先生は後で僕を呼び止め、〝根拠のない意見を押しつけてはいけないんだ〟と注意なさいました。最近一部の精神科医達が、社会を騒がす青少年の行動に対して、さもわかったような、ディレッタントな、安易な発言をする姿勢を先生はひどく批判されていました。脳を研究し尽くされたからこそ、その構造と機能を安易に結び付けることに慎重になられていたのだと思います。精神科医は近頃マスコミ受けしていて、僕などでもちょくちょくマスコミにコメントを求められます。発言は、あくまで科学的根拠をもってするべきことを、何度と無く指摘された記憶は僕を無口にさせます。これではマスコミの売れっ子にはなれませんが、大きな損をしないで済んでいるのも、科学者としての姿勢についての先生の教えのおかげと、いまでは感謝しています。

先生の〝ちょっと痛い言葉〟は、でも、僕の宝であり、後輩にも伝え続けていきたいと思います。これからも、思いもかけない質問や発想からインスピレーションを与えてくれる、僕たちの、ねちこく、辛口で、厳しい指導者であり続けてください。


（『川村光毅教授記念誌』慶應義塾大学医学部解剖学教室、二〇〇一年。今回加筆）

それぞれの感慨深い夜（鈴木二郎教授退任記念）

世界精神医学会のハンブルグ大会（一九九九年）では、思いもかけず鈴木二郎先生と真っ暗なホテルの一室で二人きりになってしまったことがありました。その時のことをご紹介させていただきたいと思います。

ハンブルグでは、日本からの参加者のための休息室（通称ジャパン・ブース。一流ホテルのスウィート）が準備されました。夜間の緊急事態に備えるために、誰かが泊り込まなければならない、となったときに、「ただで泊まれるのならば僕がやりましょう」と、卑しくも買って出たのです。

幸い何事もなく最終日を迎え、クロージング・セレモニーも終わり、その夜は三年後の横浜大会の成功を祈って祝杯をあげました。ＷＰＡの役員らとの度重なる会談を終えた鈴木先生は、むろん誰よりも機嫌よく酔われておられました。余談ですが、鈴木先生のブレインは、素面の時は理路整然と淀みなく言葉を発せられるのですが、アルコールの作用を受けると、今度は機知に富んだジョークを連発することを発見しました（この時にロジックとジョークとの関係がわかったような気がします）。ところが先生は「明日は講演を頼まれており、その準備があるから」と中座されたようでした。

私は足元もおぼつかなくなるほどに杯をあげての馬鹿騒ぎ。最後は広瀬徹也先生を巻き込んで、薄暗いハンブルグの街を、わざわざ遠回りしてオペラ・ハウスの前を抜け、ただで何か見えないかなと、のぞき込んだりしながらホテルに戻ったのです。そして〝豪華スウィートも今夜が最後！〟などと私なりの感慨深い気持ちを抱いて（むろん誰もいないと思い）、遠慮無く音を立ててドアを開けたところ、目前の暗い応接室から〝わっ〟という大声、続いてソファから飛び起きる獣のごときすばやい動き。変態に襲われるのかとすっかり肝を冷やし、震える手で明かりをつけると、鈴木先生が立っておられる。どうやら居眠りをされていたらしい。ことの次第を尋ねてみると、「早く帰ったはいいが、眠くなってしまった。明朝は早くミュンヘンへ旅立つので、眠ってしまっては講演の準備ができないと思い、ジャパン・ブースに戻って仕事を仕上げることにした。それでも眠りこけてしまったのだ」とのことで、見ると確かにテーブルの上には原稿がひろげられていました。

翌朝早く目が醒めたので、鈴木先生がまたもや居眠りして出発し損なったのではないかと案じ、そっと応接室を覗いてみました。そこには人影はなく、先生が夜を徹して原稿に手を入れられ、すでにミュンヘンへ旅立たれたことを知りました。朝日が差し込む整然とした応接室をぼんやりと眺めながら、「諸先輩方がドイツ精神医学を学ぶために留学したのがマックス・プランク精神医学研究所である。そこから講演を依頼され、自分の仕事を発表できる機会を与えられたことは誠に光栄なことである」と感慨深くお話しになっていた、昨夜の鈴木先生のお姿が浮かんだことを覚えています。

ＷＰＡ２００２年は、鈴木先生が願っていらっしゃる、日本の精神医学・医療の発展のための格好の機会です。先生がその大役を無事に務め終えられるように、僕も微力を尽くしたいと思います。そして最終日には、やはり祝杯をあげ、再びジョークを交わしながら、こころから先生のご退任をお祝いしたいと思います。

（『鈴木二郎教授退任記念誌』東邦大学医学部精神神経医学教室、二〇〇一年。今回加筆）

浅井昌弘教授の退任によせて

浅井昌弘教授には、入局以来、そして特に米国より帰国し教室に籍を置かせていただいて以来、何かにつけ、大変お世話になりました。この度、何事もなく無事に教室をリードされ、退官されることをこころよりお喜び申し上げます。

私個人も、講座担当者に就任する機会を得て、一つの教室を無事に運営することがどれほど大変かを身にしみて感じています。浅井先生のお仕事を外から見ていたときには思いもよらないことでした。医療事故が社会問題となっている昨今、数多くの患者さん方への責任はもとより、診療科の収支、教室に在籍される方の進路や業績、学位論文の指導、学生の教育や課外活動の支援、大学の運営、地域での諸活動、政府機関の役職、学会活動、講演、執筆など、めまぐるしい生活を強いられます。

浅井先生の教授室の風景で思い出すことと言えば、いつも机の上に山のように積まれていた書類のことです。浅井先生は、これらのどの一つのお仕事をとっても決しておろそかになさらずに、精魂込めてお仕事をされてこられたように思います。そのことをさらに感じましたのは、臨床精神医学の編集会議でした。先生はご専門の精神病理学や心理関係の論文の査読を担当されますが、どのような論文も完璧に読みこなし、的を射た批判を加え、決して手を抜かないで査読結果をまとめられるのが常でした。

きっと教授ご在籍の十年間は、雑用に追われて、ご自分の専門領域の研究もままならなかったのではないかと思います。精神医学は、年を重ねるにつれて、若い人にはできない、またひと味違った研究ができる領域だと思います。これからも、お体を大切にされて、先生のご研究をより一層深めていただき、私たち後進に対して、先生の精神医学をご教授いただけることを楽しみにしております。

(『浅井昌弘教授退職記念誌』慶應義塾大学医学部精神神経科学教室、二〇〇一年。今回加筆)

広瀬徹也教授の退任によせて

今こうして筆をとりながら、早くも退任されると知り意外な思いがしてなりません。ＷＰＡ２００２の事務局幹事会でお近くに接していますと、いつもお若く、ウィットに富み、少し酔われると事務局の女性連をちょいとからかいながら、幅広い教養に裏打ちされたお洒落なエスプリを披露されるジェントルマン、それが広瀬先生のお姿で、定年とは縁遠いものに映っていたからです。

先生がその鋭い観察力をもって社会の変化とこころのあり方を洞察され、精神病理学の歴史に残る概念を打ち立てられたことは、改めて紹介する必要もないことでしょう。気分障害に関する精緻な考察が展開される洗練された論文は、アプローチこそ違え、専門領域を同じくする私には常に刺激的なものでした。ですから先生の論文を見かけると、紙背に隠れているその病理学をゆっくりと読み解くことが私の楽しみでした。

かつてある出版社の計らいで、先生と大森健一先生と私とで気分障害に関する本を出す計画が進められたことがあります。過去に同じ三人で気分障害をめぐる座談会をもったことがあり、その内容が面白かったということで出版社が企画してくれたのです。楽しみな企画だったのですが、先生はＷＰＡ２００２の事務局長として、大森先生は学長としてご多忙になられ、その時間が取れなくなり自然消滅してしまいました。かく言う私も筆が進まず企画倒れに至った責任はあるのですが、今でも心残りです。

話は変わりますが、学生時代からのテニス好きと聞いて、山梨へ講演にお越しいただいた際、大学のコートでテニスをする機会を設けました。テニス、特にシングルスは、相手の性格や判断能力、はたまた体力までわかってしまう怖いスポーツで、よほどの実力差がない場合には、粘り強く、賢く、タフなほうが勝つのが必定です。広瀬先生のテニスはどうかと言いますと、なんともいえない癖のあるスピンボールがこちらの実に嫌なところに飛び込んできます。先生の洗練された精神病理学の論文から受ける印象とはほど遠く、相手とするにはもっとも敬遠したい、野暮ったいながらねちっこく、よく練られたテニスであったことが、今でも強い印象として残っています。

精神病理学の指導的立場におられる先生とＷＰＡ２００２の事務局幹事会を通じて身近にお付き合いしていただける機会がもてたことは、貴重な経験でした。あまり頼りにならない副事務局長に、これまでやきもきされたことも数多かったのではないかと思います。ＷＰＡ

２００２をご一緒に乗り切って、いつかまた精神医学の世界でもご一緒に仕事をする機会があらんことをこころより願っています。

（『広瀬徹也教授退任記念誌』帝京大学医学部精神科学教室、二〇〇二年。今回加筆）

高橋清久先生と躁うつ病懇話会

国立精神・神経センターでの永年の重責を果たされ、無事に退官の日を迎えられましたことを心よりお喜び申し上げます。

高橋清久先生には、学会をはじめ、日本学術会議、後で述べる躁うつ病の懇話会など、さまざまな機会に、さまざまなことを教えていただきました。心より感謝いたします。私が何よりも強く感銘を受けたことがあります。それは、先生が実験室を離れてなお精神疾患の生物学への熱い情熱を持ち続けられ、研究の徒でありつづけられた、その姿勢です。学会では、誰よりも先に質問に立ち上がられ、報告の矛盾をつき、的確な示唆を述べられる。時にはご自身が若い頃になさった研究結果を引用しつつ考察される。休憩や懇親会の時にも、〃あれは面白かった〃とか、〃あそこはこうしたらいいのではないか〃と話しかけてくださる。私はもちろん、若い研究者であれば誰であっても、先生から直接声をかけていただけることは、望外の栄誉であり、何よりの励みになったと思います。

第一八期日本学術会議の委員として「睡眠学」の創設を提唱されるなど、先生は睡眠や生体リズムでの業績が多く、この領域の研究者としてとりわけ著名です。同時に、リズムの観点から躁うつ病（気分障害）の研究にも深い関心をもたれ、「躁うつ病の薬理・生化学的研究懇話会」の発展に尽くしてくださいました。躁うつ病の成因の解明と診断・治療法の開発を目標に掲げた懇話会は、先を争って成果を報告し、誰に気兼ねすることなく議論を戦わすことができた、私たちのアカデミーでした。

懇話会は、一九八七年に、高橋良先生を核として、若手の研究者が集まり自主的に組織したものです。ところが間もなくして良先生が病に倒れ、不幸にも不帰の方となられました。大きな師を失って意気消沈していた私たちを力強く導いてくださったのが、清久先生でした。懇話会は、再び求心力を取り戻し、極めて活発な会に育っていきました。誰もが両高橋門下生であることを誇りとし、学閥を越えたところで相互に信頼と尊敬をもって結ばれた、一種のフラタニティーになっていったのです。東京、広島、札幌、仙台、伊香保と、全国のさまざまな場所で泊まり込みの会を開き、躁うつ病の原因や治療をめぐって、延々と語ったことを今も鮮明に覚えています。科研費総合（A）を取り、成果を二冊のモノグラフとして出版するなど、研究は着実に前進していきました。

今やかつての盟友たちも全国に散らばり、かつて先生が懇話会を支えてくださった齢になっています。後進にとってかくありたい、と私も願ってはいますが、いたずらに歳を重ねるだけで、なかなか先生に近づくことができません。やはり先生にはいつまでもお体を大切にされ、生物学的精神医学を育て続けてくださることを心より願っています。

（『心の健康科学研究を志して――高橋清久先生の御退官を記念して』タマタイプ、二〇〇三年。今回加筆）

傘寿をお祝い申し上げます（中尾弘之先生へ）

この度、中尾弘之先生が傘寿を迎えられましたこと、心よりお祝い申し上げます。

先生のお名前は、その業績とともにかねてより存じ上げていました。九州大学へ初出勤した日でしたが、先生にお会いしたく挨拶に参りました。先生は私を温かく迎えてくださり、ミネソタ大学へ留学されたことなどをお話しくださいました。私もミネソタのメイヨ・クリニックに長く留学しておりましたので、共通の話題も多く、楽しい時間が過ぎました。先生は、「何年生まれか」とお聞きになり、一九五四年だとお答えしたところ、「僕が留学した年だよ」と感慨深そうにおっしゃったのです。そのときのご様子が今でも強い印象として残っています。

一九五〇年代は、大脳生理学の黎明期でした。ホジキン、ハックリー、キャッツ、エックルスらが神経生理学の基礎を築きあげており、ペンフィールド、フーベル・ウィーゼルらが次々に脳の局在性を解明していった時期でした。情動の研究では、キャノン、バード、マックリーンがそのグランドデザインを描き出し、オルズ、ミルナー、デルガドが細胞レベルで見事な研究を進めていたときです。そのような時期に、中尾先生は彼らと並ぶ歴史に残る仕事をされました。最も良く引用されるAm J Physiologyの論文は、一九五八年に発表されています。じつに三十歳前半での業績です。

他にも先生が書かれたエッセイをいくつか読ませていただきました。緻密な科学的論考をされている時とは打って変わって、切れ味のよい筆致で紡ぎ出される文体は、人への優しさや思いやりに満ちていました。私は先生のお人柄に直接触れた思いがしました。

最後になりますが、先生が心を砕いていらっしゃるのは教室の将来ではないかと思います。現教室員は皆それぞれに、教室の発展に尽くしたいという真摯な姿勢でいます。しかし、外からしか見えない教室の姿があります。先生にはいつまでもお元気でいていただき、教室から離れた立場から、その明晰な頭脳と鋭い舌鋒をもって、私たちをご指導いただきたいと心より願っています。

（『九大精神科同門会誌』平成十七年一号、二〇〇五年。今回加筆）

牛島定信教授の退任によせて

牛島定信先生が伝統ある名門精神科の主任教授を長い間にわたり務められ、この度無事退任されましたことを心よりお喜び申し上げます。

日本の社会はさまざまな旧弊を改める時を迎え、特に大学医学部とその病院はさまざまな面で改革を迫られています。その中にあっても、多くの業績を残され、臨床医学の慈恵ブランドをさらに高め、多くの優れた後進を育てられたことは周知のことであり、近年少なくなった「存在感のある教授」のお一人であったように思います。

先生は、どのような時にも、臨床を大切にされ、患者さんを大切にされていたと思います。慈恵会医科大学から招聘されたときに、これまで福岡大学で関わってきた数多くの患者さんたちとの関係が切れてしまうことを考えて、かなり躊躇されたとお聞きしたことがあります。

先生とは、臨床精神医学の編集会議で長い間ご一緒させていただきました。松下正明先生の後に編集主幹になられ、毎月一回の編集会議を運営されてこられたことは大変なご努力であったろうとご推察いたします。先生は、ご自身の専門分野である、精神分析や精神病理に関しては無論のこと、ほかの領域に関しても豊富な知識をおもちで、特集の立案や論文の査読に適切なコメントをなさり、私にとって、編集会議は専門外の知識を身につける格好の場でもありました。また、世相を反映した精神病理を、先生が巧みな言葉で切り取って語られるとき、今まで自分の視点からは見えていなかったものがくっきりと見えてくる、そのような体験を何度もさせていただきました。この力が、患者さんに向けられるならば、ほかの医師には見えない病理が浮かび上がるのでしょう。生まれもった才能ではないのか、とのあきらめの気持ちを抱く一方で、少しでもまねできないものかと思ってきました。

退任され医学部を離れることになりましても、お体を大切にされ、先生の臨床家としての煌めく才知を、いつまでも後進に伝えつづけていただきたいと切に願っています。また最後になりましたが、長い間、公私にわたりさまざまなご指導、ご支援をいただきましたことを深く感謝いたします。

（『牛島定信教授退任記念誌』東京慈恵会医科大学精神医学講座、二〇〇六年。今回加筆）

樽味伸先生とディスチミア親和型：序に代えて

夕方になるとときどき樽味君が私の部屋へやってくる。礼儀正しくソファに腰掛けると、そろえた両膝の上に手を載せ、彼は大きな体を折り曲げる。

「つまらんことを考えてみたのですが、ちょっと話してみてもいいでしょうか」

「うまく話せるかどうかわからんですけど……」

独特のアクセントを含んだいつもの口癖から対話は始まる。私たちはディスチミア親和型について何度となく話し合った。それはいつも決まって楽しいひとときだった。

なぜ彼は、脳科学を専門とする私に、彼の精神病理学の発想を熱心に説明し意見を求めてきたのだろうか。

その理由が序文を書く今になってようやく分かったような気がする。彼の論文をいくつか読み返してみて、私の論文が数カ所で引用されていることを知った。それは、私がこのところ関心を持っていた、病前性格の行動遺伝学的分析に関するものである。ディスチミア親和型は、彼がうつ病の部分集合を社会文化性の視点から切り取り、その病前気質を考察したものである。樽味君は私との対話の中で、ディスチミア親和型の形成と行動特性を、遺伝子から脳、行動、さらには文化へと広がる連関の視点から考えたかったのだろう。

精神医学の歴史は、似て非なる多くの疾患概念やカテゴリーによって埋め尽くされている。その理由の一つは精神疾患が二重の文化拘束性をもつからである。このことは文化拘束性が脳の属性だからであると言い換えることもできるかもしれない。脳を育むものは文化（下位文化を含む）であり、その回路には文化が刻まれている。また脳の営みは文化を作り、かつ文化の中で行われる。つまり診断される脳も診断する脳も、それぞれに文化に拘束されているのである。DSM診断はそれを科学的・普遍的でないものとして削ぎ落とそうとした。しかしDSMも、二十世紀後半の米国文化の中で生まれる精神疾患を、その文化の中で診断しようとする試みにおいて、そもそも二重に拘束された存在なのである。文化的拘束性は精神疾患の普遍的性質として在る。樽味君は、この問題を追究していたのだ。

加えて樽味君の仕事の特徴は、彼が九州大学の精神科医であったことと無縁ではない。ここには下田光造以来、気質を考えるという伝統が流れている。近年、執着気質で説明できない「うつ病」患者が増えていることに気づいた彼が、論考のすえにディスチミア親和型論にたどり着いたのも、この伝統と無縁ではなかろう。

几帳面、仕事熱心、規範的、他者配慮的である、いわゆる執着気質は、かつて日本人のあるべき姿であった。それゆえに、歯車が嚙み合わなくなるとき、人々は疲弊・消耗してうつ病に陥った。ところが近年では、それほど規範的ではなく、「仕事熱心」という時期が見られないままに過ごし、意に反して規範に封じ込められる時に「うつ病」を呈する人々が増えている。これを彼はディスチミア親和型として定式化した。

樽味君は、類いまれな才能を賦与された若き精神病理学者であった。私が垣間見たディスチミア親和型論の仕事は、溢れ出る彼の発想の一片に過ぎない。彼は、多くの発想を完全な姿へと彫琢する前に逝ってしまったのだ。

しかしこの度、樽味君の刮目に価する論考を後世に伝えるために本書が刊行される。多くの人がこの書を手にすることを願う。彼を知る人には、今再び彼との対話を楽しんでいただきたい。彼を知らない人には、その豊かな精神病理学と出会っていただきたい。おのずと新たな臨床の視界が開かれるに違いない。彼の論文が広く知られ、彼が到達した病理観がさらに発展していくことは、きっと樽味君の願いとするところであろう。

（樽味伸著『臨床の記述と「義」――樽味伸論文集』星和書店、二〇〇六年。今回加筆）

『精神医学の方位――松下正明先生古稀記念論文集』への献辞

松下正明先生は、まぎれもなく現代日本の精神医学を代表する碩学のお一人です。私は幸いにも、雑誌『臨床精神医学』のほかに、書籍『新世紀の精神科治療』（中山書店）、『精神医学文献辞典』（弘文堂）、『精神医学対話』（弘文堂）の編集会議でご一緒にさせていただくという貴重な機会を得ました。広大な知識と経験を駆使して、精神医学に今求められている問題点をずばりと指摘される能力には何度も感銘を受けた覚えがあります。先生自身は脳器質疾患をご専門とされていましたが、精神医学の理解には生物学と心理・社会学との融合が不可欠である、という統合的な視点を堅持されておられたように思います。この先生の見方に影響を受けた者は数多いことと思います。

先生は長年にわたり、いくつもの中核的な施設の長として日本の精神医学の発展に寄与されてこられました。高潔かつお優しい人柄とともに、優れた精神医学者としての才に魅了されたファンにとっては、先生のご引退は早すぎてとても惜しい思いがします。先生にはいつまでもお元気でいていただき、先生が到達された精神医学の高みから、私たち後進にこれからも多くのことを教えていただきたいと思います。

（この古稀記念論文集には、『執着気質の時代からディスチミアの時代へ』と題した論考を寄稿させていただいた）

（坂口正道他編『精神医学の方位——松下正明先生古稀記念論文集』中山書店、二〇〇七年。今回加筆）

西村良二教授　就任十周年記念によせて

西村良二先生がこのたび教授就任十周年を迎えられることを心よりお祝い申し上げます。

西村先生は、福岡大学医学部精神医学教室の第二代教授となられて、教室のさらなる発展に尽くしてこられました。日本の医学部は、一つの教室に教授が一人しかいませんので、教育、研究、臨床、教室運営などのすべてに目配りしなければなりません。私も山梨大学時代を含めると教室を主宰して十三年が過ぎようとしており、教授がとても重責で苦労の多い職であることを身をもって知っています。しかも効率化と短期的な成果が厳しく求められる昨今では、それぞれの領域で高い目標達成を要請され、その苦労はかつて無いほどでしょう。この苦労を知らずにいた若いときには、教授の退任に際して祝賀会を開くことがよくわかりませんでしたが、今では、十周年を迎えあるいはまた無事に退任する、ということは労いと祝賀にふさわしいことではないか、と思っています。

福岡大学の若い精神科医の方々とは、市内で行われる様々な会で発表を聞いたり、懇親会でご一緒する機会が数多くあります。その都度、教室の先生方が、明るく生き生きとされており、精神医学に対して真摯な態度をもち、問題を深く考察されているのを間近に見てきました。あるとき、その様子は、西村先生のお人柄や態度そのものだな、と気づいたのです。つまり、福岡大学精神科では「患者さんを治せる人間性豊かな精神科医」の育成を目指しておられますが（ホームページによる）、それは先生ご自身が目指しておられることであり、先生が教室の方々の傍らにいつもおられるからこそ、強い影響を与えているのだろうと思います。

私にとりましても先生の存在は大きいのです。九州沖縄地区の講座担当者としては、最年長でいらっしゃり、頼りに思うことがしばしばあります。先生は声を荒らげて主張されることはありませんが、正鵠を射たリベラルな意見を、独特なアクセントを含んで、時には少しからかうような表情を伴って、ぼそぼそっと口にされます。その公平でバランスがよい先生の考え方には学ばせていただくことがしばしばあります。

福岡大学精神科は、初代教授の西園昌久先生の頃より、精神療法の実践と研究で全国に知られてきました。西村先生も分析的精神療法を基盤とした精神療法をご専門とされて、福岡大学精神科は一貫して患者さんと向かい合う臨床を重視する姿勢を保ち続けています。とりわけ、西村先生のご専門とされる思春期精神医学、あるいは性同一性障害（ＧＩＤ）や社会復帰リハビリにおいては、九州でもっともレベルの高い診療と研究をされています。
福岡大学精神科と九州大学精神科とは、福岡市の南西と北東とに分かれて位置していますが、距離は近く、また初代西園教授、西村教授ともに九州大学医学部のご卒業ということもあって、以前より姉妹教室のような関係が続いてきました。福岡県にある四つの精神医学教室と太宰府病院で構成される福岡集談会は今年で四四〇回を超えて続いていますし、さらに若手の合同研究会なども少しずつ行われるようになってきました。福岡大学精神科と九州大学精神科にはそれぞれの強みがあります。これからも、人の交流や共同研究などがさらに深まり、お互いに良い刺激を与えあえる関係が強まっていくことを願っています。

最後になりましたが、西村先生がますますご健勝で、福岡大学精神科の発展に邁進され、無事に福岡大学での大役を勤め上げられる日には、再びこうしてお祝いできますことを心より祈念しています。

（『西村良二教授就任十周年記念誌』福岡大学医学部精神医学教室、二〇〇九年。今回加筆）

山脇成人先生の教授就任二十周年記念によせて

僕は、自分のキャリアの第一歩にあって、個人的に山脇成人先生に大変にお世話になったことがある。それだけではない。シャイで現状に満足しがちな僕にとり、先生のパイオニアを目指す高い志と活動力は刺激的で、幾度となく鼓舞されてきたように思う。僕たちは、同じ年に生まれ、多くの学問的関心と価値観を共有してきた仲である。教授就任十周年に続き、こうして二十周年を祝うことができて、とにかく嬉しい。

山脇先生が広島大学精神科の教授に選出されたときのことは、二十年が過ぎた今でも鮮明に覚えている。琵琶湖で行われた日本生物学的精神医学会の最中だった。教授選の結果が伝えられ、その夜は大騒ぎになった。当時三十六歳の若さで、しかも臨床系教授に選ばれることは極めて稀だったように思う。特に精神科は長い臨床経験を要する診療科という意識が強く、ベテランの先生方が教室を主宰することが多かった。僕はだから、先生が選ばれたという話をすぐには飲み込めなかった。それほどに当時の常識を打ち破った出来事だった。
先生は、自分が選ばれたのは、ベルリンの壁の崩壊にみるように、古い体制が崩れ、新たな秩序の胎動が世界的に起きているからではないか、と言っていた。当時の生物学的精神医学は、反精神医学の糾弾にあい、また様々な倫理的不始末を抱え、精神医学の傍流に押しやられようとしていた。特に統合失調症の患者さんを対象とした生物学的研究は鳴りをひそめ、躁うつ病の研究も小さなグループ（躁うつ病の薬理・生化学的研究懇話会）により細々と続けられているような状況であった。この研究グループから初めて誕生した教授が山脇先生である。その後、懇話会からは、全国に次々と教授が誕生していった。それらの教授選考において〝若すぎる〟という批判は、山脇先生を前例とすることで封じ込めることができたように思う。

教授就任から時をおかずに、先生は次々に成果を挙げていった。悪性症候群に対するダントロレンの有効性を証明して厚労省の認可を得たり、サイコオンコロジーを日本に根付かせ、今日の緩和医療の姿を作り上げたりもした。また脳血管障害にうつ状態が重なりやすいことを報告して、「血管性うつ病」という概念の形成に大きく貢献し、国際的にも先生の知名度は上がっていった。そして国際学会の役員として活躍することが多くなると、日本のプレゼンスを高めることに尽力された。一方、国内においては、先生の才能と人間的魅力でもって数多くの後輩を育成し、その彼らは今、各方面で若手のリーダーになりつつある。このような業績を振り返るならば、先生はご自身に寄せられた期待、すなわちパイオニアであること、にしっかりと応えてきたのだと思う。

しかし精神医学にはいまだ問題が山積している。先生への期待は依然として大きいのである。

（「山脇成人教授就任二十周年記念 講演会・祝賀会」二〇一〇年十月十六日。今回加筆）

追悼・故 塩江邦彦先生の急逝を悼んで

二〇一〇年八月二十三日、本誌（『精神科』）編集委員である塩江邦彦先生が急病のために亡くなられた。前回の編集会議（二〇一〇年五月二十八日）のときはいつもと変わらず元気であったので、突然の訃報に、驚きと悲しみを禁じえない。また、ご遺族のことを考えるとこころがとても痛む。

彼とは七年半にわたって山梨大学医学部精神神経医学教室で働いた仲であった。彼は、教室の講師として遺伝子研究グループを率いていた。あるとき放医研の協力を得て、ヒト脳内のセロトニン・トランスポーターの発現量をＰＥＴで定量し、5-HTT 遺伝子多型との相関を調べた。この研究は世界で初めての試みであった。*In vitro* の研究で予想された、「遺伝子多型と発現量との相関性」はヒトでは見られないという結果が出て、論文は Synapse に掲載され、今でもよく引用されている。彼は同時に医局長を務めてくれて、人気のない病院の人事では、一緒に頭を痛めた思いがある。

彼のことを紹介するときには、大うつ病の薬物療法アルゴリズムを国内で初めて作成した功績をあげなければならない。彼は精神科医の薬物療法がときにいいかげんなことを憤慨していたので、この仕事には精力的に取り組んだ。膨大な量の論文を読んではアルゴリズムの骨格を作り、それに国内のエキスパートの意見を塗り込めた。まずケースビネットを書き、専門医たちの診断一致度を調査した。そして、一致度が低い軽症と中等症とを合わせたアルゴリズムを考えた。彼が特に悩んだのは、ファーストラインの治療薬が有効でないときの次の手である。ほかの抗うつ薬に切り替えるべきなのか、増強療法へと進むべきなのか、指針となるエビデンスはなかった。そこで、両者の利点と欠点をできる限りあげて、両論併記とした。もう一つの特徴は、彼が欧米のアルゴリズムに異を唱え、三環系抗うつ薬の有用性を重視した点にある。

精神医学の知識、経験はむろんのこと、神経学にも造詣が深かったので、指導を受けた若い精神科医は多くのものを彼から学んだと思う。だから本誌が立ち上がったときには、編集委員としてまっ先に推挙した。お茶の水での編集会議がおわると、特急あずさで一緒に甲府へ戻った。そして、駅からは彼の車に同乗させてもらって自宅へ帰るのが常であった。その後僕は九州大学へ赴任し、やがて彼も青梅市立病院の精神科部長に転出した。おそらく多忙をきわめていたに違いないが、編集会議には必ず冴えた特集案を持ち込んでくれた。

青梅市立は忙しいがやりがいがあり、臨床は楽しい、と言っていた。あるとき彼から〝青梅市立の部長として、先生が山梨の医局でされたのと同じようにやっています〟と言われたことがある。ふと聞き流してしまったが、彼が何を言いたかったのか、そのときにしっかり聞いておけばよかった。

あまりに急な、あまりに若い、英才の死を心から悼む。

（『精神科』一七巻四号、二〇一〇年。今回加筆）

鹿島晴雄先生のご退任にあたり

鹿島晴雄先生が、数多くの業績を築かれ、数多くの要職を務められ、そして大過なく任期を全うされましたことを、心よりお祝い申し上げます。

僕たちが入局したときに、先生はまだ若手の助手の一人でした。しかしすでに、神経心理学の研究グループを率いておられ、神経病理学や神経学は言うまでもなく、精神病理学にも精通されており、まさに新進気鋭の学者といった風で、先生から教えていただけることをみな楽しみにしていたものです。

ところが入局して数カ月もすると鹿島先生のイメージが変質するのです。当時の慶大精神科は、コピー機が当直室にありました。そこへコピーをとりに行くと、当直医用のベッドに潜り込んで、昼から寝ている先生の姿をしばしば見かけるようになりました。口癖が「疲れた」でしたから、仕方ないなと思ったものです。そのうちに僕たちが当直を任されるようになると、隣のベッド（同じベッドではない！）で鹿島先生が寝泊まりするので、どうしてかと聞くと、「夜遅くなると家が遠いので帰れない」と言うのです。なにはともあれ、当直室を住み家にして、昼も夜も寝ておられたように思います。それでも僕たちはみな、「とにかく、すごい先生らしい」と言い合っていました。

先生に再びお世話になりましたのは、五年間の米国留学を経て帰国したときからです。大学に置いていただいた僕は、基礎的な精神薬理学の研究室を立ち上げました。この当時、夜遅くまで研究室に残っている常連が僕の他に二人いました。筆頭助手になられていた鹿島先生と助教授の八木剛平先生です。八木先生はときどき飲みに行かれることがあり（また戻ってきて、ご自身の研究室の大きな机に布団を敷いて寝るのですが）、そうなると夜になっても明かりがついているのは、廊下の右向こうにある神経心理研究室か僕らの部屋になってしまいます。

十一時頃になると一段落されるのか、ときどきやってこられて、入り口に立ち、「あのさ〜ちょっと」と手招きして呼びかけます。鹿島先生は潔癖症ですから、動物や化学物質がそこいらに置かれている部屋の中には、滅多なことでは入ってこないのです。そこで僕が先生の部屋に移動して、息抜きに冗談混じりの雑談をするのですが、この頃から遠慮の無いおつき合いをさせていただけるようになりました。

「（神経心理のような）一周遅れの研究をしていると、（神経科学のような）先頭集団がぐるっと回って後ろからやってきて、どっちが先だか分からなくなるからいい」という自虐的な話が出るかと思えば、「自分の研究は紙と鉛筆があればできる」と自負に満ちた話もありました。他にも「つまらない論文をたくさん書くのは学者として下品だ」とか「研究とか言う前に患者をちゃんと診なければ」とか、神経心理学の話以外にも数多くのことをお聞きしました。この夜の雑談のなかで、精神科の臨床と学問に対するあるべき姿勢を学ばせていただけたことは、かけがえのない体験であり、今もって感謝の念に堪えません。

鹿島先生は「僕が本当にやりたいのは統合失調症の精神病理なんだ」と常々言っておられました。先生は該博な知識を駆使してシャープな論理展開をされますが、学問に対する姿勢は極めて慎重で、ご自身の考えを未完成のまま公にすることはありませんでした。それが引退前の数年間になってまとまりだしたのか、少しずつ自説を発表されるようになり、僕はその講演を拝聴するのがいつも楽しみでした。慶應をご退任され膨大な雑務から解放されましたならば、先生の統合失調症論をさらに進めてください。先生から学ぶことを今もみな楽しみにしているのですから。

（『鹿島晴雄教授退任記念誌』慶應義塾大学医学部精神・神経科学教室、二〇一二年。今回加筆）

齋藤利和先生、また飲みましょう

齋藤利和先生には、躁うつ病の薬理・生化学的研究懇話会（躁うつ病懇話会）で出会って以来、近しくおつきあいをさせていただいている。

躁うつ病懇話会は、高橋良先生を核として一九八七年に設立されたもので、齋藤先生は樋口輝彦先生らとともにファウンディング・メンバーとして骨を折られた。僕は米国から帰国した翌年の一九八八年に声をかけていただいた。今でも鮮明に覚えているが、研究者としてもまた人としてもすばらしい方々とおつきあいできる機会を得たことをとても幸運に感じたものである。

当時の齋藤先生は、抗うつ薬の薬理作用の研究を、βアドレナリン受容体とその細胞内情報伝達系を中心に進めていた。受容体と結合するGタンパクの役割を日本の生化学者らが盛んに明らかにしていた時代で、先生の研究は当時の最先端をいくものであった。僕はその頃リチウムなどの向精神薬の作用に関心をもっていて、慶應義塾大学精神科の十畳にも満たない狭い研究室で、細胞内Ca測定やマイクロダイアリシス法を用いて薬理作用をしきりに調べていた。手元の資料にあたると、先生は、一九八九年に札幌で開催された日本神経化学会に併せて躁うつ病懇話会を主催し、Gタンパクをメインテーマとしたシンポジウムを組み、僕は指定討論の役を与えられている。

躁うつ病懇話会は毎年、場所を変えては泊まり込みのワークショップを開催し、夜遅くまで、研究のことや将来の精神医学のことなど、酒の勢いを借りていろいろと話したと思う。実はこの頃は、齋藤先生のご専門がアルコールであることはあまり意識していなかった。もっとも躁うつ病の懇話会なので、アルコール研究についてお聞きする機会が無かったからだろう。しかし、先生はアルコールの研究で着々と成果を挙げていたようで、国際的にも高く評価されていたことがやがて僕にもわかる日がくる。

たしかパリのWFSBPの時だったと思う。一日が終わって、さあ、くつろごうと学会場から部屋に戻ると、すぐに電話がかかってきた。「上手いものを喰わすから、今から部屋に来い」と言う。行ってみると、すでに橋本恵理先生も呼ばれており、酒盛りの準備の真っ最中であった。齋藤先生の大きな旅行カバンには、見かけによらず、荷物が丁寧にきっちりと詰め込んであり、彼が手を入れてまさぐると、手品のようにインスタントの味噌汁、レトルトのご飯、さきイカ、カップラーメン、梅干し、お茶漬けのりなどが次から次へと出てくる。日本食が恋しくなるので、海外出張ではこうした食べ物をいつでも多量に持ち歩くらしい。一週間くらいの海外生活なのに大袈裟だなと思いつつ、ふるまわれた味噌汁を味わってみると、確かにこれがたいそう美味しい。さすが美食家である。美味しいものの食べ方を熟知している。

同じく美味しいものを食べに来ないかということで、北海道にも何度か呼んでいただいた。自ら小樽を案内してくださったこともある。小樽といえば、むろん寿司である。開店まで少し時間があったので、運河縁のビアホールで乾杯し、ガラス細工のみやげを見に行くことにした。途中、精神科医としての人生を小樽で歩み出したころの苦労話や、恩師への篤い感謝の気持ちなどを滔々と述べられていた。余談ながら、小樽で手に入れたガラスのコップは、今でも毎朝ジュースを飲むために大切に使っている。

齋藤先生は、日本人としては体格がよいので、外国のパーティでも堂々として見える。英語のスピーチも堂に入っていて、その格好の良さに僕はいつも感心させられた。だから、アルコールに関連する国際学会の理事長になったと聞いても別段驚きはしなかった。

過去数年は、日本精神神経学会の理事会でご一緒するようになり、頻回にお会いするようになった。齋藤先生以上に杯を酌み交わした教授はいない。専門がアルコールだと書いたが、病気のほうだけではなく、お酒のことにも詳しい。特に日本酒は口に含むだけで、米の品種は何々というもので精米度はどれくらいだ、とうんちくを述べる。嘘か真か僕にはわからないので、彼の気を害さないように感心したふりをして聞くしかない。そのときの先生は実に幸せそうである。そしてご本人が幸せになると、僕の相談にのってくれて、「いまの神庭さんのままでいいんだ」と言ってくれる。この言葉に何度励まされたことかしれない。

齋藤先生は、体を張ってアルコール症の患者に向かい合い、人一倍苦労して今の地位を築き、誰よりも熱心に若手の育成に心血を注いだ。母校を思い、北海道を思い、国を思い、そして国際的な視野をもっている。親分肌でありながら、酔うと大きな子どものように泣き言を言う。僕はそんな齋藤利和先生を素晴らしい人だと思っている。その彼が教授仲間から去っていくのはとても寂しい。

（『齋藤利和教授退任記念誌』札幌医科大学医学部神経精神医学講座、二〇一四年）

体験を作るもの（村瀬嘉代子先生へ）

村瀬嘉代子先生の退任記念誌に寄稿できることをこころより光栄に思います。これまで先生の講演や著書からは多くのものを学ばせていただきました。そのいくつかを紹介しつつ、先生が豊かにもっておられる、感性、洞察力、行動力そして文才の魅力の一端をお伝えしてみたいと思います。

看取るこころ

学会を主催すると、特別講演の演者を接待することが会長の大きな仕事になります。移動のお手伝いや講演の謝礼の交渉などをしているうちに、その人柄に触れ、今まで名前でしか知らなかった高名な方々が身近な存在となります。

このようにして私が村瀬先生とお近づきになれたのは、平成十三年のサイコオンコロジー学会（甲府市）のときでした。がん患者のこころのケアに携わる医療関係者が集う学会です。この学会で、「死に向かう患者のこころをどう支えるべきか」をお話しいただこうと思い、先生に依頼状を差し上げたのです。先生からの返事には、「演題名は大会長として先生が決めてください」とありました。加えて、村瀬孝雄先生が、嘉代子先生に看取られて亡くなられたことが書かれてあり、ご葬儀での先生の御礼のことばが記録された、内観療法の会報（「やすらぎ樹」五〇号）が同封されていました。

会長として演題名を決めよ、との宿題をいただいて、先生から何を引き出せば参加者にとって最も有意義だろうか、と改めて考えさせられました。そこで、同封されていた会報にヒントが隠されているだろうと思い、何度か読み返してみたのです。会報には、看取る嘉代子先生の思いやり、看取られる孝雄先生の気遣いが滲み出ていました。私は、「看取るこころと看取られるこころ」をご提案申し上げ、先生は講演を引き受けてくださったのです。

村瀬先生の講演には、二つのメッセージが込められていたように思います。

一つは、看取るこころの傲慢を見直してほしい、ということでした。これには虚を衝《つ》かれた思いがしました。看取る立場にある者が傲慢になりやすい、というのは真実です。思えば私たちはとかく、相手のためを思いながらも、どこかで自分の価値観や都合をおしつけてしまいがちです。自分を殺し相手に共感できて初めて、相手のための看取りの行動へと導かれるのですが、これが実際にはとても難しい。

二つめのメッセージは、〝傍に居続けなさい〟ということでした。集中的な治療にも反応せず日々衰弱していく患者を前にして、なすすべもなく、無力感に襲われ、がんの治療者は患者から足が遠のきがちになります。しかしこの世にありながら、その存在が置き去られることほど惨めでつらいことはありません。このときに至ってもまだ、してあげられることがある。それは、傍に居続けることなのです。

共感するこころと脳

話は変わりますが、眼前の人があなたに向かって手を振っているとしましょう。あなたは、その行動の意味をどうやって理解しているのでしょうか。

脳科学は、その原理を少しだけ明らかにしました。手を振る相手を見ているあなたの脳では、あなた自身が相手に向かって手を振るときに活動する神経回路の一部が実際に活動するのです。すなわち脳は、相手の行動の意味を、一度自分の神経回路を意識下で動かすことで理解する、ということをしているのです。この相手の行動を映し出す神経回路をミラー・ニューロン（鏡神経）と言います。

ミラー・ニューロンは運動系で発見された事実ですが、きっと感情にもあてはまるに違いありません。涙を流し泣く人をみると、こちらも悲しい気持ちになる。これも、私たち自身が泣くときに活動する感情脳が、実際に泣いているかのごとく活動することで、相手の流す涙の意味が自分のことのようにはっきりと分かるのだと思います。

　ミラー・ニューロンが他者を理解するための脳の基本原理だとすると、人は、これまでの体験が刻み込んだ神経回路の上に他者の姿を重ね合わせることでしか他者を理解できない、ということになります。極端な話、悲しみに嗚咽《おえつ》して涙したことのない人には、相手の涙につながるこころの痛みを真に知ることはできない。脳科学が教えてくれることは、最初に共感ありきではなく、最初に体験ありきだ、と言うことです。このようなことは、わざわざ脳科学に教えてもらわなくとも分かっている、と言われそうですが、科学的根拠にはそれなりの説得力があります。

　なぜこのような話を始めたかというと、村瀬先生のもつ共感能力には私たちが及ばないものがある、と思うからです。なぜここまで他者のこころに共感することができ、しかも他者のこころにやさしく動くことができるのでしょう。

　私は、次に引用する先生の自叙伝の中に答えを見出すことができたような気がするのです。

遙かなる思い出

『柔らかなこころ、静かな想い』（創元社、二〇〇〇年）には、小学校に上がる前の村瀬先生の思い出が綴られています。中井久夫先生の挿絵が自伝の世界を情感豊かに描き出していて、読む者をケストナーの世界にいるような錯覚に導いてくれる名著です。

なかでも感銘深いのは、昭和十七年の寒い冬の夜の出来事です。淡いピンク色をしたウサギの毛のコートを着た先生は、夜行寝台で帰る祖父を見送るために、母親と共にプラットホームにいました。見送りが終わり帰路につこうとしたとき、すぐそばにいた同年代の女の子が、連れの祖父らしき人に強い口調で叱られて泣いていることに気づきます。女の子は、〝自分もあんなのを着たい〟と泣いているのです。家に帰った村瀬先生は、自分のコートを見て強い悲しみがこみ上げてきた、と言います。そして、このコートは再び着ない、と母親に告げます。先生の母親もその意味を感じ取って、反対することなく、本人の意思に任せたのです。

体験を作るもの

このエピソードは、体験を作るものはなにか、という問いを突きつけてきます。同じ状況にあって、はたして泣いている女の子にどれだけの子どもが気づくだろうか。気づいたとしてそれを自分のせいだと思う感性をもった子どもが同年代にどれだけいることだろう。しかも、これ以上他の子どもを悲しませたくないとして、お気に入りのコートを手放す子がはたして他にいるだろうか……。

忘れてならないのは、これらの体験と行動を受容する母親の存在です。仮に母親が〝コートはもう着ない〟との申し出を、ただの我が儘と誤解して言下に拒絶したならば、この夜の出来事は全く違った体験に変質していたでしょう。

体験とは、偶然に出会うものでも、他から与えられるものでもない。体験する者のこころがそれを切り取っていくものなのです。「寒い冬の夜の出来事」には、その様子がみごとに描き出されているではありませんか。

では、かく切り取るこころを育むものは何なのでしょう。これに対して脳科学はいまだ十分な答えを提供できずにいます。今は、「こころを育むものは、内在するものと外在するものとの融合である」と言えるだけです。少し付け加えるならば、野生児にみるように、言葉のない世界で育つならば、ヒトであっても言葉を話すことができないのです。二足歩行すらしなくなる。私たちは、人を真似て、人から教えられて、人としての能力を獲得していく。

隣人を愛する、という高度に人間的な気持ちであれば、なおさらそうなのだろうと思います。幼少時期に人から愛されたことがないならば、隣人を愛することを知らないで育つでしょう。ですから、外在するものの中で最も大切なのが、子どもを愛し、隣人愛に基づく子どもの行動を是とする、鏡としての〝母親〟の存在なのです。

私はこころを医学的・科学的に研究しています。しかし人のこころは容易には分からない。

分かったように思えるときでさえ、実は全く分かっていないのだろうと思います。だから臨床ではせめて、患者の体験としての苦悩を大切にしています。そして、苦しみの中にある人に接するとき、村瀬先生ならどう接するだろう、と考えたりするのです。

（村瀬嘉代子他著　滝川一廣、青木省三編『心理臨床という営み』金剛出版、二〇〇六年）

第七章　私と大学と学生と

山梨医科大学教授就任にあたって

假屋哲彦教授（現名誉教授）の後任として、本年九月に精神神経医学講座の教授に就任いたしました。卒業後しばらくして米国のメイヨ・クリニックに留学し、神経化学の研究に従事した後、レジデントとして精神科のトレーニングを受けて帰国しました。それからほぼ十年が過ぎようとしています。

メイヨ・クリニックのあるミネソタ州は米国中西部にあり、州都はセントポール・ミネアポリスといい、二つの都市から成るので、ツイン・シティー（双子の都市）とも呼ばれています。野球はツインズ、アイスホッケーはノーススターズ、フットボールはゴーファーズといったところです。インディアンのスー族がいたところで、大草原の小さな家の舞台でもあり、見渡す限りの農場や牧草が続く北米コーンベルト地帯の一部となっています。ツイン・シティーからハイウェーを走り続け九〇分、ロチェスター市に入ると突然メイヨ・クリニックの高層ビル群が目に入ってきます。私はここで青春の一時期をとても楽しく過ごしました。そこには古きよきアメリカがありました。時間はゆっくりと流れ、人々は親切で飾らず、敬虔で勤勉でした。そして誰しもがミネソタに誇りを持っていました。

私はできる限り彼らにとけ込もうと思いました。友人がオルガン奏者を務めていた丘の上のルーテル教会に通い、詩人でもあるシスターに誘われて、修道院のミサにも何度となく参加しました。彼女は躁うつ病を抱えており、私の治療を受けていました。巨大な農場を抱える農家に泊めてもらったこともあります。冬はマイナス三〇度になるほど寒く、夏は夏で暑く、また時にトルネード（竜巻）で恐い思いをします。かくも自然は厳しい顔を見せるのか、と思ったこともありますが、普段のミネソタは感涙するほどに美しく、のどかでした。

山梨医科大学を初めて訪れたとき、立地条件がメイヨに似ていたのでとても親しみが持てました。なににもまして、連山が遠くに美しく見えたことが印象的でした。私はここにもとけ込み、自然を楽しむつもりです。そして、若い医局員たちと力を合わせて誇れるような仕事をしていきたいと思います。なにぶん若輩ゆえ、ご迷惑をおかけすることも多いかと思いますが、よろしくお願い申し上げます。

（「広報　かいじ」山梨医科大学総務部、一九九六年十月一日。今回加筆）

普通の人々

ロバート・レッドフォードは役者としては冴えませんが、プロデューサーとしてはなかなかの才能を発揮します。なかでも「普通の人々」という彼の初期の作品はすぐれています。

個性派俳優として知られるドナルド・サザーランド扮する弁護士が、閑静な郊外で妻と二人の息子と何不自由ない日々をおくっています。そして、息子たちが乗っていたヨットが嵐の中で転覆し、弟の目の前で兄が溺れて死ぬところから、ドラマは急展開します。兄を助けられなかった弟は自分を責め続け、ノイローゼになり自殺を企てる。世間体を気にするばかりで、何事もなかったかのように振る舞おうとする母親。そのような彼女に対して、次第にこころを通い合わせることができなくなった息子と夫。息子は、あくまでも反対し続ける母親を振り切って、精神科医のもとを訪ねます。溝はさらに深まり、やがて父親は息子の苦しみをわかろうとしない母親と離れ、病んだ息子と二人だけの暮らしを選ぶ………。このような話です。

「普通の人々」は、ごく普通の幸せがいかにもろく壊れやすいものか、そしてごく普通の人々の（一見して健康な）精神がいかに危ういものかを、みごとに描写している映画なのです。

ノイローゼというあいまいな言葉を使いましたが、私たちが目にする精神症状をちょっと挙げてみても、不眠、アルコール依存、拒食や過食、登校拒否やひきこもり、家庭内暴力や幼児虐待、うつ病、不安、認知症などと、きりがありません。実際に、「一生涯のうちに何らかのこころの病を抱える人は四割近くになる」という報告もあります。そもそも人という動物は、精神的にそれほど健康なわけではないのでしょう。人だからこそ、こころの不健康に悩むのだともいえるのではないでしょうか。今は健康な人も、ちょっとした弾みでたちまち不健康に陥るのでしょうし、自分では健康だと思っている人も、実はただ自らの不健康に気づいていないだけなのかもしれません。あるいは気づいていてもそれを認めたくない人だっているでしょう。

初めて精神科を受診されようとする方はきっと強い抵抗感や恥ずかしさに悩むことと思います。なかには〝恐い場所では〟とすら考えている方もいるかもしれません。しかし必要なときにはほんの少し勇気をだして来てみてください。誰もが皆、普通の人々なのですから。

（「広報　かいじ」山梨医科大学総務部庶務課、一九九九年十一月。今回加筆）

二〇〇二年新たなる出発　精神医学と生命倫理学の融合

まず山梨大学精神神経医学教室の臨床について一言。医師は、採血などの処置をするとき以外は、患者さんに威圧感を与える白衣を脱いで診察にあたります。我々が身にまとうべきものは、〝明晰な判断力とやさしいこころ〟(Osler, W.)であるべきだと考えているからです。

病棟では、指導医をリーダーとするチームで患者さんの診察にあたります。チームは毎週一回の回診を行い、そのあとで看護師も交えたチーム・カンファレンスをもちます。このシステムで研修医は指導医から一対一の指導を受けることができます。さらに定期的にチームを移動し、多くの指導医から学べるシステムになっています。病棟全体の回診とカンファレンスは、週に一回、半日以上をかけて行います。この長丁場を乗り切るために、スナックと飲み物を摂ることは自由としました。外来は患者主治医制で、病棟で主治医だった医師が外来でも主治医となります。患者さんの都合に合わせた予約制をとっています。研修医も指導医のスーパービジョンを受けながら、外来患者さんの治療を担当することがあります。

治療では、合理的な薬物療法はもちろんのこと、認知療法、家族療法、集団療法、力動精神医学にも力を入れています。

研修医は、卒後二年間のうち三カ月は救急部か麻酔科をローテイトし、基本的な医学手技を身につけます。児童相談所での診察、スクールカウンセリングに接する機会があります。コンサルテーション・リエゾンチームが全科をまわっていますので、リエゾン精神医学、サイコオンコロジーを学ぶことができます。

学部学生の教育、特に臨床実習には力を入れています。学生は各チームに一人ずつ配属となり、研修医についてまわることで、先輩医師から密度の濃い、臨床に即した指導が受けられるような体制を組んでいます。

次に研究ですが、神経生物学の研究グループと精神生理学の研究グループの二つがあり、これらが主な研究母体となり、教室の研究活動を進めてきています。假屋哲彦教授（現名誉教授）の時代からの伝統です。神経生物学グループの研究テーマは、①海馬、扁桃体を中心とした情動の脳科学的研究、②気分障害の成因と性格の形成過程を対象とした行動遺伝学的研究、③遺伝子改変動物を用いた動物モデルの研究、などです。精神生理学グループは、睡眠障害と生体リズムの研究を進めています。研究の主力は大学院生です。

二〇〇二年十月に山梨医科大学は山梨大学と統合しました。統合に伴い、モンテーニュやデカルトなどのフランス哲学をご専門とされ、現在は生命倫理学を研究されている香川知晶教授が精神神経医学講座に属することになりました。これまでの脳科学を中心とした研究に、哲学や臨床倫理学の研究が加わり、幅広く味わい深い議論が盛んに行われることを楽しみにしています。なお医学部での正式な講座名は、精神神経医学・臨床倫理学講座と変更になりました。
これを機に、当講座が中心となり、〝臨床倫理事例検討会〟を医学部の定例検討会として発足させました。

（「研究室訪問」、『らぽーる』五二号、二〇〇二年十一月。今回加筆）

卒後臨床研修の必修化を問う

医師となる者は誰もが最低限身につけるべき能力がある、ということで、平成十六年度から卒後二年間の臨床研修必修化が実施されようとしている。まだ研修体制をはじめプログラムの詳細は決定されていないようであるが、さまざまな意見や憶測が飛び交っている。メディアはおおむねこれを歓迎しているようである。医師の質に対する批判的な世論が古くからあり、昨今表面化している医療事故の多さが追い打ちをかけているからだろう。一方、医学教育の現場の反応は大きく二つに分かれている。コアに指定された診療科では、「研修医に対して十分な指導ができないばかりか、指導に力を削がれるため診療の質の低下を招くのではないか」という懸念が占め、精神医学のようにコアの診療科に入らない（入れない？）科では、当該分野が軽視されていることへの不満や入局者が減る可能性への不安が占めているようである。

そもそも卒前教育と卒後教育とは相互に補完的なはずであり、一貫した計画が立てられるべきものなのである。これを別個に改革しようとするために無駄や無理が生じる。その結果は、一人前の医師になるまでの大幅な期間延長である。しかも、研修体制のあり方によっては、臨床現場に相当の無理が強いられるだろう。

世論が指摘する問題は、医学部を卒業する時点での臨床能力の到達目標の設定が低いことにも原因があるのではないだろうか。卒前の少なくとも二年間は臨床能力を積む時間として用意されている。ところが大半の大学では、ベッドサイドの学生は臨床現場の見学者にしかず（時に邪魔者扱いすらされる）、六年次の大半の時間は国試のための座学に充てられている。本来この期間にこそ、求められている医師の能力にどこまで近づけるかがかかっているはずである。

ここで問題とされていることは医学教育に限ったものではなく、実学を軽視する日本の高等教育全体に共通した特徴かもしれない。人材を育てあげる役割は、これまで雇用者が担ってきており、大学の役割ではないとみなされてきた観がある。一方米国では、大学を卒業した時点で一人前の能力を備えた者とみなされて雇用契約が交わされるため、高等教育の到達目標は高く設定されている。この風土のなかで、実学の最たる医学では卒前教育の到達レベルも相当高いものになっている。

米国の医学教育に見習うべきは、遷延したモラトリアムになりかねない卒後研修ではなく、まず充実した卒前教育にこそあるのではないかと思う。「すべての医師に求められる最低限の能力」は、卒前教育の一層の充実で大いに対応できるはずである。それと連動して、卒後教育はどうあるべきなのかを語るのが順序である。

（「日本学術会議寄稿」精神医学研連委員、二〇〇二年。今回加筆）

最後の教授会　山梨大学を離れるにあたり

あいにく山梨最後の教授会に参加できませんので、お世話になった皆様に文書にてご挨拶いたします。

四十二歳で着任させていただいてから七年七カ月、すでに五十歳になりました。この間、私はもとより家族も山梨で育てられ、山梨での生活をこころから楽しみました。

この地の大自然の美しさは、いつも私のこころを震わせてくれました。朝は富士を望み白根や八ヶ岳の稜線を目で追いながら、そして夜は満天に輝く星を眺めながら通勤することが何よりの楽しみであり、時にまた慰めでもありました。夜半から風が吹き荒れる冬、甲府盆地が色とりどりの花で飾られる春、ハナミズキの花が新緑に映える初夏、焼け付くような日差しの夏、そして紅葉が山肌を覆い尽くす秋。すべてが忘れがたい想い出です。

皆様にはとてもよくしていただき、こころより感謝申し上げます。退官ではなく、九州大学との併任から専任へと切り替わる身故、ご挨拶に伺う時もなく、不躾に去っていくことをどうかご寛恕ください。

これまで、慶應義塾、メイヨ・クリニック、山梨大学と勤務してきました。山梨の母校の大いなる発展をこころから願っております。

梅の花に思いを馳せつつ……。

（「広報　かいじ」山梨医科大学総務部、二〇〇四年三月。今回加筆）

山梨大学馬術部のみなさんへ

馬術部長就任にあたり

本学の馬術部が誕生後まもなくして極めて優れた成績を残していることは、かねてより聞き及んでいました。地の利もあったのでしょうが、松本由朗部長、石黒健吉顧問、松田潔監督、小宮山修コーチという、他では得難い優れた指導陣のご指導のもと、部員の一人一人が馬術と真剣に向き合い、情熱をもって取り組んできた結果であろうと思います。結成から今に至る険しい道のりを、みなさんから片時も離れずに歩まれてきた松本由朗先生がこの春大学を退官なさいます。その後任に推挙されたときには、正直この上なく光栄な気持ちになりましたが、果たして松本先生の代わりを私が務められるかどうか心許なくもありました。学生時代に馬術部で活躍された松本先生と違い、なにしろ私と言えば、メリー・ゴーラウンドの馬に乗ったことしかなかったのですから。

馬術、と聞いて思い出したことがあります。大学の同級生にただ一人、馬術部に属している友人がいました。いつだったかは忘れてしまいましたが、その彼が、なぜか競技用の正装を身にまとい、教室の近くに現れたことがありました。私らは好奇心に駆られ彼を取り囲み、そのスーツや帽子をじろじろと眺めだしました。そのノーブルかつエレガントで、しかも誇らしげな様子に私は不覚にも圧倒されました。そのことを伝えると、〝見た目の華やかさと違い、実際には、馬の世話が大変なんだよね〟といったことを彼に言い返されたのです。そのとき初めて、〝部員が馬の世話までするのか〟と知り、とても意外に感じたことを覚えています。彼が、それまで何年間も、馬の世話をすませてから朝の授業に出ていたことも知りました。言われてみれば、馬と一心同体となってする競技ですから、部員がパートナーである馬の世話をするのは当たり前かもしれません。エレガントさとそれを支える厳しさをあわせもっているからこそ、馬術はノーブルな偉容を現せるのだろう、などと勝手に納得し、馬術の真髄に少しばかり触れたような気にもなりました。

馬は人を見る、という話を聞いたことがあります。同じ馬でも、乗り手によって言うことを聞いたり聞かなかったりすると。そしてその違いを生むのは、粗っぽく言うと、乗馬技術を超えた「人間の大きさ」なのだとも……。種類を問わずスポーツでは、能力向上のための日々の訓練と競技場での実戦を繰り返します。このどの瞬間にも「自己と向き合うこと」が求められています。みなさんが、「自己と向き合う」ストイックな部活生活の中で、より大きな自分像を追い求めることをなによりも期待します。やがてそれは、かつて僕が友人に見た、ノーブルで誇り高き姿へと結実していくでしょう。

「甲騎」を手に取り、改めて部員や指導陣の馬術に対する熱い思いと、馬術部の強い結束力とを見た思いがします。結束の要には到底なれそうにありませんし、その必要もないでしょう。大きく成長し揺るぎない実力を備えた山梨大学医学部の馬術部が、さらに高い障害を飛び越えることを願って、ただこっそりと競技場に足を運ぶつもりです。

二〇〇二年四月

山梨大学馬術部を去るにあたり

本学の馬術部は今年も大いに活躍し、優れた成績を残してくれました。たった一度、新人戦を見学に行っただけの役に立たない部長を抱えながらも、石黒健吉顧問はじめ、監督、コーチのご指導を受けながら、部員一同がまとまって馬術に打ち込んだ成果であろうと思います。馬術部の部員は、数多い部活動のなかでもとりわけ熱心に、規律正しく、自主的に活動していると思います。

小淵沢での新人戦は、実に見応えがありました。威風堂々とした姿で登場し、しなやかに障害を飛び越える姿は、想像以上に美しかった。周囲の大自然に違和感なくとけ込んだ競技場は、張りつめた空気に満ちていて、時に熱い闘魂が見え隠れします。そしてすべての者の全神経が一瞬の跳躍に集中します。静寂のなかを淡々と時間が過ぎる空間で展開された、馬と人とが一体となったドラマは、私の脳裏に強く刻まれました。

今年は馬術部創立十周年です。三月には、記念パーティを開催しました。創立当時から手塩にかけて部を育ててこられた松本部長はじめ関係者の方々、ゼロから部を作ってきたこれまでの部員たち、そして今、それを次の十年へとつなげようとしているこれからの部員たちが集まりました。それぞれの思い出と未来への抱負を語り合って、充実した楽しい時間を共有してくれたことと思います。

最後になりますが、結局一年しか在任しないで部長を退くことを申し訳なく、またとても心残りに思います。幸い、松本先生と長い間コンビを組んで第一外科の発展に尽くされてきた、藤井秀樹教授が次期部長を引き受けてくださいました。

藤井部長のもと、山梨大学の馬術部が、この先いつまでも、そして大いに発展し続けることを転任先の九州の地より願っています。

二〇〇四年三月

（山梨大学馬術部誌「甲騎」二〇〇三年、二〇〇四年。今回加筆）

九大精神科に着任するにあたり

輝かしい伝統をもつ九州大学精神科に着任することになり、同門会の皆様にご挨拶できることを光栄に思います。

七年前に山梨大学精神神経科に赴任して以来、国立大学の教官として、さまざまな改革の嵐に巻き込まれてきました。大学の統廃合、大学院改組、ＣＯＥの競争、大学評価、定員削減、そして現在進みつつある独立行政法人化です。学部教育では、ファカルティ・ディベロップメント、学生による授業評価、カリキュラムの改訂と電子情報化などが矢継ぎ早に行われてきました。一方医療改革が迫られるなか、大学病院においても、その質的向上はもとより、病棟稼働率、在院日数、診療報酬査定率、紹介率などの経営数値目標が厳しく押しつけられています。改革は、九大にも例外なく押し寄せたことと思います。そして、その勢いはいまだに止むところを知らないどころか、ますます激しくなっていきそうな兆しさえ感じられます。

このような環境にあっても、我々に与えられている責務をないがしろにするわけにはいきません。すなわち、優れた医師・研究者を育成し、高質の医療を提供し、国際的に評価される医学研究を推し進めること。と同時に、地域社会から期待される基幹的役割を十分に果たすことです。口で言うのはいとも簡単ですが、どれ一つとってもこれまでにない高いレベルに到達することが求められており、九大精神科にはとりわけ強い期待が寄せられていると思います。

時代の要請の急激な変化に即応するには機動力が必要になります。大きな組織は変わりにくい、というのは誤解だと思っています。小さくても変われない組織もあれば、大きくても小気味よいほど身軽に時代を先取る組織もあります。機動性は、個人の心構えにかかっているようです。

私は福岡に生まれました。幼くして東京へ移りましたので、福岡の記憶はありませんが、福岡には、他の都市と違って、帰属感のようなものをうっすらと感じていたことは確かです。そして、遠くから見えていた九州大学のイメージを私なりに表現するならば、〝風格のある大学〟です。なぜ私が今回の招聘をお引き受けしたのかといえば、それは、九大の風格が好きであったことに加え、九大での仕事が、これまでに無いほどの挑戦に満ちたものに映ったからです。また大仰な言い方になりますが、この挑戦を受けることがcallingであると思えたからです。

九州大学は創立百周年を迎えたと聞きました。新たな百年に向かって、教室および同門会の先生方と力をあわせて第一歩を踏み出したいと思います。この大役を与えられたことに戸惑ったこともありましたが、今では心より誇りに思っています。華々しくではなく、端正な姿勢で臨みたいと思います。同門の皆様のご理解とご支援を切にお願い申し上げます。

二〇〇三年初夏

（「九大精神科同門会誌」平成十五年二号、二〇〇三年）

近況報告――慶應義塾大学精神科のみなさまへ

二〇〇三年七月一日付けで、九大精神科（正式には、九州大学大学院医学研究院精神病態医学分野）教授に就任しました。

九州大学について少しばかり紹介します。九州大学は、黒田藩の医育機関であった賛生館を出自とした大学で、明治三十六（一九〇三）年に京都帝国大学福岡医科大学となり、大正八（一九一九）年には、医学部、工学部、農学部が設置され、九州帝国大学として独立しました。戦後九州大学と名称は変わりましたが、現在でも、予算規模で東大、京大、東北大に続く国立大学として、日本の学術拠点の一つとなっています。「伝統と風格」をもちながら、時代に即応して変化できるダイナミックな大学という印象をもっています。その精神病学教室は、榊保三郎（東京帝国大学精神病学教室初代教授、榊俶の弟）を初代教授として、明治三十九（一九〇六）年に開講され、下田光造、中脩三、桜井図南男、中尾弘之、田代信維により主催されてきました。ご存知の方も多いと思いますが、下田光造先生は、慶應の精神神経科学教室の初代教授を務め、ドイツ留学を経て九大に着任されました。九大精神科では、下田先生が教室を主催された二十年間を「下田の黄金時代」と呼んでいます。

福岡という都市には、他の都市には感じない帰属感をぼんやりとですが抱いていました。私は福岡県黒崎市の八幡製鉄病院で生まれました。一家は数年して東京へ移りました。父はその後も福岡での単身赴任期間が長かったようですし、両親が新婚時代を楽しく過ごした場所だと聞かされて育ちました。そのせいだと思いますが、見知らぬはずの福岡の街を歩いていても、強い違和感をもたずにいられます。

七年半生活した山梨には愛着をもっています。この間、子どもたちは育ち、夫婦は年をとりました。以前から教会には、しばしば足を運んでいましたが、母の死をきっかけに、クリスチャンの洗礼を受けました。山梨は思い出深い地となりそうです。しかし振り返ってみると、ゆったりと仕事を楽しめたのは最初の二年間だけでした。教室の研究を活発にしようとして、研究費を取ることに追われるようになりました。学外では学会運営、講演、雑誌の編集会議で時間がつぶされ、学内では委員長やセンター長を任され、しかも大学改革、医療改革という時代の荒波を受け、あれやこれやと忙殺され、最近ではまともに机に座る時間もない有り様でした。「自分が大学でやりたかったことは、このようなことではなかったはずではないか」と思いながらも、加速するこの流れをどうすることもできないでいました。

九大では、経験の少ない若手の教授の一人としてゼロから出発することになります。これを導かれた運命と思い、また独立自尊を旨として、再び初志を思い出してみようと思っています。もっとも、しばらくすれば、同じように雑務に追われることはみえているのですが……。

鹿島教授はじめ同門の先生方には、これまで以上にお世話になると思います。引き続きよろしくご指導、ご支援くださるようお願い申し上げ、簡単ですが、近況報告とさせていただきます。

（「慶應義塾大学医学部精神神経科学教室同窓会報」二〇〇三年十一月。今回加筆）

測れないもの

私は少人数の学生を集めて話すのが好きです。前任地の山梨大学医学部で勤務していたころは、今よりも時間的余裕がありました。よく私の狭い部屋に椅子を持ち込み、学生を招いては、ひとときの時間を共有しました。ただ本を読み、雑談をするだけです。言葉にならないことを伝えることができるし、彼らの考えること、思うことを直接知ることができます。大教室ではできないことです。

あるとき、一人の学生が、「精神科は病気を数値で表せないので診断が難しい」と感想を述べました。確かにそうです。精神医学は患者の主観の世界（こころ）を対象とします。主観とは、定義からして、客観とはなり得ないものです。数値で測りようがない、本人独自の経験です。患者の主観に迫れるものは、他者の主観しかないのです。患者が医者に求めるものは、医者のもつ客観の技であり、と同時に豊かな主観の動きなのです。生物科学的な意味での「疾病」のコントロールには、生物科学の知識や技術が必要です。しかし、「病の癒し」は、人のこころにしかできない。医療の目的は、生物科学を基盤とする疾病過程のコントロールと、病の経験に対するケアなのです。

私は、ここでビクトール・フランクルの言葉を思い出しました。彼は、「人生に意味があるのであれば、それに属する苦悩にもまた意味があるに違いない」と言い残しています。つまり、重篤な病はこう問いかけます。「人生は何のためにあるのか」と。

病気が進行し、医者が患者に技を施せなくなればなるほど、患者は医者を必要とする、という現実があり、これは医療が内包する矛盾です。病が進むと、患者は死と向き合うようになります。一方医者は、自分の無能力を、日ごとに弱っていく患者から見せつけられ、つらい気持ちになり、末期の患者の病室からは自然と足が遠のきがちになります。医者にとっては、戦はすでに負けたも同じだからです。患者は見捨てられたことに傷つきます。「私はもう診てもらう価値のない存在なのだ」と感じるわけです。

しかし、死と向き合うときに初めて、人は人生を確立させることができる。と同時に、寄り添う医師も患者を助け、患者とともに在ったことで、彼自身がより必要とされる存在になれるのではないでしょうか。

（「ほすぴたる」五六〇号、福岡県病院協会、二〇〇四年。今回加筆）

専門医の矜持

念願であった精神科専門医制度が今年スタートしました。研修手帳に記載された研修プログラムを見ますと、児童から老年期にわたる精神障害をあまねく経験するとともに、たとえば統合失調症では、急性期から社会復帰までを偏ることなく習得することが目標とされています。治療の場としては精神科救急の現場から社会復帰施設にわたる幅広い経験が望まれ、診断ではMRIの読影あるいはBPRSやPANSSのトレーニングが、治療では精神療法、薬物療法は無論、修正型ECTまでの幅広い経験が求められます。ほかにもリエゾン・コンサルテーション、司法精神医学を実際に知ること、などとあります。

これだけの幅広い領域すべてにわたって高いレベルに到達しようとするならば、初期研修を終えてからの三年程度では無理かもしれません。指導医にとっても、研修事項を一人ですべて教えることは難しそうですし、研修医を指導するためには指導医自身が学び続ける相互研鑽が必要でしょう。研修の場を考えても、とうてい大学病院だけで完結できる内容ではありません。

精神科病院、総合病院精神科、精神科診療所、精神保健福祉センターなど多くの施設との連携・協力が必要です。

その国の医師の水準を決める医療文化には、極端な姿を描けば、二通りがあるように思います。一つは市場原理に任せる米国方式です。乱暴な言い方をすれば、専門医の認定基準を下げ、やや供給過剰の状態を作る。そのうえで、国民の選択（医療訴訟を含む）に曝《さら》させる。もう一つは、専門医制度が権威と権限を与えられ、国民に代わって専門医のレベルを極めて高く設定するギルド的な北欧方式です。国民は、専門医にそれなりの努力を要求する代わりに、狭き門を通った者（ソサエティーのフェロー）には社会が高い信頼とステータスを与えます。

日本はどうかというと、近未来に医師の過剰が予見され（偏在は残るとしても）、病院はランク付けの対象とされ（その妥当性は疑わしいにしても）、医療訴訟の閾値が下がるなど、古いステータスは崩され、市場原理が席捲しつつあるようです。このことはすなわち、かつての我々のソサエティのあり方が、国民に否定されたことを意味します。我々は謙虚になって専門医制度を迎え入れるべきでしょう。そしてこの制度を、ソサエティーが再び国民から信頼され、我々が専門医としての矜恃をもてるようになる、恰好の機会としてとらえるべきではないでしょうか。

やがて日本の専門医のレベルが決まり、外部にも精神医療の実相が見える時がきます。我々が、内輪同士の甘えと妥協に流されるならば、この制度は建前だけの器で終わるでしょう。その時に、多大なる資金と時間をかけて無駄な制度を作ったと悔いないために、優れた専門医を育てていきましょう。このことを通して、日本の精神科医療や精神保健の向上に貢献できるのですから、なおさらそうしようではありませんか。

（「福岡精神病院協会報」二〇〇五年四月号。今回加筆）

九州大学精神科　百年の航跡

九州大学精神科は、京都帝国大学福岡医科大学（九州帝国大学の前身）の創立後三年目にあたる一九〇六年四月二十三日に、精神病学教室として開講され、初代教授として東京帝国大学助教授であった榊保三郎を迎えた。以来一世紀が過ぎ、二〇〇六年同月同日に開講百周年を祝った。九州大学精神科の同門会名簿はこの榊から始まり、これまでに約八〇〇の会員が入局順に名を列ねている。

開講当時は病舎がなく、都立松沢病院の前身である東京府巣鴨病院（当時呉秀三院長）にまで見学に行ったとのことである。その後、木造二階建ての本館と病棟からなる堂々たる校舎が完成。その瀟洒な姿は、後に夢野久作により『ドグラ・マグラ』の舞台として描写されており、今もって当時の雰囲気を窺い知ることができる。精神科はテニスコートや野球場を抱える広大な敷地をもち、その周囲は煉瓦塀で囲まれていて、まるで別天地のようであったという。

榊は、東大精神科の初代教授となった榊俶《はじめ》の末弟である。彼は天才肌の学者であったようで、講義は難解を極めたというし、その才能は精神医学の枠を越えて音楽へも及んだ。ドイツ留学時代にベルリンの楽譜店で出会ったアインシュタインとの長年にわたる交友や、九大フィルハーモニーの創設でも知られている。

一九二五年、慶應義塾大学教授であった下田光造が第二代教授として着任する。彼は、以後二十年以上にわたる〝下田の黄金時代〟と呼ばれる一時代を築く。下田とその門下生は、執着気質の発見、精神分裂病（統合失調症）の神経病理、持続睡眠療法や電気けいれん療法の研究に代表される数々の業績を挙げ、その学風は〝西南学派〟と称された。

下田の弟子として執着気質の実証的研究に従事していた一人に、のちに第三代教授となる中脩三（当時九大講師）がいた。中は、欧米への留学を経て台北帝大精神科教授となり、台湾の精神医学の礎を築いた人である。やがて彼は九大に戻るが、当時の日本は神経化学の黎明期にあり、彼ら気鋭の精神医学者は、脳生理学者とともに、精神神経疾患の原因を求めて脳の研究に取り組んだ。

クロルプロマジンが発見されてまもなくの頃、徳島大学教授であった桜井図南男が着任する。桜井はいち早く精神薬理学の研究に着手し、自らは神経症、とりわけ戦争（事態）神経症で業績を打ち立てた。彼はバランスのとれた傑出した臨床医で、面接技法に優れ、〝東の西丸、西の桜井〟と並び称された。以来西南の地は精神療法・精神病理学の拠点の一つとなった。

その後の四半世紀は、中尾弘之、田代信維が教授を務め、精神医学の幅広い分野において活躍が目立った時代である。

中尾弘之は、大学紛争の混乱の最中に教授に就任するが、脳生理学の研究を牽引、視床下部が情動の中枢であることを疑いのないものとするなどの輝かしい業績を残した。田代信維は情動研究を心身相関の研究へと展開した。さらに下田がその重要性を認めていた森田療法を継承し、今日では〝慈恵の森田療法〟〝九大の森田療法〟と言われるまでに、大きく発展させた。

以上、歴代の教授を紹介しつつ九州大学精神科百年の航跡を一瞥した。この間九大精神科は、独特の才能と個性の持ち主を数多く輩出し、同門は日本の各地で精神医学・医療の先駆けとなった。彼らからの百年の贈り物は、今日の精神医学・医療の姿にしっかりと刻み込まれている。その活動のすべてを書き記すことは不可能である。ここに記録できるのは、限られた出来事であり、限られた人々のことでしかない。精神科同門の方には、それぞれの思い出をもってこの膨大な余白を埋めていただきたい。

そして、「我々は後世に何を遺してゆけるのか」といま再び問い直し、あらたな百年の航路へと羅針盤を合わせようではないか。

注：二〇〇〇年に行われた大学院の改組により、九州大学精神科の公式名称は左記のようになった。
九州大学大学院　医学研究院　臨床医学部門　内科学講座　精神病態医学分野

（『九州大学精神科——百年の航跡』九州大学精神科教室、二〇〇六年。今回加筆）

『九州神経精神医学』のもつ意味

『九州神経精神医学』の創刊は昭和二十四（一九四九）年八月のことである。第一巻一号は、「発達期の人脳に於ける蛋白質の量的変化」（厨靖之著、主任中脩三）を巻頭論文として、十二編の論文を収載し、加えて第四三回（昭和二十一年十二月）と翌年の第四四回日本精神神経学会九州地方会の様子、第八五回から九二回までの福岡精神科集談会（現在第四四三回を迎えた）、そして昭和二十三年に地方会から発展した九州神経精神医学会の第一回総会の様子を紹介している。

この第一回総会は、中脩三教授（九州大）を会長として福岡市で開催され、九大、筑紫保養院（現太宰府精神医療センター）、久留米医大、徳島医大、肥前療養所、飯塚病院、福岡県児童相談所、原生物電気研究所から計二二演題の報告があった。学会記には、「中、王丸、櫻井教授はじめ五〇名の関係会員と一般聴衆多数を集めて盛大に行われ、評議員として、高瀬清、宮川九平太、中脩三、王丸勇、櫻井図南男、御厨巌、佐藤幹正、野田壽一郎、山本哲次郎が選出された」とある。

第一巻二号には、大村純夫著「脳髄の胎生化学」から稲永和豊著「精神神経疾患の脳波の研究」までの一一論文が収載されている。巻末には、第二回九州神経精神医学会総会（王丸勇久留米医大教授が会長）を伝える以下のような記載がある。

「この日は意外に寒かったが、遠く四国の各地、延岡、長崎、大分、中津を始め、（中略）九州、四国における殆どすべての神経精神医学関係者の出席を得て、盛大に開催されたうえに、午後から下田光造先生も御出席下されこの会のため一段の光を与えられた。講演時間も比較的ゆとりがあって、質疑応答や追加も活発でなごやかに進められた」

もう少し頁をめくって、さらに学会の歴史をたどってみる。第三回総会は、別府市国立亀川病院で山本哲次郎会長のもとに行われ、鹿児島医大、米子医大などが新たに参加している。第四回総会は鹿児島の佐藤幹正教授を会長として行われ、長崎医大、鳥取大、宮崎精神病院が加わった。続く第五回総会は、長崎大の仁志川種雄教授のもとで、西日本神経精神医学会と改称されて、開催されている。この大会には、熊本大、宮崎県立富養園などからの演題発表があった。しかし中国四国の精神科施設からの報告はなく、以降の大会記録をみても、実質は九州と縁ある精神科医の集会のようである。

第一六回総会（昭和三十九年）は立津政順教授（熊本大）が会長で、このときに西日本神経精神医学会は九州精神神経学会と再び改称されて今日に至っている。前年の昭和三十八年には、九州と中国四国の実質的な合同学会が、第一回西日本精神神経学会として、奥村二吉教授（岡山大）を会長として岡山市で行われ、これには岡山大の他にも、広島大、山口医大、丸亀病院、宇和島精神病院などの施設が参加している。合同大会は三年毎に計十四回行われたが、平成十四年の大分学会（永山治男教授）を最後にとぎれている。

第一巻第一号に話を戻すと、九州大に脳研究所が開設されたことを紹介する囲み記事がある。そのなかにちょっと面白い記述を見つけた。「……もっと頭のいい秀才が来てくれないものだろうか。秀才は皆内科や外科の御医者になって金を儲ける。……世の中の天才よ、偉才よ、精神科に集まって脳髄の研究をしたまえ！　これこそ働き甲斐のある大きな分野である。理想は高く、野心は大きくなくてはならぬ」というのである。脳研究所が設置され、数千万円という当時としては破格な予算がついたらしい。氏名は伏せられているが、筆者は意気軒昂である。

半世紀以上を経て、脳科学は時代の寵児となった。しかしながら匿名氏の願いは未だ叶ってはいない。精神科で脳の研究をする者は言うに及ばず、精神科を選ぼうとする者も十分ではない。研修指導を担当される方には、若き秀才たちに向かって、高い理想をもつ優れた精神科医になれ、と熱く語ってほしいと思う。幸い九州沖縄には、かくも歴史を誇る学会があり、研修機関の連携はずば抜けて良い。九州神経精神医学も九州沖縄の精神科医の絆作りに一役買ってきたはずだ。今後も本誌がこの連携と絆のさらなる強化に寄与できるよう、誌面づくりに工夫を凝らしてゆきたい。

（「巻頭」、『九州神経精神医学』五五巻一号、二〇〇九年。今回加筆）

久山町研究五十年のあゆみ

疫学研究は圧倒的な説得力をもって医学に影響を与えます。疫学は臨床へ最も強く直結した学問であり、たちどころに医学書を塗り替える力をもっています。かつては、感染症や公害の原因追及でその大きな力を発揮し、近年では、生活習慣病、がん、認知症などのリスクファクターの研究へと向かっています。

日本の疫学研究で、久山ほど精度が高く、しかも長期にわたって観察を続けていることで国際的知名度の高いフィールドは少ないように思います。高血圧が脳卒中のリスクファクターであることを明らかにした研究を代表として、重要な事実を次々に見出してきました。こうした研究は一年や二年で到底できるものではありません。先を見通して、そのためのフィールドを耕し、さらにそれを五十年間にわたって維持し続けてきた歴史と伝統があってこそ、はじめて実る成果なのです。自分たちの日々の活動が育てる成果は、後輩たちがつみ取ることになる。こうした多くの先達の英知と献身的努力には頭がさがります。

精神病態医学も、二〇〇五年から、フィールドに参加させていただく機会を得ました。松井幸子先生が乗り込み、清原裕先生らの久山の研究者達の薫陶を受けました。病理解剖とその後のケースカンファレンスの厳しさには大変な思いをしつつも、大いに鍛えられたと聞いています。彼女は、認知症のデータを掘り起こして、認知症患者の平均余命が対照群に比べて短いことを明らかにしました（Journal of Neurol Neurosurg Psychiatry 80: 366-70, 2009）。つづいて関田敦子先生が参加してくれました。彼女は、アルツハイマー病が増加し、脳血管性認知症が減少していることを明らかにしました（Acta Psychiatr Scand 122: 319-25, 2010）。また、岩城徹先生が主催する神経病理教室に属して久山研究に参加してくれたのが、藤見恒平先生と松崎尊信先生であり、藤見先生は海馬神経細胞のＣＯＸ２とアルツハイマー病との関連を明らかにし（Dementia Geriatr Cogn Disord 23: 423-431, 2007）、松崎先生は耐糖能異常と十五年後のアルツハイマー病のneuritic plaque の蓄積との相関を確認しました（Neurology 75: 764-70, 2010）。

この間、精神科の医局でも、月に一回の報告会をもち、久山町の研究をフォローしてきました。そして、二〇〇七年には、関田先生、門司晃先生らが四十歳以上の住民（三〇五八名）のうつ状態の調査に独自に乗り出しました。ＣＥＳ－Ｄでうつ状態をスクリーニングしたところ、うつ状態の頻度は五・二％でした。女性では男性の一・八倍高く、男性では八十歳以上で高かったのです。

最近では、小原知之先生が参加して認知症のゲノム研究に従事しています。九州大学精神科の関連施設の協力を得て、一〇〇〇〇を上回るサンプルを集積し、理科学研究所ゲノムセンターで解析を進めています。

久山町の研究は、日本の医学研究にとって欠かせないものであり、今後ますます重要な事実を明らかにしていくでしょう。我々は、これからもこの研究に参加させていただき、新たな久山町研究の歴史を一緒に築いていきたいと願っています。そして可能であれば、研究対象を認知症からさらには内因性精神疾患のゲノム疫学へと発展させたいと思います。

（『久山町研究50年のあゆみ』九州大学・久山町研究室、二〇一一年。今回加筆）

九州から母校を望む（他大学から見た慶應）

僕は、卒後十六年目に信濃町を離れ、山梨医科大学（現山梨大学）、そして九州大学へと移動した。一カ所に留まれない短気な性格ではないし、追い出されたわけでもない。欧米の学者のように、業績とともによりよい研究環境を求めて渡り歩いたわけでもない。すべては「ことのはずみ」であった。だからたいして役にはたたないことを承知の上で、母校の後輩の皆様に向けて筆を執ることにする。

山梨に移る直前は、講師として漢方外来の立ち上げに関わり、昼は傷寒論と取り組みながら、夕方から精神疾患の研究をこつこつやっていた。それはそれで楽しく充実していてよかった。当時、山梨医科大学副学長でいらした加藤精彦先生（三〇回）、同大小児科の中澤眞平教授（四五回）から、慶應の精神科は教授候補者を出せないか、という話が浅井昌弘教授に持ち込まれ、そこそこ業績があるということで（他には取り柄がない）僕が選ばれて応募することになった。結果は、某大学出身者との一騎打ちになり、一票差で僕が選ばれた。選考当日の教授会は相当にもめたようだ。僕に反対する派閥からは、若いとか、来てもすぐに母校に帰ってしまうだろうとか、いろいろ批判されたらしい。それで赴任後三年目に行われた母校の教授選にはやせ我慢をして出ないことにした。それは選んでくれた方々との約束であった。

そうこうしているうちに八年近くが過ぎ、九州大学の医学部長から「教授会で君を選んだので来ないか」と誘われた。僕には応募した覚えがない。しかし九州大学医学部が慶應義塾出身者を迎え入れるのは初めてだという。これは面白いと思った。縁は、僕が福岡で生まれたという、その一点だけだった。

国立大学で仕事をするようになって、国立大学には序列がある、ということを知った。東大を旗艦とする旧帝大（学士会）、そして藝大、東工大、一橋大など突出した単科大学があり、旧六、新六、新設医大が隊列をなしてきた。平成十六年に国立大学が独法化され、研究費は競争的資金へとシフトし、大学間順位の入れ替わりが起こりうるようになったとはいえ、いまだに各大学のもつ伝統と、その規模や活力との間にはなかなか揺るがない関係がある。

しかし、このような序列など慶應にあってはまったく関係がない。福澤諭吉を学祖とし、官許の学を潔とせず、一五〇年にわたり独立自尊の道を歩んできた慶應義塾は、単に私学の雄などという言葉では言い表せない存在なのだと思う。この個性こそが慶應義塾のレゾン・デートルではなかろうか。

九州から東をみると、遙か彼方に屹立する慶應病院が見える。信濃町で育てていただいた者にとって、この孤高の姿は限り知れぬ矜恃である。

〈慶應医学への一言〉

みなさんは、信濃町を超え、日本を超え、世界で活躍したらよいのではないか。慶應には才能が集まるのだから、それだけの役割が期待されているはずである。活躍の場はなにも狭い医学に限ることはない。どこにあっても、いついかなるときも、「心志を剛強にし、容儀を端正にして」いればよいと思う。

（「慶應義塾医学部新聞」第七〇六号、二〇一〇年八月三十一日）

籠球部長として

この度、金出英夫前籠球部長の後任として、伝統ある九大医学部籠球部長をお引き受けすることになりました。私自身は学生時代（医学部は慶應です）硬式庭球部に属しており、スポーツのなんたるか、はある程度知っているつもりです。しかし籠球のことは小・中学校とバスケに熱中していた二人の娘たちほどにも詳しく知りませんので躊躇もありましたが、金出先生から、おみこしの飾りのつもりで、と依頼されて、引き受けさせていただくことにしました。しかし籠球部出身者が教授になられた時には直ちに任を替わっていただくつもりでいます。

四年前に九大に赴任するまでの八年間は山梨大学医学部に在籍していました。この頃は、時間に余裕があり、学生相手に雑学ゼミを開催していたこともあってか、学生とのつきあいが多く、ハンドボール部、馬術部、茶道部、英会話、国際医学交流の部長を頼まれて、あたかも人気教授のようでした。九大に来てからは、組織が大きいせいか、忙しさが増したせいか、学生の部活と縁遠くなり、少し寂しい思いをしていたところですので、籠球部の学生諸君との付き合いを楽しみにしています。

二〇〇七年七月に一時期途絶えていた籠球部OB会が再開されました。その席で大勢のOBの方々にご挨拶することができました。卒業して長い年月を過ごされた先生方の近況報告をお聞きして、この間一貫して、籠球部で培ったものや仲間との絆が大きな支えであったと語られていたことが印象的でした。高い目標を求めて、苦しい練習や試合に立ち向かうことは、これからの長い人生で出会う数々の困難を乗り越えるための力と自信を作るのだと思います。

最後に、部長として一つのお願いがあります。九大は風格ある大学です。その医学部の学生諸君には、日本の医学・医療を支え、さらに発展させていく使命があります。その覚悟と矜持をもってください。若い時期に自らの品格を大きく傷つけないことが大切です。そしていつでも、スポーツマンらしく、さわやかで、たくましく、フェアな姿勢を貫いてください。

（「九大医学部籠球部誌・平成十九年度」第三〇号、二〇〇七年。今回加筆）

やせ我慢のすすめ

今の若い人は大きな夢を抱かなくなったとか、冒険をしなくなったとよく言われます。日本全体が先行きの不安に包まれており、夢をもてないのは若い人だけではないかもしれません。高度成長期に育った我々に比べると、大きな夢をもったロマンチストが育ちにくい時代になったと言えるかもしれません。しかも価値観が多様化しており、自分が価値を置く目標が他の人たちに共有されることも少なくなっているのでしょうか。そのような時代にあって、独自の高い目標を掲げて努力することは困難なことになっていると思われます。

最近では、卒業して早々に専門医の訓練を受け、苦労の少ないポジションに着きたがる傾向が強いように思います。医学の進歩により、一定の研修を受けると、誰もがどこでも一定のレベルで診療を行えるようになりました。以前のように、無駄な努力、遠回り、下積みなどを経験しなくても済むかもしれません。もちろんそのこと自体は決して否定すべき価値観ではありません。本音では誰もが少なからず、そう希望する気持ちをもっているでしょう。

しかし、この「誰でも同じ」ということで甘んじると、あなたでなくてもいい、つまりいつでも替わりがいる、ということになります。そして労働が交換可能になると、やがてその職業の価値が下がります。そもそも、自分でなくてもよくて、誰にでもできる仕事を生涯し続けることがそれほど楽しいはずがありません。

皆さんは九州大学医学部という日本の医学を牽引すべき大学に籍を置いていることを忘れてはいけないと思います。人並みの医師を送り出すことを、この医学部が期待されているわけではないのです。つまり皆さんはすでに交替がきかない人材なのです。

部活とは高い目標に向かって努力する精神、苦しくて逃げ出したくても、それを表に出さずに戦うやせ我慢の精神を修練する経験なのです。誰にもできないことを目指すのは楽ではありません。しかし部活は、そのことがいかに充実した時間を与えてくれるかを教えてもくれるでしょう。

皆さんには、やせ我慢して、大きな夢に挑戦する気持ちをもってほしいと願います。

（「九大医学部籠球部誌・平成二十年度」第三一号、二〇〇八年。今回加筆）

良き伝統と新たな栄光——九大医学部硬式庭球部の顧問に就任して

「自分の後任として顧問を引き受けてくれ」と恒吉正澄教授から頼まれたときには、ひさびさに歓喜したことを覚えています。なぜなのか、自己紹介のなかでお話ししようと思います。

僕は慶應大医学部時代に、学部の硬式庭球部に属し、毎日のようにコートに通っていました。当時、運動部の学生は（今もそうだと聞いていますが）部活に熱中しすぎていて、ほとんど授業に出なかったので、教室はいつもガラ空きで、教えるほうも「それでいい」といったのんびりした時代でした。ですから、どこの卒業か？　と聞かれるごとに、「慶應の医学部、というよりも硬庭部だな」と言っていました。

「九山」に相当する「関東医科歯科リーグ」には十五以上の医学部が参加しており、一部、二部、三部と分かれてリーグ戦を行っています。各グループは五校から構成され、二部の優勝校と一部の最下位校とは入れ替え戦を戦い、勝ったほうが一部に属する、というような方式でした。当時強かった医学部は、順天堂大学、聖マリアンナ医大、慈恵医大、東京医科歯科大などでした。慶應は一部リーグの下位にいて、僕たちが責任学年のときに最下位となり、入れ替え戦にも負けて、二部落ちした痛い思い出があります。責任をとって男子メンバーは全員が坊主頭になりました。これで僕のテニスの腕前のほどはおわかりのことと思います。また、西医体に相当する東医体という組織がありますが、トーナメント方式でしかも各対戦の試合数が少ないため、総力戦で戦う関東リーグで勝つことが現役部員の目標であり、ＯＢ・ＯＧにとっての最大の関心事でした。

卒業後の十年間は一転して医学の研修に専念しましたので、十年間ほどはラケットを握る機会がほとんどありませんでした。この間に体重が五キログラムも増えてしまい、今日に至っています。例外は米国留学中です。時間に余裕があり、しかも市内には自由に使えるコートがあちこちにありましたから、仲間を見つけては楽しんでいました。

帰国後は、慶應大学病院で働くことになったのですが、上司がテニス好きでしたので、よく引っ張り出してくれて、夜や週末に常連が集まってはラケットを振っていました。

やがて山梨大学に移ることになり、テニス好きだと知れると、教授連のテニス仲間に誘われ、ときどき練習に参加するようになりました。このときに、毎年一回東京の有明コートで行われる関東医師テニス大会に参加するようになり、年齢別ダブルスではありますが、準優勝したこともあります（ちなみに、高久久麿先生ら何人かの斯界の大御所に初めてお会いしたのは有明のコートでした）。大学内に職員用のコートが三面あったので、大会の直前になると、教室の若い先生方を早朝から引っ張り出して練習相手になってもらいました。彼らにとってはいい迷惑だったろうと思います。

山梨では、馬術部、ハンドボール部、英会話サークル、国際医療協力サークル、茶道部、紙芝居サークルの顧問を頼まれましたが、最後まで硬庭部の顧問にはなれませんでした。それは、顧問だった薬理学の橋本敬太郎教授（僕のダブルスのパートナー）がやはりテニス愛好者で、容易には譲っていただけなかったからです。

話が長くなりましたが、こういう次第で、テニス好きの僕にとり硬庭部の顧問を務めることは長年の夢でしたから、九大の顧問を依頼されたときには、舞い上がるような気持ちになったという訳です。

ところが最近では、なかなか自由な時間がとれない身となってしまい、硬式庭球部の顧問として十分なことができないでいることを心苦しく思っています。ですから大きなことは言えないのですが、現役の諸君には、練習や試合において自分に負けないことを望みます。そして試合のどのような局面にあっても、フェアプレー精神と冷静な判断力をもって臨んでほしいと思います。

ＯＢ・ＯＧの皆様方には、時間が許す限りＯＢ戦、新年会、そしてなによりも懇親会に参加してください。先輩方から直接話を聞ける機会は部員にとって貴重なものですし、先輩が現役の活動を気にかけてくれること以上の励みはありません。

現役の諸君は熱心に練習に取り組んでいて、しかもマナーがよく、いつも笑顔で輝いています。彼らの姿を見ると、九大硬庭部が長年かけて築いてきた良き伝統を感じます。この伝統を固守しながら、新たな栄光の時が訪れることを待ち望みたいと思います。

（「九州大学医学部硬式庭球部 部誌」平成二十三年度版、二〇一一年。今回加筆）

第八章　信仰と臨床

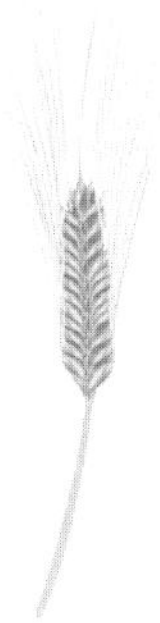

遥かなる光景

私が十歳の頃だったと思います。東京の家の洋間にはいつの間にか厚い聖書が置かれ、壁には十字架のキリスト像が掛けられていました。聖書の内容を読みこなせるはずもなく、「旧約のほうが古いのだから、新約よりも価値があるに違いない」などと幼稚な考えを巡らせていた覚えがあります。その後、父の仕事の都合で何度か引っ越しを重ねるうちに、聖書はやがて目につくところから姿を消していましたが、十字架は居間の壁を見上げれば必ずそこに見つけることができました。しかし当時の私にとっては、十字架は物珍しい装飾品の一つにすぎなかったのです。

聖書が再び私の生活に戻ったのは、長女が幼稚園に通いだしてしばらくしてからのことでした。たまたま近所に評判の良いプロテスタント系教会の幼稚園があり、細君は美しくしなやかな心を涵養するキリスト教の情操教育に深く感化されたようで、そこの教会活動に熱心に関わりだしたのです。娘は細君とともに教会学校に通いだし、当然我が家にも聖書や解説書が買い込まれてきました。彼らの活動に引きずられるようにして、私も教会に足を運ぶようになります。バザーに参加し、クリスマス劇のビデオ撮りに行き、保護者として子どもたちのキャロリングに随行することは、毎年恒例の行事になりました。いつの間にか、一家の夕食は娘のお祈りに始まるようになり、クリスマスには礼拝にも参加したと思います。しかしキリスト教への信仰心はいまだなく、その知識においても娘たちに追い抜かれる始末でした。ある日、同じ教会学校に通いだした次女が突然投げかけた、「神様とイエス様と聖霊が一つというのはどういうこと」との質問にうろたえるありさまで、しかたなく教養の一環として聖書を拾い読みするようになったのです。

五年前に山梨へ移ってからは、姉妹そろって山梨教会の教会学校へ参加させていただきました。窪田秀幸牧師ご夫妻のお人柄もあり、教会には厳粛な中にも明るさと親しみやすさがありました。信者でないものにも参加しやすい開かれた空気がありました。私たち一家は、ますます教会との絆を深めていったように思います。聖書はより一層身近な存在になっていましたが、主知主義に偏りがちだった私はまだ知性でしか聖書を読めず、ルソーの言う「道徳的自由・自律」を獲得するための規範として聖書を用いていたに過ぎません。知性の合理性は信仰を頑なに拒んでいたのです。

そのような私が信仰へと導かれたのは、なぜ幼い頃の我が家に聖書と十字架があったのか、その理由を教えられてからのことです。それは、母が安らかに最後の呼吸をし終えた二〇〇一年一月十三日のことでした。

脳梗塞で倒れた母は十年近く自宅で寝たり起きたりの生活を続け、引退した父は、母を車椅子に乗せて、あちらこちらにつれ出すのを日課としていました。容態が悪化してからは下落合にある聖母病院で手厚い看病を受けました。母が召されたとの連絡を受けて夜遅く駆けつけてみると、父が静まりかえった霊安室に眠る母の棺を前にして一人座っていました。「一人にしたら寂しがるだろう。今夜は一緒にいてやらなきゃ」とか、「だれかがろうそくの灯を消さないようにしなきゃならんだろう」などと言っては、なかなか席を立とうとしないので、しばらく横に腰掛けてつきあうことにしました。父も私も普段は無口で、最低限の実務的な言葉しか交わさない仲ですが、この夜はめずらしく父が私の知らない母の話をしだしたのです。

母の首には、看護婦さんの手で母のロザリオが掛けられていました。しかし母は最後まで洗礼を受けていなかったので、それを見た父は、「火葬や埋葬の際にロザリオをどのようにしたら喜ぶかな」と素朴な疑問をつぶやき、次に思いも寄らない母の過去を語りだしました。母は若いころ、障害をもって生まれてきた妹の手を引いてはカトリック教会に足繁く通い神に祈りを捧げていた、というのです。私はこのことを全く知らされていなかったのです。

父の話を聞いているうちに、久しく浮かぶことのなかった幼い頃の「聖書と十字架」のある光景が鮮明によみがえり、その光景と母が背負った苦悩とが結びついたとき、苦しいほどの悲しみが押し寄せてきました。

爾来、私の心にはゆっくりとしかし大きな転換が訪れました。きどってキルケゴールの言葉を借りれば「信仰の飛躍」を体験したのだと思います。知性による批判はやがて消え失せ、自分に偽ることなく、誰にはばかることなく、イエス・キリストを信じることができ、その信仰の中に生きることに至上の喜びを覚えるようになったのです。

私の信仰も知識もいまだ全く不十分なものです。ですが私はいま、家族と数多くの教会関係者の方々によって教会へといざなわれ、さらには信仰告白へと導かれたことを主に感謝し、主の御心のままに生きていこうと思っています。

（「葡萄樹」八三号、日本基督教団山梨教会、二〇〇一年。今回加筆）

山梨教会百周年記念誌によせて

笑顔あふれる教会

私が山梨教会（長老派）で洗礼を受けたのは、二〇〇一年のクリスマス礼拝のときでした。私が山梨大学に勤務することとなり、家族が揃って山梨へ移ってから四年後のことでした。

次女の未佳子が山梨英和幼稚園に転園し、子どもたちが礼拝を守れる教会のリストのなかに山梨教会はありました。細君の靖子は今でも、初めて訪ねたときの教会学校の先生がたの〝誰でも受け入れてくださる〟笑顔を忘れていない、と言います。長野先生をはじめとする教会学校の先生方は、初めて来た子どもたちを、前から来ている子どもたちと同じように、とてもあたたかく迎えてくださいました。たまたま次女は、窪田牧師ご夫妻のご次男と同じクラスでしたので、なおさら親しみが持てたようです。長女の瑠美子は、東京で幼稚園に通っていたころから日曜学校の常連でしたが、新しい土地にまだ慣れていないにもかかわらず、教会学校にはすぐに溶け込めたようです。このようにして母子が教会学校に足繁く通うようになり、あるとき私も彼らとともに教会に出向いたのです。

はじめてみる山梨教会の姿に私は魅了されました。清楚できどったところがなく、控えめでありながら、十字架は凛として天に向かっています。外へと開いた玄関の扉は、来る者は誰も拒まないという大きな安心感を与えてくれます。

教会のみなさまにあたたかく包まれるなかで、クリスマスイブ・コンサートに参加することになり、やがて主日礼拝へと導かれました。受洗後には〝自分が属する教会〟という愛着心も加わって、日曜ごとの礼拝は欠かせないものとなり、感謝と贖罪の祈りをもって新たな週を迎えるのが習慣になってゆきました。

洗礼を授けてくださり、こころに響くお話をしてくださった窪田秀幸先生が間もなく異動されることになりました。残念でまた心細い気持ちになりましたが、後任の島典英先生ご夫妻も気さくな方々で、教会の雰囲気は少しも変わることはなく、私の教会生活もそれ以前と同じように続きました。島先生は、ご自身の豊かな経験や幅広い知識を生かして御言葉を伝えてくださったので、聖書をより一層身近に感じてゆきました。クリスチャンとして未熟であるにもかかわらず、教会の執事に就くことになると、山梨教会はますます私の生活の一部となっていきました。

二〇〇四年の春に、九州大学に勤めることになり、単身福岡に移動することになりました。しかし今も教会籍は山梨教会に残したままです。洗礼を授かった教会が〝私の教会〟だという気持ちが強かったからです。今では年に一回きりになりましたが、クリスマスには一家そろって礼拝に出席させていただいています。

週末は家族と一緒に飯田にいるか、所用で東京にいることが多いので、福岡、東京、飯田の、それぞれの地にある教会に足を運びます。学会で海外にいても、日曜日はその土地の教会を探して、礼拝に参加します。ノートルダムのような見上げるような教会もあれば、質素な教会もあります。礼拝参加者の様子も数もまちまちです。飯田には、小さいながらも伝統あるルーテル派の教会があります。小学校三年生になった三女の真実子は、何が気に入ったのか、これまでに一四〇回以上も通い続けていて、ご褒美を何度もいただいています。

主の祈りはどこでも同じです。牧師先生のお話はすばらしいものばかりです。そしてどの教会も主につながっています。ところが、どこにいても私は〝私の教会〟にいないことを感じてしまいます。選ばれる賛美歌が違い、使徒信条や交読詩編の文言が違い、聖餐式や献金の仕方が違います。細かなことですが、これらのことが、異国の地にいるような落ちつかなさを生み出します。そのようなときには、かつて私たち家族を暖かく包み込んでくださった〝私の教会〟にそっと思いを馳せてしまうのです。

山梨教会が西堀俊和牧師のもとで百周年を迎えることをこころより嬉しく思います。山梨教会が、これからも凛とした、しかし笑顔と包容力のある教会として在り続けることを祈ります。

神庭重信

山梨教会百周年記念誌によせて

山梨教会とは、教会学校を通じての出会いが最初でした。長野先生をはじめ、飯野先生、飯窪先生、岡田先生ご夫妻、辻先生……多くの先生方に娘たちは育まれてきました。神様と対話して生きていくことの尊さを、山梨教会の教会学校で学んだと思います。小学二年生だった瑠美子は大学三年生に、幼稚園の年中だった未佳子は高校二年生、そして、山梨で生まれた真実子は小学三年生となりました。下の二人は山梨を離れた今も、教会学校に通っています。

神庭靖子、神庭真実子

私は山梨教会でたくさんの貴重な体験をさせていただきました。

小学生の頃から礼拝に通い、キリスト教に触れることで、今の私にキリスト教は切っても切れないとても身近なものとなりました。

礼拝の中でも讃美歌が大好きです。苦しいときや辛いときに、讃美歌の響きと神様に従っていけば恐れることは何もない、という言葉に救われたことが何度もあります。

また、ハンドベルやパイプオルガンなど、めずらしい楽器の演奏をさせてもらえたこともよい思い出です。

今は東京にいるのでなかなか山梨教会に行けませんが、クリスマスなど行けるときにはこれからも参加したいと思います。

神庭瑠美子

山梨教会の教会学校には思い出がたくさんあります。

低学年組の頃毎週分級でお菓子をもらったこと、駐車場で遊んだこと、花の日で近所を回ったこと、大きなカルタを作ったこと、夏期学校で川に入ったこと、泊まったこと、毎年クリスマス会をしたこと、など数えきれません。

暖かく優しい先生方、仲良しの友達と一緒に、このような楽しい時間を過ごせたことをとても嬉しく思います。

この大切な思い出はこの先ずっと忘れません。

私は山梨教会が大好きです。

神庭未佳子

（『希望』二一三号、日本基督教団山梨教会、二〇〇九年。今回加筆）

医者と負け戦

オスラー卿は、死を迎えつつある子供の部屋の前に来ると、立ち止まり、ドアを軽くノックした。そしてドアを開くと、膝を折り、身をかがめながらベッドに寝ている子どもに近づき、小鳥のような声をだして話しかけた。

「マリー、秘密を教えてあげようか。とてもすてきな秘密だよ。君はもうじきみんなと別れて旅へ出る。すばらしく美しいところへ。君はそこでとても幸せになるんだ。そしてね、君の友達みんなが、すぐに君のところへ行く。だからまた一緒になれるんだ。」

私はオスラリアンです。そして右の一文は、ノーベル医学生理学賞を受賞した神経生理学者シェリントン・CSが実際に見た、医師の理想とされる人物、ウィリアム・オスラーの診察風景です（Osler at Oxford. Brit Med J, 1949）。天国では、幸せになれる、愛する人たちとまた一緒になれる……。病気を抱え、死を予感し、不安に圧倒されている子どもにとり、これ以上に安らぎを与えてくれる言葉があるでしょうか。

〝死を迎える〟ということでよく思い出すことがあります。患者さんの口から何気なく出たことばに涙が溢れてしまい、しばらくの間面接ができなくなったのです。そのとき、私はある食卓の光景を思い浮かべていました。


私と同年代のS氏は、前立腺がんのために、薬物療法を受けていました。主訴は不眠でした。それよりも私の著書（『こころと体の対話――精神免疫学の世界』、文春新書）を読んで、がんの治療に好ましい心構えや日常生活の過ごし方を教えて欲しいと希望しての受診でした。

彼はがんであることを告知されていました。しかも、平然として「肺に転移が見つかっています」と言うのです。手術はできなかったものの、抗がん剤が奏功して、腫瘍マーカーの値は正常に戻っていました。しかし、病気の予後が不安なのでしょう、「検査がある毎にマーカーの値が心配でよく眠れなくなる」と言います。

彼は上品で優しそうな顔をした、勤勉な会社員です。妻と高校生になる娘が一人いました。ごく普通の日々を送っていたに違いありません。その生活は、ある日の血尿から一変してしまいます。近医を受診したところ、ただちにがんセンターを紹介されました。完治はできない状態であったのだろうということは、専門外の私にとっても明らかでした。そして、彼の人生が決して長いものではないことも。

S氏は再び、悲しみを交えずにこう言いました。

「家での食卓が以前ほど明るくないのです。みな口数が少なくなっています」

「ご家族は病気についてどのように思っているのでしょうか」

「家内は、これからは、体を大切にして、以前のように無理をして働かないで欲しい、家族ともっと一緒にいて欲しい、と言います」

「娘さんはいかがですか」

「病気のことを口にすると、お父さんの病気が再発するかも知れないから、決して口にはださない、心に思い浮かべもしない、と言っています」


病気の予後は妻だけに伝えられているのでしょう。彼女はやがて訪れる死別を覚悟し、少しでも長く一緒にいられるように夫の体を気遣っています。娘はいまでも「言霊《ことだま》」を信じています。「悪いことを口に出すと、その通りになる」という、誰の心にも宿る迷信です。事実を知らされずにいる娘は、自分の心がけ次第で父親が長く生きられるだろうと、けなげに信じている。妻も娘もそれぞれに、S氏のことを心から愛し、案じていることが伝わってきます。S氏も彼らのために、一日でも長く生きたいと思っています。

しかし、無残にも病気は進行します。彼はこれから、光り輝く景色を眺めながら、自分だけがその一部ではなくなることへの不公平を憤ることでしょう。〝人生や死には、どんな意味があるのか〟と、答えを求めてもがき苦しむかもしれません。恐怖心とともに魂の転生を信じようとするかもしれません。自分の命と引き替えに、残してゆく妻と娘が幸福であらんことを、むせび泣きながら祈るに違いありません。しかし、死は、潮が満ちてくるように彼の足下に押し寄せ、彼は自らの最後を悟るのです。

そして、後に残される妻と娘が、二人きりで食卓を囲んでいる光景を思い浮かべたとき、強い悲しみが私のなかに込み上げてきたのです。

私には、オスラーのような安らぎの言葉をかけることができませんでした。なぜならば、彼は正確な告知をされていませんでした。それに、クリスチャンではありませんでした。天国へ行くという話は、そのときの彼を不愉快にしたでしょう。しかし、病気のすべてを知るときに、彼は、魂の救いを必要とするに違いありません。そして聖書が魂の痛みを癒してくれるかもしれません。こう考えると、全国に急速に導入されつつある緩和ケアは、限定的な医学的活動に留まっているのではないか、と思えてしまうのです。

〝Osler at Oxford〟を読んで私は、クラインマン・A（一九八八年）の次のような言葉を思い出しました。

「慢性の病いがとりわけ深刻なのは、徐々に、しかし確実に多くのものを患者から奪っていくからです。身体の一部分、身体機能、身体イメージ、そして自己のイメージ、あるいは生活の仕方などです。最後には、自分自身の生の終焉を見越して、死別の経験をも味わっていかざるを得ない。恐怖心、機能できない自分に対する怒りや自責、障害を持たないものへの嫉妬に折り合えるように手伝う、つまり死への準備を手伝うことにある。（略）できることが次第に少なくなりつつある病の下り坂にあっては、病の経験をその人の人生の経験に重ね合わせ、価値あるものとするような病の語りを創り出すのを手伝うことになる。（略）医者は、アイロニーや、矛盾やユーモアや、身につけたあらゆる知識を利用して、またいつそれらをやめるかという知識を含めて、患うことを是認する」

（クラインマン・A著、江口重幸他訳『病いの語り』誠信書房、一九九六年）

皮肉なことですが、病気が進行し、医者が患者に技を施せなくなればなるほど、患者は救いを求めます。苦しみや痛みを抱え、あるいは死の影におびえ、患者は医者を頼り続けます。一方医者は、自分の無能力を日ごとに弱っていく患者から見せつけられ、つらい気持ちになるでしょう。これは負け戦だからです。医師が負け戦を戦うのは、がん医療に限ったことではありません。精神疾患も含めた慢性の疾患すべてに言えることです。

この負け戦にあって、クラインマンが言うように、医者にはできること、しなければならないことが山ほどあります。そしてこれこそが、医者をするということの核心ではないでしょうか。ところが、これほど重要なことが医学部では教えられていません。

フランクル・Vは、人生に意味があるのであれば、それに属する苦悩にもまた意味があるに違いない、と言い残しています。負け戦で、技がふるえなくなったとき、患者も医者もともに苦悩の中にいて、あがいてもそこから抜け出せない、という不条理に直面します。負け戦は医療に限ったことではありません。人生のいたるところで起こります。しかし負け戦から逃げ出さずに戦うとき、本人も、またそれを支える人も、共に、人として成長するのではないでしょうか。

医学生を見ていると、少なからぬ連中は、優しいこころと、そのこころを行為に表す勇気を兼ね備えています。残りの大半の者は、私も含めて平凡な人間です。彼らの中に、医者をするこころが育つとしたら、それは負け戦にあって、患者の苦悩から目をそらさずに、患者の傍らに居続けるときなのだと思います。

私たちの隣には、病める人、悩める人がいます。「行って隣人となる」善きサマリア人になれる、そんな状況が数多くあります。弱いものと共にあり、その苦しみを分かちあえる機会が数多くあります。魂の救い、これこそは、神が望まれ、主イエス・キリストが行われた行為です。人を助けようとすることは、人らしく在るということです。人生においてつねに謙虚であり、弱きもの、小さきもの、病めるもの、の隣人となった善きサマリア人でありたいと思います。

イエスは言われました。

「行って、あなたも同じようにしなさい」と……。

（本稿は、二〇〇六年十二月九日、福岡中部教会で行われた日本キリスト者医科連盟福岡・佐賀部会での講演原稿を元にまとめられた）

（『医学と福音』六〇巻八号、二〇〇八年。今回加筆）

人と病

傷ついたこころに誰が耐えられるだろうか？　何ができるか考えてみたまえ。恐れ、悲しみ、憤怒、悲嘆、苦痛、恐怖……陰鬱、戦慄、倦怠。……これでは不十分だ、全然足りない。誰もうまく言えない。誰も想像できない。それは地獄の縮図なのだ。（ロバート・ブルトン）

病の経験

三十三歳の文筆家ゴードン・ステュアートは、がんで死を迎えようとしている。医師のハドリー・エリオットは、五十代の家庭医で、その地方のホスピスで働いている。エリオットは、ステュアートの痛みやその他の症状を緩和するために、六カ月間往診を続けている。直腸ガンとその全身への転移によって、ゴードン・ステュアートは病の最後の日々を迎えていた。

「人間はこの世にやってきて、とてつもない時間をかけて成長し、そして去ってゆくのです。こういう循環が続くのです。新しいものが古いものにとってかわる、こういうことを考えると、信仰心の篤くない僕でも、魂の転生を信じそうになるくらいです。われわれがもがいたり悩んだりすることには、みな何か目的があるはずです。僕の人生、僕の死は、どんな目的だったのでしょう」

「家の庭を眺めると陽の光が見えます。来週も、たぶん明日も、こんな風に明るくきれいに光り輝いているんでしょう。でも、僕はその一部ではなくなるのです。もうここにはいなくなるのです」

「死を昨日は少し受け入れることができました。今日はすっかり恐怖心が起こっています。まだ三十三歳ですよ。まだ人生をまっとうしなくてはいけない。今終わるわけにはいかないんです。不公平ですよ。どうしてこの僕が死ななくてはいけないんですか」

この十日後に、ゴードンは自宅で医師のハドリー・エリオットに看取られながら息を引き取った。

ハドリー・エリオットは私にこういった。

（クラインマン・A著、江口重幸他訳『病いの語り』誠信書房、一九九六年）

この「私」とは、精神科医でボストン学派の文化人類学者アーサー・クラインマンです。彼の本『病いの語り』からの引用です。ゴードンは、キューブラー・ロスの教科書にあるように死を受け入れたわけではありません。

このエピソードを読んで私は、ビクトール・フランクルの言葉を思い出しました。彼は、「人生に意味があるのであれば、それに属する苦悩にもまた意味があるに違いない」と語っています。つまり重篤な病はこう問いかけるのです。人生はなんのためにあるのかと。

（同前出）

患者が医者に求めるのは、医者の技術であり、と同時にこころなのです。ゴードンは、こころの救いを欲していたのです。生物科学的な意味での「疾病」のコントロールには生物科学の知識や技術が必要です。しかし「病の癒し」は、人のこころにしかできないのです。医療の目的は、生物科学を基盤とする疾病過程のコントロールと、病の経験に対するケアなのです。そして、やがて疾病が重篤になり、身体の救いが得られなくなるときにも、こころの救いを求め、癒されることはできるのではないでしょうか。癒しに終わりはないのです。医療行為の本質とは本来そういうものなのです。

内なる治癒力

病には治せる病と治せない病があります。治せる病の代表は、骨折、盲腸炎、簡単な外傷でもいいでしょう。患者は椅子や手術台に乗り、横たわったまま治療を受けさえすればいいのです。腕のいい医者なら、たちどころに治してくれます。

酔った帰りに道で転んで、頭を打ったとしましょう。傷ができて激しく出血するかもしれません。気づいたら、腕の骨にもヒビが入っているかもしれません。救急外来に運ばれて、当直の整形外科医が出てきたと思ったら、その医師は今晩は誰も来ないと思ったのか、赤い顔をして、すっかり酔っぱらっているようです（こんなことは今ではとても考えられないでしょうが、昔はよくあったようです）。しかし、その医者の腕さえよければ、たとえ酔っぱらっていようと、乱暴な人柄だろうと、ちゃんと傷を縫い合わせ、しっかりとギブスを巻いてくれさえすれば、傷や骨折は治ります。

実はこの僕でさえも（今だから言えますが）、卒業一年目の研修医時代に、小遣いかせぎに、外科病院の夜間救急のアルバイトをしたことがあります（当時はこれも当たり前でした）。もっぱら軽い怪我の患者を受ける外科病院でした。院長は隣の自宅に住んでいます。夜間、この中規模の病院に医者は僕一人です。入院の患者を回診し、一晩で五人ほど急患の処置をして、帰宅させました。その後、どこからも苦情がこなかったので、きっとうまくいったのでしょう。実は、傷は患者の身体が勝手に治してくれたのです。

余談ですが、どんな名医であれ、二枚に切った紙を縫い合わせたところで、いつまでたってもくっつきません。でも人の体は、くっついてくれるのです。これが〝内なる治癒力〟、すなわち〝自然治癒力〟です。

皆さんは、肺炎は抗生物質で治ると考えていらっしゃるかもしれません。内なる治癒力の一つである免疫系がしっかりしていれば、抗生物質すらいらないのです。しかし老人、免疫の病気を持つ人では、抗生物質を使っても助けられないことがあります。そしてこの「内なる治癒力にこころのあり方が大きく関係する」ということは、『こころと体の対話』という本に書きました。

アルベルト・シュヴァイツァーは「どの患者も自分の中に自分自身の医者をもっている（これが内なる治癒力・自然治癒力のことです）。どのような病気になろうとも、一番良い薬は、すべき仕事があるという自覚、そこにユーモアの感覚を調合したものである。ユーモアは血行をよくし、身体を若々しく元気にし、いかなる仕事にも適するようにする」と言い残しています。

話を元に戻します。人の疾病の中で、このようにうまくいくことは、実は例外なのです。大半の病はすっきりと治らず、慢性化します。治す手段すら見つかっておらず、徐々に悪化する難病もあります。世間の人は、病というと、風邪や傷のように〝医者にかかればすっきり治る〟と思いがちです。ですから、いつまでたっても医者が治してくれない現実に納得がいかないことがでてきます。徐々に悪化する病状に医者の腕を疑い出すかもしれません。「あの医者はヤブではないか」と思うわけです。そろそろ病院を変えてみようと考え出す頃でしょう。

健康な、あまりに健康な人は医者には向かないかもしれません。あるいは、「自分ががんにかかって初めてわかったこと」というような本が医者の手で書かれているように、経験してからでないと、本当の共感はもてないのかもしれません。

しかし、苦しみや痛みを抱え、あるいは死の影におびえ、あるいは実際に死の淵にあり、患者は医者を訪れ続けます。病者を前にして、摩天楼のような建物の中で、目を見張るばかりの近代設備に囲まれ、圧倒的な専門知識を誇り、生殺与奪の権を握る医者にとって、自画自賛したり、尊大に振る舞うのはいともたやすいことです。

そして、これまで話してきたように、患者の望む治癒つまり完全回復を医者が与えることができるのはごく稀な場合だけなのです。「すべてを知り尽くすのができない以上、私は何も知らないと言うことのみを知る」といったソクラテスのように、生命という自然の営みをすべて知ることは不可能です。また、今日知っていると思っていることも、明日になれば否定されるかもしれません。その不確実の中に生きていることをわきまえるならば、医師は傲慢という麻薬から自分を守り、謙虚で居続けることができます。

だれもがいつの時点か不治の病になり、死を迎えます。肉体だけを問題にするならば、病も死も負け戦です。しかし、こころを問題にしたらどうでしょう。ゴードンは、死へ向かう過程で、自分が望んだような人になったようです。そして彼の死が、彼の人生を確立させたのです。と同時に、彼に寄り添ったエリオット医師も、彼を助け彼とともにあったことで、彼自身が人間らしくなれたのではないでしょうか。ここにこそ、私たちが学ぶべきことがあるのではないかと思うのです。

負け戦から逃げださずに戦うとき、患者も医者もともに苦悩の中にいる、あがいてもそこから抜け出せないでいる、という不条理に直面します。この苦悩や不条理こそが、医療における測れないものそのものなのです。技がふるえなくなったとき、窮境の中で医者が患者とともに悩み、苦しむこと、これはなんでしょうか。それは、癒しの行為であり、それを支えるのは、他者への優しさにほかなりません。先ほども言いましたが、医療の目的は、生物科学を基盤とする疾病過程のコントロールと、病の経験に対するケアなのです。疾病過程のコントロールには診療報酬が与えられますが、医者が患者とともにいくら苦悩しても診療報酬にはなりません。医療行為として厚生労働省は対価を払ってはくれません。しかし、このお金にならない行為こそが、「医療の本質」なのです。

今日は、病とはなにか、そして医療の本質とはなにかについてお話をしてきました。しかし、負け戦は人生のいたるところで起こります。病院に限ったことではありません。登場人物も医者とは限りません。家族かもしれない、友人かもしれない、教師かもしれない、教会の仲間かもしれません。これまでお話ししてきたことは、医療に限ったことではありません。人生の負け戦から逃げ出さずに戦うとき、当事者も、またそれを支える人もともに、苦悩や人生に何の意味があるのかと考えるでしょう。しかし、そのことが、当事者と、当事者を支えともに悩む人を、人間として成長させてくれるのではないでしょうか。

善を行うのには勇気がいります。不善は勇気が無いために行われることが多い。偽善者であると思われるのが怖いからです。普段は身勝手に振る舞いながら、そのときだけの気まぐれや見栄じゃないのか、と思われるのが嫌だからです。

慶應の塾長だった小泉信三は、昭和十五年の「塾長訓示」で、塾生にむかって、「善を行うに勇なれ」と語りかけています。かつて武士道には、この気風があったのかもしれません。昨今、新渡戸稲造の「武士道」が再評価されていますが、少しでも影響のあらんことを願っています。その点、「弱者に対する救いは、個のエゴイズムを遠く離れた神の望みである」とするキリスト教国では、善を行うに躊躇が少ないような気がします。

私たちの隣には、病める人、悩める人がいます。「行って隣人となる」善きサマリア人になれる、そんな状況が数多くあると思います。弱い者とともにあること、その苦しみを分かち、慰めを与えること、魂の救済、これこそは、神が望まれ、イエス・キリストが行われた行為そのものです。

私たちキリスト者は、人を助けようとすることにおいて、よき医者と同じものを目指しています。人を助けようとすることは人間らしくなるということです。人生において常に謙虚であり、弱き者、下にいる者、小さき者、病める者の隣人となった善きサマリア人でいたいと思います。

イエスは言われました。

「行って、あなたも同じようにしなさい」(ルカによる福音書一〇章二五節—三七節)と……。

(福岡中部教会・講演会原稿より抜すい、二〇〇六年十二月九日。今回加筆)

The Doctor

ビクトリア朝後期にルーク・フィルデス（Sir Luke Fildes）によって描かれた“The Doctor”という一枚の絵（口絵）は、医師のレゾン・デートルを見事に描き出しています。フィルデスは自分の息子の死を経験し、この絵を描くことを決めたといいます。当時の英国民は、この絵に描かれた「普通の医師の静かなるヒロイズム」を賞賛したようです。Lancet誌（1887: 1: 230）もこの絵を取り上げて、英雄とは、とてつもなくすごいことを成し遂げる者ではなく、毎日を精いっぱい生き、求められていることを誠実に行う者のことであると述べています。

少しフィルデスの絵を見てください。絵の中央には、あわてて用意したと思われるベッドが置かれ、少女が横たわっています。とても裕福とは言えない家庭のようです。絵の左にあるランプは明るくともっていないながらも、右の窓からは曙光が差し込んでいます。少女はその夜を生き延びたのです。悲しみに押しつぶされ机に伏せる母親、その傍らには父親が立ち、左手を妻の肩に優しく置いています。彼は医師の姿を見つめています。

その医師は少女のほうにかがみ込み、なすすべもなく、徐々に浅くなっていく呼吸を見守っています。その様子からは、医師が、彼女を救う方法はないだろうかと思案しながら、同時に、何もしてあげられない医学の限界を知っていることが伝わってきます。

ではなぜ、この医師はこの場に居続けているのでしょうか。この絵を取り上げた当時のLancet誌は、私たちにこう問いかけています。

一つの答えは、医師に求められているものは、医学の知識・技術であり、と同時に頼れる存在として病者の傍らにいること、と言うことです。科学的な意味での「疾病の制御」には生物科学の知識や技術が必要です。しかし「病の癒し」には、医師のこころ（見えないもの）と姿（見えるもの）が必要です。やがて疾病が重篤になり、身体の救いが得られなくなるときにも、患者はこころの救いを求め続けます。医師には、やさしく頼れる存在として応えることが求められているのです。

苦しみを抱え、あるいは死の影におびえ、患者は医者を訪れ続けます。摩天楼のような建物の中で、目を見張るばかりの近代設備に囲まれ、圧倒的な専門知識を誇り、生殺与奪の権を握る医師にとって、自画自賛し、尊大に振る舞うのはいともたやすいことです。患者が生物医学の対象では無くなるとき、医師が（故意にではなく）患者に関心を持たなくなることも起こり得るのです。ヴェイユ・Sの言うように、「天才ほどにもまれな、寛大な努力なしには、人はつねに弱者にたいして野蛮になる」のです。
患者は、そして家族は、医師の関心が失せたことに傷つきます。「私はもう診てもらう価値のない存在だ」と感じるわけです。しかし、人にとってその存在を無視され、否定されること以上に残酷なことがあるでしょうか……。

僕はここでもう一つの理由を挙げてみたいのです。原文を読むと、“He can cnly keep vigil-watching as the girl's delicate breath grows ever more shallow” とあります。この vigil とは、「見張り・看護などのための寝ずの番」のことです。この文で使われている vigil の表面的な意味は、寝ずの看病でしょう。しかし辞書には他にも、祈りのための徹夜、聖日前夜の祈り、と出てきます。この意味を目にしたとき、僕は、この医師は、寝ずの看病をしながら、彼女のために祈っていたのではないだろうか、と思ったのです。彼は祈りの姿勢にはありません。それは、患者や家族の前で、祈りを唱えることが医師には求められていないからです。しかし、窮境の中で悩み苦しむとき、無力感に包まれるとき、そこには自然と祈りが生まれるのではないでしょうか。神の沈黙に直面し、神の不在に苦しむとき、その沈黙へと問いかけることが「祈り」の原点であると言われます（バーガー・PL）。
フィルデスの“The Doctor”は、医師とは、医学の専門家であるだけでなく、見守り祈り、なによりも頼れる存在として患者の傍らにいる者、ということを教えてくれています。

弱者への救いは個のエゴイズムを遠く離れた神の望みです。ごく普通のこの医師の姿にこそ、神のみこころが現れているのです。

（「さまざまな立場からみたプライマリ・ケア」、『医学と福音』六一巻九号、二〇〇九年）

災害はいつでも弱者により冷たい——福島県いわき市での医療支援

はじめに

被災地支援を厚労省の担当課に申し出たところ、「支援チームが少ない福島県を応援して欲しい」との返事がきました。二〇一一年三月二十二日のことです。そこで福島医科大学精神科と相談し、いわき市の〝こころのケア〟チームに合流することにしました。当時の中國新聞の記事によれば、岩手三五チーム、宮城七六チームに対し、福島二チームと、医療チームの数をみても、福島は原発事故のために敬遠されたことがわかります。

九大精神科の第一陣は四月七日から十一日まで活動し、その後も十二月まで毎月一回チームが赴き、のべ二七名（精神科医一九名、看護師七名、臨床心理士一名）で、いわき市を応援してきました。また嬉しかったことに、私たちの支援活動のことを聞きつけた学生諸君六名が、夏休みを利用して参加してくれたのです。

いわき市は福島第一原発の南に位置し、二〇〜三〇㎞の自主避難地域の一部を含む、周辺を含めて約五〇万人の都市です。第一陣の時は、鉄道が不通で、ガソリンの補給不足のため福島県内ではレンタカーが借りられず、しかも仙台空港が被災していました。そこで僕たちは、福岡から新潟へ飛び、レンタカーを借り、磐越道経由でいわき市へ入ることにしたのです。

米国が設定した避難範囲は八〇㎞で、これだといわき市がすっぽり入ることになります。そのうえ原発の新たな爆発の可能性もありました。放射線科の専門医に放射線被曝の講習を受け、線量計と安定ヨウ素を渡してもらい、いざというときの退路を調べるなど、やや大袈裟な準備をしたことも確かです。しかし行くなら最も必要とされるところへ行こう、という気持ちを誰もがもっていました。結局、僕たちが携帯した線量計によれば、いわき市での（三泊四日）総被曝量は七・六四マイクロシーベルトだったのです（ちなみにニューヨークと東京を往復すると二〇〇マイクロシーベルト）。

集団で脱出する（exodus）ということ

いわき市では、震災直後から、大阪の精神科病院（さわ病院）から派遣されている四人のチームがこころのケア活動を続けていました。ほかにもすでに、二施設から支援チームがきており、福島医科大学からは数日おきに現地の情報収集を兼ねて応援に来ていました。避難所は四八カ所、避難者数は三〇一二人（福島県全体では、避難所四四六カ所、避難者三万六二二七人）でした。僕たち三人は大阪のチームに合流し、訪問できる限りの避難所を回り、こころのケア活動を行いました。以下にそのときの様子を紹介します。

メンバーは毎朝、いわき市保健センターの対策室に集まり、保健師さんとともに、その日のスケジュールを確認します。その後、車に別れて乗り、避難所となっている学校の体育館や公民館に向かいます。到着すると、まずマイクを手にして、〝こころのケアチームです。長引く避難所生活で、よく眠れなかったり、体調不良になったりすることがあります。これから僕たちが皆さんのところへ行きますので、何なりと相談してください。よろしくお願いします〟と挨拶し、それから一人一人をまわり、時に血圧を測りながら、「体調はいかがですか？　大変でしたね。よく眠れていますか？」などと語りかけていきます。このように、出し抜けに精神症状を聞くのではなく、血圧を測り体調をお聞きしながら、徐々にこころの問題へと入っていくのがいいようです。そして必要に応じて、持参した薬剤を手渡します。最も必要とされた薬剤は催眠導入剤だったと思います。

精神的ストレスと避難所での身体的疲労、レトルト食品やカップラーメンを食べ続けたせいでしょう、普段は正常血圧の方の血圧が高くなっていたり、糖尿病の患者の血糖値が安定しなかったり、といった身体症状の対応が必要な場合も少なくありませんでした。このような相談を受けた場合には、日本医師会のＪ－ＭＡＴチームに申し送ります。このため、一日の活動を終えた各種医療チームはいわき市の医師会館に集合します。

避難所では、多くの方が震災直後のやや昂揚した状態にあり、笑顔が見られ、笑い声も聞かれました。しかし当然のことながら、身内を津波で亡くされ悲しみに暮れている方もおられれば、財産も生活の糧も奪われ、さらに原発事故も重なり、将来への大きな不安を訴えている方も少なからずいらっしゃいました。避難所にはお年寄りも数多く、劣悪な環境のなかでの避難所生活が長引いて、疲れ切った様子で呆然としている人がちらほら見受けられました。

また、ちょっとした精神科治療が必要だった方も少なからずおられました。例えば、医療を一時的に受けられなくなり、症状が悪化した統合失調症の患者、避難所での集団生活を余儀なくされ、緊張感と不眠に苦しんでいた引きこもりの青年、慣れない避難所生活で夜間せん妄を起こした認知症の方などです。

この支援活動の最中に、小学校の入学式と出会いました。校舎に隣接する体育館の中で肩身の狭い思いをされている被災者の姿と、晴れやかに入学式に向かう生徒や家族の姿とが極めて対照的でした。これが被災者と非被災者の格差の現実を間近に見た最初の光景です。今後、仮設住宅などへと家族ごとに入居していきます。彼らは安堵する一方で、非被災者との格差は言うまでもなく、被災者の間での格差という、〝被災の現実〟と真っ向から向き合うことになるでしょう。災害はいつでも弱者により冷たいからです。

また八月頃の支援で特に目立ったのは、小学校高学年から中学、高校生くらいまでの児童思春期の相談です。地震や津波で直接的に大きな被害を受けたり、悲惨な現場を目撃したりしたわけではないのに、震災から五カ月を経てもなお、訓練のサイレンで泣き出す、暗闇を怖がる、ひとりで外出できない、せまいところを怖がる、ひとりで眠れない、母親にべったりと甘える、学校に行けない、などの症状を抱えていました。母親は、子どもへの対応として、受容としつけをどのように使い分けたらいいのかと悩んでいる様子でした。

避難所での様子をすべてここで伝えることはとうてい不可能ですが、土地を追われて地域集団ごと脱出すること（exodus）の、つらさや惨めさとは、こういうことなのか、としみじみとわかりました。

善きサマリア人は誰だったか

原発事故の直後、放射能汚染の恐怖が広がるなかで、最悪の事態を避けるため、危険を顧みずに修復作業を申し出た東電や協力会社の社員たちがいたそうです。全員が自らの自由意思に基づいているのか、という疑問は残りますが、ある記事によれば、地方の電力会社に勤務する島根県の男性は、定年を半年後に控えながら、志願して福島へ向かったといいます。男性は約四〇年にわたり原発の運転に従事し、九月に定年退職する予定だったそうですが、「今の対応で原発の未来が変わる。使命感を持って行きたい」と、家族に告げ、会社が募集した約二〇人の応援派遣に応じたといいます。話を告げられた娘は、「普段は役にたたないだけの父親だと思っていたけど、今は父を誇りに思っている」と、涙ながらに語ったそうです。

福島第一原発で修復作業を続ける作業員たちは、Fukushima 50と呼ばれ、国際社会が驚嘆し、その勇姿にエールを送ったことは記憶に新しいと思います。自衛隊特殊化学防護隊の隊員たちも、全員が志願者です。危険度の違いはありますが、余震と被曝のリスクのなかで、いち早く現地に乗り込み（あるいは留まり続け）、医療活動に従事した者たちがいました。被災地の復興支援活動を申し出ているボランティアが全国に大勢います（ボランティアの原義は十字軍志願兵です）。どうして彼らは、自らを危機に晒してまで、利他的行動を求めるのでしょうか。

僕はサルトル・ＪＰのいう、「若者のジレンマ」のことを思い浮かべました。ドイツ軍と戦うためにレジスタンス活動に加わるべきか、それとも年老いた母のもとにとどまるべきかの二者択一、どちらがより倫理的なのかという過酷な問いです。ジレンマなのですから、絶対的な解や原理は無いのです。しかし、どう動くか、僕らの無意識は瞬時にそれぞれの決定を下しているのではないでしょうか。判断に悩み時間がかかるならば、それは解を求めているからではなく、自分を納得させるためのロジックを考えているからに過ぎないと思うのです。

人は誰もが、事の大小こそ違えども、人生において類似の状況に幾度となく遭遇するはずです。そのときクリスチャンは聖書をもって道を選び、その行動は神に試されることになります。

福島の深い溝

二〇一一年十二月四日から八日まで、僕は再びいわき市の医療支援に出かけました。今回は九大精神科の第九陣ということになり、約八カ月ぶりにいわき市に入ったことになります。

上野駅まわりでＪＲいわき駅に着いたのは、夜の八時過ぎでした。駅舎を一歩外に出て驚いたことは、その街の明るさでした。駅前からまっすぐに伸びる中央通りの両側には街路灯が灯り、小料理屋が広がる辺りは特に明るく、質素でわびしいものでしたがクリスマス風のイルミネーションすら飾られていました。あちらこちらでホテルが開業していることをネオンサインが教えています。地方都市だけに、この時間になると人通りはめっきりと少なくなります。それでも制服姿の学生たちがたむろする、どこにでもあるような駅前の様相を呈していて、福島原発へのゲートウェイであるいわき市が、日常生活を取り戻しつつあることを実感できました。

四月のときには、夜になると、この中心街ですら重苦しい暗闇に包まれており、数軒の店だけが外の明かりを消してひっそりと開業しているだけで、どこが駅かすらわからないほどでした。音もなく点滅を繰り返し、奇妙に浮き上がって見えた交差点のランプが、いまも脳裏に焼き付いています。ライフラインがかろうじて回復したばかりで、開業していたホテルも一軒しかありませんでした。

一方、十二月になっても、地震でできた道路の段差やひび割れ、建物の傷跡などには、表面的な修復が施されているだけで、うっかりすると段差でよろめいてしまいます。駅から一〇分で到着したホテルは、四月の頃と同じように、原発の作業員らしき作業服姿の泊まり客で混み合っていました。被災地の完全な復旧はほど遠いのです。

体育館などを利用した避難所は完全に無くなっており、避難されている方々はみな、市の雇用促進住宅や仮設住宅に移っていました。ちなみに、東北三県でも避難所はほとんどが閉鎖され、皆さんが仮設などに移ったと聞きました。しかし、その数はいまだに三三万人にも達しているそうです。いわき市には市外から避難してこられた方が二万人近く滞在しており、一方で八千人のいわき市民が市外へ出て行ったといいます。地方局のテレビ放送には、時々刻々、大気中の放射能の数値が表示されており、原発事故が今も市民を不安にさせていることがわかります。

僕たちに要請された活動は、福祉センターでの来所相談と電話相談、個別訪問、市民公開講座での講演だけで、いわき市でのこころのケア活動は、表面上は収束したかのように思われました。仮設などに移った方々で精神科医療が必要な方には、地元の医療が提供されているようでしたし、こころのケアは、相互の見守り、相談受付などの方法で対応しているようでした。

この活動の最中に、地元病院の精神科医、看護師と昼食を共にする機会がありました。いわき市では、精神科医療はほぼ震災前の水準に戻っているそうです。

しかし彼らから、とても気になる話を聞きました。それは、震災直後に福島を離れて戻ってきた医療従事者と、残って医療を続けた人たちとの間に、埋めることの難しい溝ができている、ということでした。しかも、今になっても福島を離れる医療者が続いていると言います。これは医療者に限った話ではありません。福島を離れた人、離れたけれど戻った人、これから離れる人、居続ける人、それぞれに理由があるのでしょう。ここ福島では、原発損壊や放射能汚染という物理的な課題に加えて、人々の間に生まれてしまった深い〝こころの溝〟が横たわっており、復興の足並みがそろいにくいであろうことが容易に推察されます。

おわりに：そして今の思い

トルストイの言葉として知られるように、幸せな家庭はみな同じようですが、不幸な家庭はそれぞれに異なります。家のライフラインが一時的に止まっただけの方、ローンを抱えて生業や住宅を失った人、身内を失い悲しみに暮れている遺族、両親ともに失い孤児になった学童……。災害とは、そもそも不平等な出来事です。

諸外国では、被災者の様子を見て、彼らの忍耐強さと秩序立った行動に驚きと称賛の声が上がりました。僕の支援経験でも、東北の人の芯の強さ、我慢強さには感涙するばかりです。だからといって、このことに安心したり甘えたりしては決してならないのです。日本のなかでも東北は昔から貧しい土地でした。若い働き手は家計を支えるため、大都会へ出て行きます。津波は、残った者が住む幾多もの寒村を消し去ったのです。仮にも苦しみにあえいでいる人々のことを忘れ、あるいは彼らの信頼を裏切ることがあれば、彼らに消えることのない〝失望〟と〝怨〟を与えてしまうことになります。私たちは、「隣人を愛する」という聖書の教えと、「できる限り富を平等に分配する」という、この国の歴史的文脈のなかで作られたルールを厳しく監視し続けなければなりません。

振り返ってみて、僕たち精神科医の活動が、ＰＴＳＤ、うつ病、自殺の予防などにどれほど効果があったのか、判然とはしません。それどころか、過酷な体験を共有していない私たちの言葉が、彼らのこころの底に届いたとすら思えないのです。かろうじてできたことと言えば、「遠くにいてもあなたたちのことをいつも思っています」というメッセージを届けた、ということでしょうか。

現地を見てまわり、現地の人々と接し、逆にこちらが教えられたこと、考えさせられたことのほうが圧倒的に多かったように思います。僕にとって最も大きな経験は、医療者として働きながら日常の忙しさの中で見失いがちであった、「人を助けたいという思い、これこそが医の原点である」という事実に再び向き合えたことでした。

（『医学と福音』六四号、二〇一二年。今回加筆）

おわりに

バーをはしごしたのか、したたかに酔っている中年男性、あでやかなドレスに身を包み颯爽と歩くホステスたち、グループになって気炎を上げている大学生たち、路上に立ってチラシを配るハンサムな呼び込みのお兄さん。暗闇に包まれる新宿に浮かび上がってくるネオンの海、そこいらを漂うざわめき……。高校生の頃、この空間に包まれているときが好きだった。いまもこうしておでん屋のカウンターに座っていると、逝きし日々の面影がうっすらと浮かび上がってくる。

あるとき言語学者のチョムスキー・Nが、高校での生活はほとんど思い出せないと言っていたのには驚いた。実は私もそうだからである。高校や受験時代の記憶はまばらにしかない。比較的鮮明に残っているのが、耽溺した小説と帰り道に立ち寄った新宿の風景である。その頃は何となく、六十歳まで生きないだろうと思っていた。

その僕が六十歳を迎え、しかも同門の方々が就任十周年を祝ってくださるという。だから、まだ早いだろうかと迷ったが、これを機会にこれまで書き綴ってきた雑文を纏めておこう、と思い立った次第である。学術論文は専門誌に残る。しかし読まれては捨てられる媒体にも、小論やエッセイを数多く寄稿してきた。引用されることのない挨拶文、感想文なども数多く書いてきた。私はそれが四百字であろうが、二万字であろうが、それぞれにこころをこめて書き、推敲を重ねることにしている。だから、一片の端書きのような文章であれ、それをこうして一冊にして残せることはとても嬉しい。

改めて原稿を読み返してみて、私は実に多くの方々と出会い、またお世話になったのだなあと思う。本書の中の祝辞文は、たまたま残すことができたものであり、しかもほんの一握りの方々へのお礼に過ぎない。精神科医としての初期教育を与えてくれた慶應義塾大学医学部精神科の秀でた指導者の方々や同僚や後輩たち、山梨大学で初めて主催した教室に加わってきてくれた意欲に満ちた俊秀たち、伝統ある九州大学精神科の才能と個性に溢れた同門の先生たち、メイヨ・クリニック時代にお世話になったボスと同僚、刺激を受けることの多かった躁うつ病の懇話会の面々、一緒に科学研究費を申請した、あるいは本を編集した仲間たち、宗派を超えてキリスト教でつながることができた素敵な方々、四十年以上続けてきているテニスで知り合うことができた少し小憎らしいライバルたち、そして縁あって知り合うことができた数多くの素晴らしい方々。本来は、これら一人ひとりのお名前を挙げて感謝申し上げるべきところであるが、それはとうてい叶わない話である。この場を借りて、こころより御礼を申し上げて、代わりとしたい。加えて、本書の出版にあたり、原稿を丁寧に読んでくださり貴重なご示唆をいただいた、慶應義塾大学出版会の西岡利延子氏に御礼申し上げる。

時が過ぎてみれば、誤解や杞憂であることがわかった考察や、色あせて意義が乏しくなった出来事を紹介した箇所もある。この間に、精神科の病名がいくつも変更されている。これらの箇所は削除したり、変更したりしたほうがしっくりくるのかもしれないが、その当時の精神医学の面影を伝えてくれる良さもあると思って、あえてそのまま残すことにした。

最後になったが、福岡転勤以来、離れて暮らすことになり、その成長を十分に見守れなかった三人の娘たちには済まなかったと言いたい。

そして長距離を移動しながら過疎地の児童精神医療を支えつつ、私の分まで子育てを担ってくれた細君・靖子にこころから感謝して、この筆を擱くことにする。

二〇一四年春

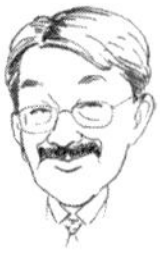

神庭重信

著者紹介

神庭重信（かんば　しげのぶ）

九州大学大学院医学研究院精神病態医学分野教授。医学博士。

1954年福岡県生まれ。80年慶應義塾大学医学部卒業。同精神神経科学教室にて研修の後、米国メイヨ・クリニックにて精神科レジデント修了。同アシスタント・プロフェッサーを経て帰国。93年慶應義塾大学医学部講師、96年より山梨医科大学（現山梨大学）精神神経医学講座教授、2003年より現職。

日本うつ病学会理事長、日本精神神経学会副理事長などを務める。

学術書に『気分障害の診療学』（編著、中山書店、2008年）、『現代うつ病の臨床』（共編著、創元社、2009年）、『現代精神医学事典』（共編著、弘文堂、2011年）、『「うつ」の構造』（共編著、弘文堂、2011年）、『うつ病の論理と臨床』（弘文堂、2014年）ほか多数。一般書に『こころと体の対話――精神免疫学の世界』（文春新書、1999年）など。

思索と想い
――精神医学の小径で

2014年5月15日　初版第1刷発行

著　者――――神庭重信
発行者――――坂上　弘
発行所――――慶應義塾大学出版会株式会社
〒108-8346　東京都港区三田2-19-30
TEL〔編集部〕03-3451-0931
〔営業部〕03-3451-3584〈ご注文〉
〔　〃　〕03-3451-6926
FAX〔営業部〕03-3451-3122
振替00190-8-155497
http://www.keio-up.co.jp/
装　丁――――熊澤正人
印刷・製本――株式会社加藤文明社
カバー印刷――株式会社太平印刷社

Printed in Japan　ISBN 978-4-7664-2117-0